胆胰内镜的基础及技巧

主　编　（日）竹中　完
主　译　谢　威　李　嫱　祝建红
主　审　钟　宁　丁　震　张　锏　王宏光

北方联合出版传媒（集团）股份有限公司
辽宁科学技术出版社

图书在版编目（CIP）数据

胆胰内镜的基础及技巧 /（日）竹中完主编；谢威，李嫱，祝建红主译 . -- 沈阳：辽宁科学技术出版社，2024.6. -- ISBN 978-7-5591-3664-0

Ⅰ. R657.404；R657.504

中国国家版本馆 CIP 数据核字第 2024HA0697 号

出版发行：辽宁科学技术出版社

　　　　　（地址：沈阳市和平区十一纬路25号　邮编：110003）

印　刷　者：辽宁新华印务有限公司

经　销　者：各地新华书店

幅面尺寸：210 mm × 285 mm

印　　张：24.25

字　　数：500千字

出版时间：2024年6月第1版

印刷时间：2024年6月第1次印刷

责任编辑：卢山秀

封面设计：魔杰设计

版式设计：袁　舒

责任校对：闻　洋

书　　号：ISBN 978-7-5591-3664-0

定　　价：328.00元

联系电话：024-23284367

邮购热线：024-23284502

主编简介

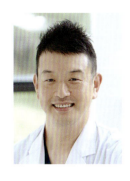

竹中　完（Takenaka Mamoru）
近畿大学病院消化器内科　讲师

　　2001 年毕业于近畿大学医学部。同年就职于淀川基督教医院，在向井秀一医生的指导下从事临床基本诊疗工作及消化内科诊疗工作并学习内镜技术。2009 年赴神户大学医学部消化内科学习，在东健教授的指导下从事 MALT 淋巴瘤与幽门螺杆菌属相关性的基础研究及胆胰领域的临床研究。从 2013 年开始参与由经济产业省支援的雅加达内镜教育指导项目。2016 年至今，在工藤正俊教授的指导下统筹胆胰疾病的临床、科研和教育工作，并且参与日本多中心研究的立项与实施。研究主要涉及与胆胰内镜治疗有关的急性胰腺炎、早期慢性胰腺炎、辐射暴露问题、衰弱与肌少症等多个领域，目前正在这些领域中不断探索新知识，以患者健康为目标而不断奋斗。

日文版推荐序1

竹中完医生于2016年4月接替北野雅之医生（现任和歌山县立医科大学内科学第2讲座教授）成为近畿大学病院消化器内科胆胰小组的负责人。自此以后，他在各个领域都表现得出类拔萃，成为备受瞩目的新星。

由如此出色的竹中完医生领衔、众多专家联袂编写的《胆胰内镜的基础及技巧》，终于在羊土社出版。本书用准确、简明、清晰的语言详细阐述了胆胰疾病诊疗中不可或缺的ERCP、EST、ENBD/ENPD、EUS、EUS引导下引流术等大师级手术技巧的诀窍。此外，本书还特别配套了视频，有助于形象化理解书中内容。此外，每一章的标题下方都带有一个与临床问题相关的醒目的副标题，并以"如坐云雾"和"拨云见日"切入点展示本章节的大致内容。这一巧妙的编排方式驱使读者在不知不觉中一口气从最初的疑惑一直读到完全理解内容，由简到繁、深入浅出，当读完后再次回顾每一章节的副标题时，就会清晰地理解其真正的含义。

本书的另一个特点就是竹中先生亲自执笔撰写了许多章节，用简单易懂的语言介绍了他从业多年来积累的经验和手术技巧。《孙子兵法》有云："知己知彼，百战不殆。"在竹中医生的书中，也有以下关于胆管插管技巧的名言：

- 通过观察乳头的形态和口侧隆起来想象胆管轴。
- 不要用线条的思维去模拟胆管轴，而要用3张朝向不同的CD光盘进行模拟。
- 想象将导管逐个穿过CD光盘的孔。
- 轻柔地操作导管，不要过度推压，而要"以拉代推"。
- 许多插管困难的情况都是由术者本身造成的。
- EST是"石头剪刀布"。

这些简洁易懂且具有理论支撑的名言，使得本书成为明晰胆胰疾病攻略之"兵法"。就像本书第2章关于"CD光盘法"中的内容那样，竹中医生在撰写的过程中一直在思考，如何能够向初学者更加清晰地传达自己已经熟练掌握的技术和自己脑海中浮现的一些灵感画面。因此从这一点来说，竹中医生绝对是一位出色的教育者。此外，本书还提出了运用"Uneven法"进行UDLC胆管插管等一些全新的方法，体现了竹中医生的创新精神。

有关胆胰内镜方面的疑问都会在阅读本书后云消雾散。我相信，如能将本书的内容好好地运用到日常诊疗活动中，则会有助于胆胰内镜的技术水平稳步提升，最终将将在日本涌现出许多造福于患者的优秀胆胰内镜医生。

最后，我想借这个推荐序向为竹中完医生提供发行本书机会的胆胰领域各学会的所有同人以及羊土社相关人员表示由衷的感谢。

近畿大学病院消化器内科学　主任教授

工藤　正俊

2021年9月

日文版推荐序2

此次，《胆胰内镜的基础及技巧》（主编：竹中完）将由羊土社出版发行。该书是由我撰写的于2008年出版（2017年修订至第3版），如今已成为学习胆胰内镜医生的指南书《胆胰内镜诊疗的基本手法》的姐妹篇。

为了保证内容上的统一性，对于自己擅长的ERCP领域，竹中完医生几乎亲自撰写了所有内容，这一点和我的书类似，也可以说是本书的特征之一。

许多优秀的内镜医生都有出色的导师。竹中医生也不例外，曾在淀川基督教医院的向井秀一老师的指导下学习了胆胰内镜的基础。因此，可以肯定的是，现在竹中医生作为内镜医生所具备的"血肉"（知识技术）是传承自向井老师的。然而，仅仅从导师那里"学习"，换句话说只是"模仿"，并不能成为优秀的内镜医生。只有充分消化、吸收导师的教海，融入新的见解和技术，并"锤炼"出属于自己的崭新技术，才能成为优秀的内镜医生。从这一点来看，可以毫不夸张地说竹中完医生是一位杰出的内镜医生。相信向井老师也一定会感到非常自豪。

现在，我想谈谈这本书。本书不仅涵盖了胆胰内镜的基本技巧，同时也包含了初学者的上手心得、注意事项以及各种设备信息等方面的内容，以明晰、细致、易懂的方式进行阐述，其充实的内容适合从初级到中级的各阶段读者阅读。特别值得一提的是，本书中荟萃了众多医疗机构胆胰专家们的精华，可以窥见竹中医生在机构交流中所展现出的独特人格魅力。竹中医生特别重视同辈之间的联系，这也让我想起了自己所属的ASTIA小组（请参考第267页安田一朗医生的专栏）。我真诚希望通过这本书进一步加深大家之间的联系，引领日本乃至世界的胆胰内镜技术不断向前发展。

本书是竹中先生和其他年轻专家们辛勤付出的结晶。希望本书的读者群体不只局限于有志成为胆胰内镜医生的初学者，其他非专业领域的医生也可以通过本书汲取基本操作技巧、突发情况应对策略等胆胰内镜的精华，以便在今后的诊疗中从容对待每一位患者。

东京医科大学临床医学系消化器内科学分野　主任教授

糸井　隆夫

2021年9月

编者序

2019 年 6 月，我刚刚结束了在日本内镜学会年会上的演讲，正在会场大厅休息时，羊土社的铃木美奈子女士向我走来并询问我有没有兴趣出一本新的胆胰内镜相关的参考书，从此便开启了本书的编写工作。

铃木女士说在学会上听到我关于"如何进行胆管插管？如何面对乳头？"和"ERCP、EUS 引导下引流术过程中的辐射暴露现状和减少辐射的措施"这两方面内容的演讲后，就立刻萌生了编写一本新的工具书的想法。这对于我来说是个莫大的好消息。作为一位致力于内镜教育的医生，我经常困惑于如何才能有效传达信息，时常不停地自问自答，也切身体会过有效传达后的那份快乐和喜悦。因此，我非常感谢这个机会。至今仍记得当时对这个提案充满了强烈的渴望。然而，羊土社已经出版了由糸井隆夫医生编写的《胆胰内镜诊疗的基本手法》，这本书对于我们胆胰内镜医生来说犹如《圣经》对于基督徒般的存在。因此，作为像我这样的年轻医生编写一本新的工具书是否合适，我认为值得三思。于是，我保留了回复，并向糸井医生请教。听完我的疑虑后，糸井医生鼓励我说："能收到这样的邀请应该深感荣幸，请加油好好干！"并且还提出了"为了真正传达想要表达的内容，尽可能在更多的篇章中写下自己的所思所感"等意见和建议，这也成为本书最重要的特色，推动我开启了挑战本书创作的历程。

2001—2008 年，我在淀川基督教医院开启了成为一名医生的基础学习。期间受到许多老师的指导，特别是当时我的带教老师渡边明彦先生，多次挫了我不知从何而来的锐气和不切实际的自信，使我能够重新审视自己并成长。后来有幸遇见了当时的消化内科主任向井秀一老师，这是我成为消化内科医生后获得的第一份幸运。因为向井老师的技术及理念来自 20 世纪 80 年代以川井啓市医生（已故）为核心，引领日本胆胰内镜技术蓬勃发展并不断完善的京都第二红十字医院的中岛正继先生医生和藤本荘太郎医生，而我又有幸得到了向井老师的直接指导。第二份幸运是我从 2009 年起在神户大学医学部附属医院消化器内科工作的过程中得到了東健教授（已故）的指导，并在随后几年中与早雲孝信医生、久津见弘医生、岡部純弘医生、有坂好史医生、佐貫毅医生等众多胆胰专家一起工作。不同的导师会有不同的见解，他们的学生也会抱着一些不同的观点进行交流，那么到底哪些才是真理呢？当时我与同辈的塩见英之医生、增田充弘医生不断进行讨论，并逐渐建立了属于自己的胆胰内镜方法论。现在回想起来，这些日子的经历成为我弥足珍贵的财富。

2016 年，在得到工藤正俊教授的邀请后，我作为胆胰领域的负责人加入了现任职的近畿大学病院消化器内科，这对我的医生生涯来说是一个重大转机。当我调任时，我还记得近畿大学病院消化器内科有很多由北野雅之教授（现任和歌山县立医科大学内科学第 2 講座教授）培养出来的年轻医生，他们积极参与了大量的论文撰写和学术报告，我不禁思考自己能做些什么。然而，实际开始工作后，才发现需要指导的地方不少，他们也欣然接受。在指导的过程中，我发现就算我直截了当地给予指导，如果没法使他们"恍然大悟"，就无法达到理想的教学效果。因此，我便日复一日地思考采用何种方法才能更容易地让他们理解并内化吸收，这也成为一种巨大的幸运。就如同我在这本书中写到的"CD 光盘法""绘制草图法""EST 就是石头剪刀布""追查法"等新教育方法，这些并不是仅由我一人提出的，而是在他们的共同帮助下完善的。他们在繁忙的工作中，通过临床及科研让胆胰小组拧成一股绳，与我一同前行。在此，我由衷地感谢他们。这些教学方法已经在日本甚至海外的多次演讲中得到认可，我对此也感到非常骄傲。我在本书中对这些方法进行了详细的解说，希望能对读者的日常工作有所帮助。

在本书中，我主要负责第 2 章和第 3 章 ERCP 部分的撰写，而第 4 章的 EUS 部分则由日本同辈的医生们共同撰写。我们经常在名为"EROH10"的组织内相聚，彼此倾诉烦恼、互相鼓励，他们不仅是我的伙伴，更像是至关重要的朋友。如果没有他们，就不会有这本书，也不会有我们团队现在的成绩。此外，北野雅之医生、安田一朗医生、入澤篤志医生、良沢昭銘医生、潟沼朗生医生、伊佐山浩通医生、冈部義信医生、中井陽介医生在百忙之中应邀撰写了专栏和旁注，丰富了本书的层次。虽然由于篇幅限制无法提及所有人的名字，但我要再次感谢全国各地的老师给予我的帮助和指导，这对我来说是最大的幸运，再次向大家表达感激之情。

本书中有许多内容的切入角度与以往的著作略有不同，这是作者们经过深思熟虑后为了让读者更易理解而做出努力的结果。视频内容也按照这一理念制作。若本书能够帮助读者解决日常工作中"如坐云雾"般的困惑，使他们在胆胰内镜诊疗中"拨云见日"，我们将不胜喜悦。

最后，由于新冠病毒的肆虐以及作者的能力有限，导致从提出编写到出版本书花费了 2 年的时间。我想借此机会向一直给予我支持和鼓励的羊土社的铃木美奈子女士和森悠美女士表示由衷的感谢。

近畿大学病院消化器内科

竹中　完

2021 年 10 月于大阪狭山市

中文版推荐序

祝建红教授嘱我为这本译著写一个序，心里有些得意，但是再得意也知道这可不是因为自己升级成 ERCP 专家，而是因为作为一名胆胰内镜的学习者和热切的读者，我也许更适合给同样挣扎的初学者说些读后感。拿到样稿，略一翻看目录，真是太喜欢了！而待到夜深人静时迫不及待展开，首先细细阅读的仍然是插管技巧的那几章。

ERCP 插管，真是每一个胆胰内镜医生的"太行王屋二山"啊，可怕的是，面山而居的我们即便拿出真正的愚公精神，也常常是苦干多年，山依然在那里。我从 2020 年前后开始独立做 ERCP，算来已经移山 4 年，上台前仍会有插管焦虑，如果知道是个乳头切开过的二次 ERCP 病例，穿铅衣姿势还是会更潇洒一些。而每每在会议操作演示上看到 ERCP 专家们插管成功后瞬间松弛下来的嘴角时，我知道专家的家门口，也停着一座山。

我常常用 3 个"狂"字来形容插管的心情，插之前是狂跳，插进去了是狂妄，插不进是狂躁，这一切的狂乱只因插管让我们品尝太多失败的苦涩。我们会安慰自己，失败是成功之母，错了！失败就是失败，Frustrated，英语里这个形容失败的词也用着同样阴沉沮丧的下行语调。胜利同样也不是成功之母，虽然穿衣姿势会潇洒些，但我其实不喜欢做切开过乳头，简单的成功没有意义。真正能让我们成长的，是历经磨难后的胜利。研究表明，幼年时代有过克服困难取得成功经历的儿童，长大了也更容易取得事业的成功。所以每一个 ERCP 儿童，应该全力追求困难插管病例的成功。而 ERCP 是高风险的，一味坚持，长时间尝试又会将我们的患者置于危险之中。如何平衡，如何取舍，何时坚持，何时放弃，是巨大的挑战。迎接挑战，顺利插管，我认为关键在学习。可是技术或者技巧不像科学，常常难以准确表达，学习起来也困难。

我把技巧分成两类："能讲出来的"和"讲不出来的"。就像人生"不如意事常八九，可语人言无二三"，而胆胰内镜的技巧，如太多的内镜操控的感觉，肌肉记忆的形成，解决困难的逻辑，面对危险的沉着，是难以通过语言来传递的，更不能通过阅读获取。这些说不出、道不明的技巧，常常归结为两个字"感觉"。获得这些感觉需要通过刻意的练习、老师的用心、大量的时间，甚至唯有依靠天赋。

"讲不出来的"感觉虽然是基础，但其实还不是胆胰内镜学习的关键。我开始 ERCP 时已经有多年的 EUS 和 ESD 基础，自我感觉甚好，但几个回合下来，被乳头和接手的老师"完虐"之后，发现自己对胆管走向和胆管开口的辨识都有很多错误。这些"能讲出来的"知识和方法，也能归结为两个字："认知"。胆胰内镜技术的高难度，ERCP 被誉为内镜皇冠的明珠，主要在于认知的复杂。操作的技巧、图像的辨识、适应证和选择、病情的总体把控、并发症的防控，需要太多复杂的认知，单凭手上的感觉可解决不了。有一次我跟 ERCP 老师于涛教授开玩笑说："若论手上的功夫，你们 ERCP 除了插管那一下，其实是最没技术含量的，放个支架，做个取石动作，我几次就学会了，一旦会了，你我有啥区别？看看我们 ESD，就是一个简单黏膜切开。老师你也做了不少 ESD 吧，咋切开的总是不如我顺畅呢？"老师带着所有 ERCP 专家天生的傲慢，手中抖了两下烟灰，嘴里抖落两个字：
"愚昧！"

　　要提高胆胰内镜技术的认知，需要不断地学习，学习需要教材。这本《胆胰内镜的基础及技巧》就是一本关于"能讲出来的"胆胰内镜技巧的好书，全书细腻、简洁而生动。细腻是秉承了日本医生一以贯之的传统，书中涉及对 ERCP 和 EUS 中各种操作技巧的认知，每一个技巧的讲解都可谓"脍不厌细"，例如根据乳头形态和镜身位置，采取仰视法、接近法，各种要点关窍交代得清清楚楚。简洁来自其行文，本书内容聚焦操作的技巧，避免晦涩和含糊的文献数据，语言清晰而明确。生动是源于其讲解技巧的方法、大量比喻、示意图和视频。译者祝建红教授作为 ERCP 的高手，谢威医生又有翻译过多本日语著作的经验，他们的作品更是让我感受不到语言的隔阂。阅读本书的过程中，仿佛能看到本书的作者和译者就坐在我身后，脸上是一副"如果这么讲你还学不会，我们真就无可奈何了"的表情。你看，这本书是多么令人印象深刻，连我遣词造句是不是也有了一些日语的风格呢？

　　胆胰内镜技术本身复杂，技巧又掺杂着个人特点，所以学习中会发现有太多模棱两可和相互矛盾的地方。刚刚开始做 ERCP 的时候，我一度把所有能找到的专著、操作视频和讲座视频统统翻阅一遍，那感觉就是一个字"晕"。专家们这个说要大切开，那个说要保功能；这个说用超滑，那个说没啥用。甚至同一位专家，前后做不同的患者，也变来变去。欧美指南中认为并发症风险高的造影插管法，本书的作者也在推荐。所以虽然喜欢学习，我却不太看重所谓的技巧。老师经常批评我工作中不注重学习 ERCP 的规范，不出问题靠的是对疾病诊疗的经验和内镜感觉。我深以为然，也不以为然。不以为然是因为我更看重也更希望向年轻的读者推荐的不是技术，而是对待技术的两种思维方法：批判性思维和创新性思维。

　　批评性思维是避免人云亦云，网络信息化时代，对眼花缭乱的技巧经验需要审慎，即便本书中讲解的各种技巧，也应该看看有没有客观的研究数据，毕竟 RCT 研究和专家意见，可是分处循证医学证据等级金字塔的两端；即便有研究数据，也需要对数据质量、指导临床的契合度做出分析。对没有数据或者难以统计研究的技巧，更要先拿出质疑的态度，在自己的实践中或吸收或摒弃。如果说批判带着我们走向真理，创新则会带着我们走向进步。炉火纯青的专家如果能引领技术创新，才算晋级成大师。年轻的读者更应该注重创新，如果本书的某一位读者能做出让本书所描述的技巧成为历史的创新，我相信竹中教授、建红教授以及谢威医生都会笑出声来吧！

　　带着批评性思维和创新性思维学习本书，相信作为内镜医生一定能更快地越过冗长的乳头，将导丝滑进胆管。克服困难后取得的胜利的确才是成功之母，可成功真的重要吗？唐僧师徒历经八十一难，取回的真经竟然是假的，这是多么荒谬，更荒谬的是师徒们仍然成了佛，成了使者，成了罗汉。他们成了佛，不是因为取到了经，而是因为经历了难，什么才是成功，是经还是佛？但是作为胆胰内镜医生的我们却常常没有八戒那么幸运，历经折磨，想尽办法，导丝总是卡在那里，无奈脱下铅衣的瞬间，除了对并发症的焦虑，收获的唯有血液中被 X 线杀死的白细胞的尸身。年轻的胆胰内镜医生，在未来经历这些无奈的时刻，请打开这本《胆胰内镜的基础及技巧》，请听听专家的讲座，请跟身边的老师说会话，请相信，陪伴你"取经"路上的，永远有我们，本书的作者、译者和读者。

钟宁

山东大学齐鲁医院

译者序

我和祝建红老师相识于多年前的一场学术会议。彼时,他在内镜领域里已声名远扬,当他表达出想要将日本先进的内镜知识系统性引入国内的愿景时,我深受感染,莫名生出一股勇气,厚着脸皮跑去自荐,不曾想祝老师竟给予了我莫大的信任及支持。后来在他的推动下,我们一起引入了多本高质量的日文图书。

几年过去,国内消化道早癌诊治体系日趋成熟完善,不少同道将兴趣转向难度更大的胆胰内镜操作。然而,迥异的操作视野、陌生的操作手感、复杂的解剖学结构、严重的术后并发症使许多胆胰内镜初学者退避三舍。与琳琅满目的早癌图书相比,市面上优质的胆胰内镜工具书凤毛麟角,多数图书仅着重理论阐述内容或案例介绍,而有关操作技巧等的内容常常点到为止。

恰逢《胆胰内镜的基础及技巧》这本书刚在日本出版,一经问世便声名鹊起,人气居高不下。祝老师在翻阅原书后便立刻找到我,告诉我这将会成为胆胰内镜操作技巧的标杆性工具书,并提议将其引入国内。我在将信将疑地浏览书中内容之后,也深感这是一本不可多得的宝藏书。本书秉承了日本学者对细节近乎偏执的追求,除了对ERCP/EUS的基础操作与进阶手法进行了精细讲解,还配有生动的视频及彩图,多角度剖析操作原理,还原操作技巧,宛如格斗游戏配套的出招表,让学习胆胰内镜的医生身临其境,事半功倍。所谓"璞玉埋于土,良书藏于世",尽管自己在胆胰内镜操作方面的经验捉襟见肘,但我还是愿以"箭竹棍当梁柱"之勇,挑起翻译此书的重任。

由于书中部分手法及器械为日本学者首创,且限于自身的知识经验,我在翻译过程中遇到了不少问题。为了尽量忠实还原书中的内容,我亲赴近畿大学病院,得到了竹中完教授和大本俊介医生热情周到的接待,逐一为我答疑解惑,并纠正了书中的一些错误与瑕疵。此外,祝老师在一些关键问题上也给予我指导和帮助,同时温州医科大学外国语学院的李嬬老师也参与到繁忙的翻译工作中,使本书的可读性进一步提升。但由于个人学识有限,翻译过程中可能仍有疏漏,恳请各位同道老师不吝指正。

此外,我要特别感辽宁科学技术出版社的卢山秀编辑在本书出版过程中给予的大力支持。愿此书成为同行们在胆胰内镜领域不断进取的路标,助力各位在这条充满挑战的道路上砥砺前行。

谢威

2024 年夏于簟纹如水的温州

胆胰内镜的基础及技巧

目 录

第2章　ERCP（将胆管插管做到极致）

第3章 ERCP（各种治疗性操作的技巧）

第4章 EUS 相关操作的技巧

专栏

旁注

扫码获取
配套视频

■ **主编**

竹中　完　　近畿大学病院消化器内科

■ **参编**

竹中　完　　近畿大学病院消化器内科

岡本　彩那　　近畿大学病院消化器内科

石川　嶺　　近畿大学病院消化器内科

山﨑　友裕　　近畿大学病院消化器内科

潟沼　朗生　　手稲渓仁会病院消化器病**センター**

藤澤　聡郎　　順天堂大学医学部附属順天堂医院消化器内科

山雄　健太郎　　近畿大学病院消化器内科

岡部　義信　　久留米大学医学部内科学講座消化器内科部門

中井　陽介　　東京大学医学部附属病院光学医療診療部

中井　敦史　　近畿大学病院消化器内科

伊佐山　浩通　　順天堂大学医学部附属順天堂医院消化器内科

谷坂　優樹　　埼玉医科大学国際医療**センター**消化器内科

木暮　宏史　　東京大学医学部附属病院消化器内科

土屋　貴愛　　東京医科大学臨床医学系消化器内科学分野

土井　晋平　　帝京大学医学部附属溝口病院消化器内科

安田　一朗　　富山大学学術研究部医学系内科学第三講座

土田　幸平　　国立病院機構宇都宮病院消化器病**センター**

大本　俊介　　近畿大学病院消化器内科

入澤　篤志　　獨協医科大学医学部内科学（消化器）講座

糸永　昌弘　　和歌山県立医科大学消化器内科（内科学第二講座）

北野　雅之　　和歌山県立医科大学内科学第2講座

良沢　昭銘　　埼玉医科大学国際医療**センター**消化器内科

金　俊文　　手稲渓仁会病院消化器病**センター**

栗田　亮　　洛和会音羽病院消化器内科

塩見　英之　　兵庫医科大学消化器内科学講座肝胆膵内科

小倉　健　　大阪医科薬科大学第2内科（消化器内科）

三長　孝輔　　近畿大学病院消化器内科

岩下　拓司　　岐阜大学医学部附属病院第一内科

鎌田　研　　近畿大学病院消化器内科

译者一览

■主　审

钟　宁　　　山东大学齐鲁医院消化科

丁　震　　　广州中山大学附属第一医院消化科

张　锏　　　山东省立第三医院肝胆外科

王宏光　　　吉林市人民医院消化中心

■主　译

谢　威　　　温州医科大学附属第一医院消化内科

李　嫱　　　温州医科大学外国语学院

祝建红　　　苏州大学附属第二医院消化内科

■副主译

占　强　　　无锡人民医院消化科

张其德　　　江苏省中医院消化内镜中心

■参　译（按姓氏笔画排列）

马　超　　　苏州大学附属第一医院内镜中心　　　张　虹　　　福建省人民医院消化科

田芝雷　　　北京朗豪培训学校　　　　　　　　　陈　磊　　　陆军军医大学附属第一医院消化科

付金栋　　　日照市人民医院消化科　　　　　　　陈坛辀　　　温州医科大学附属第一医院消化内科

冯晓峰　　　宁波李惠利医院　　　　　　　　　　陈周峰　　　温州医科大学附属第一医院消化内科

刘　强　　　苏州大学附属第一医院消化科　　　　金瑞放　　　温州医科大学附属第一医院消化内科

刘丹青　　　陆军军医大学附属第一医院胆胰外科　胡孙宽　　　温州医科大学附属第一医院消化内科

刘志宏　　　吉林市人民医院消化内镜中心　　　　胡端敏　　　苏州大学附属第二医院消化科

刘揆亮　　　北京友谊医院消化科　　　　　　　　钱鸣杰　　　苏州大学附属第二医院消化科

李　鹏　　　日本北海道札幌东德洲会病院消化内科　黄庆科　　　温州医科大学附属第一医院消化内科

肖　迅　　　四川省人民医院消化科　　　　　　　黄智铭　　　温州医科大学附属第一医院消化内科

吴文治　　　温州医科大学附属第一医院消化内科　曹　慧　　　无锡人民医院消化科

吴　芳　　　温州医科大学附属第一医院消化内科　廖日斌　　　广西桂林医学院附属第二医院消化科

张　妍　　　皖南医学院附属弋矶山医院消化科　　薛海波　　　温州医科大学附属第一医院消化内科

本书中有"视频"标记的地方，可通过扫二维码观看相对应的视频。

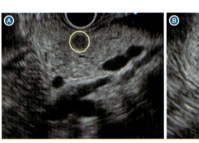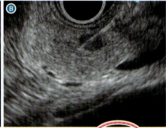

图5　针对小型病灶的 EUS-FNA（胰体处 7mm 的神经内分泌肿瘤）视频3

Ⓐ 在 5—6 点钟方向扫查出病灶

Ⓑ 下压抬钳器扳扭进行穿刺

②针对小型病灶的 EUS-FNA（图，视频3）。

➡ 当病灶较小时，提插幅度不够往往成为穿刺中遇到的问题。因此，如果病灶远侧没有走行的血管时，最好对病灶进行贯穿式穿刺。尤其是像胰腺内小肿块这类病变，穿刺时针尖应达到病灶远侧的胰腺实质内，以获得足够的提插范围。而如果遇到病灶远侧存在血管的情况（如淋巴结），可

扫码看配套视频
锤炼技术，成为杰出的胆胰内镜医生！

▶ 配套视频
深入讲解书中内容

00017BCZDHTLMJX

扫码授权 ▲ [仅限2人认证]

<注意点>

· 视频无音频。

· 移动设备未购买流量固定费用服务的情况，可能产生高额流量费用，请注意。

· 视频可能会在无通知的情况下出现变更、修正，还可能下架，请知悉。

· 由于是随书附赠的视频，此视频不属于用户服务的适用对象，请如悉。

● 缩写一览 ●

DBE	double balloon enteroscopy	双气囊小肠镜
EHL	electrohydraulic lithotripsy	液电碎石术
EML	endoscopic mechanical lithotripsy	内镜下机械碎石术
EN	endoscopic necrosectomy	内镜下坏死组织清除术
ENBD	endoscopic naso biliary drainage	内镜下鼻胆管引流术
ENPD	endoscopic naso pancreatic drainage	内镜下鼻胰管引流术
EP	endoscopic papillectomy	内镜下乳头切除术
EPBD	endoscopic papillary balloon dilation	内镜下乳头球囊扩张术
EPLBD	endoscopic papillary large balloon dilation	内镜下乳头大球囊扩张术
ERCP	endoscopic retrograde cholangiopancreatography	内镜下逆行性胰胆管造影
EST	endoscopic sphincterotomy	内镜乳头括约肌切开术
ESWL	extracorpreal shock wave lithotripsy	体外冲击波碎石术
EUS	endoscopic ultrasonography	超声内镜检查
EUS-BD	endoscopic ultrasound-guided biliary drainage	超声内镜引导下胆管引流术
EUS-CDS	endoscopic ultrasound-guided choledochoduodenostomy	超声内镜引导下胆总管十二指肠吻合术
EUS-CGN	endoscopic ultrasound-guided celiac ganglia neurolysis	超声内镜引导下腹腔神经节阻滞术
EUS-CPN	endoscopic ultrasound-guided celiac plexus neurolysis	超声内镜引导下腹腔神经丛阻滞术
EUS-FNA	endoscopic ultrasound-guided fine needle aspiration	超声内镜引导下细针穿刺吸引术
EUS-GBD	endoscopic ultrasound-guided gallbladder drainage	超声内镜引导下胆囊引流术
EUS-HGS	endoscopic ultrasound-guided hepaticogastrostomy	超声内镜引导下肝胆管胃吻合术
EUS-PD	endoscopic ultrasound-guided pancreatic duct drainage	超声内镜引导下胰管引流术
EUS-RV	endoscopic ultrasound-guided rendezvous technique	超声内镜引导下胆管会师术
EUS-TD	endoscopic ultrasound -guided transmural drainage	超声内镜引导下腔内引流术
MS	metallic stent	金属支架
PDCS	peroral direct cholangioscopy	经口直接胆道镜
PGW 法	pancreatic guidewire	胰管导丝法
POCS	peroral cholangioscopy	经口胆道镜
PS	plastic stent	塑料支架
PTBD	percutaneous transhepatic biliary drainage	经皮经肝胆管引流
PTCS	percutaneous transhepatic cholangioscopy	经皮经肝胆道镜
ROSE	rapid onsite evaluation	快速现场评估
SBE	single balloon enteroscopy	单气囊小肠镜
SBS	side by side	支架 - 支架并排
SIS	stent in stent	支架内套支架
WGC	wire-guided cannulation	导丝引导插管法

精通胆胰内镜的绝对必要条件

首先要做的事情

竹中　完

调整心态，为患者提供最好的技术！

进行胆胰内镜操作时，首先应做的事情是什么呢？

您是否有参加过体育运动的经验？虽然这么问很突然，但我想以大家比较容易联想的棒球运动为例，谈谈胆胰内镜相关的内容。

为什么选择棒球这项运动？仅仅是享受投球的过程，抑或是单纯热衷于击球的过程？我认为抱有这样想法的人少之又少。两队相战时，上下半场进攻防守相继进行9次后，得分高的一队获胜。

棒球是一种有着一定规则架构的比赛，既然是比赛就会分胜负。比赛由两支队伍交锋，共进行9局，每一局分为上半场及下半场，双方攻守互换，最终得分高者获胜。怎样才能赢得最终的胜利呢？如果能够跑得更快、投球速度更高、击中任何形式的变化球的话，胜利的可能性就会增大。但是如果只是想着我要快点跑而不去实践的话，那就是无稽之谈。

也许您确实具备比别人跑得快的天赋。但如果平日里不全力以赴地训练，仅凭这点天赋是根本无法参加奥运会的。在思考怎样才能跑得更快时，越是钻研就越会从人体结构这个层面出发看待问题，从而开始探究思考哪种姿势更为理想，更为高效。

这就是经过深思熟虑后才能到达的境界。

另外，即使你成长为职业的击球手，面对投手突如其来的进攻也很难打出安打。

棒球比赛也是信息战。需要把投手的习惯、擅长的球路、胜负球等所有数据信息存入脑中，并在此基础上随机应变进行战术部署，才能最终获得想要的结果。

当然，如果没有掌握所有的技术就无法取胜。同时如果不能将各类信息牢记于心，尽可能提高获胜概率，也无法取得最终的胜利。

胆胰内镜也是如此！

首先，您为什么要提高自己的胆胰内镜操作技术？

如果您的目标只是不想落后于同期的医生，想成为单位里的 No.1，我认为您很难取得真正意义上的进步。

精益求精，旨为救死扶伤。

输掉比赛最多只是后悔一时，而如果在胆胰内镜中出现失误则会危及患者的生命，甚至导致患者死亡。
因此，我们的目的应该是为信任自己的患者提供最好的技术。

为了达到这一目的，我们应该怎么做？

就算已经在一定程度上掌握了 ERCP 及 EUS 的技巧，但还是无法顺利完成操作；即使认真地研读参考书籍、定期参加现场研讨会，也还是难以取得进步。

让部分医生感到上述困扰的原因，可能是病例信息的不足。

由于没有掌握病例既往的诊疗情况、其他机构的影像学资料或转诊介绍信中记录的与操作成功密切相关的信息，导致他们的进步极其有限。
在临床上经常能遇到"在技术上并没有很大差别，但是让充分掌握信息的医生操作就会成功"的病例。

这种情况下所需的并不是技术上的提升，而是尽可能提高对病例相关信息（既往诊疗经过、影像学资料、转诊介绍信等）的搜集能力。无法完成搜集信息的原因多是"根本没想要认真搜集信息"，所以能够有效搜集信息也是一种必备的能力。
令人遗憾的是，能够做到这一点的人少之又少。

因此，首先要做的是，问一下自己："为什么想要提高胆胰内镜操作技术？"
然后要让自己在每一次操作时都会想到"为了救助患者并提高自己的操作成功率，哪怕是细小的信息也要充分收集"，并且将这种想法一直坚持下去。

这就是我希望大家在开始阅读本书之前需要做好的"心理准备"。

对于希望为了患者而掌握最好的内镜操作技术的医生来说，本书为您提供了很多能够帮助您在来日的诊疗中运用到的技术和想法的要领。非常期待本书能够为已经做好心理准备的您带来一些启发。

第1章

术前准备

1 镇静

了解一下常用镇静药的"个性"吧！

冈本　彩那，竹中　完

前言

在消化内镜检查和治疗过程中，适当的麻醉深度对操作的成功有很大影响。必要的镇静可以减少检查中不必要的体动，但由于镇静药物也有一定副作用，所以需要采用对呼吸及循环抑制程度较小的镇静方法。虽然笔者（冈本）原来是急诊科医生，但在观察过一些内镜检查的镇静操作后，还是能发现其中蕴含着许多值得关注的要点。本文就内镜检查中镇静相关的内容进行论述。

1 镇静水平

2020 年发表的《内镜诊疗中的镇静指南（第 2 版）》以美国麻醉医师协会的镇静、麻醉等级和定义为基础，采用了 Ramsay 评分系统。该指南认为，在内镜诊疗中，不引起呼吸抑制的镇静深度为理想镇静水平，即相当于 Ramsay 评分系统（表 1）中的 3～4 分（中度镇静，清醒性镇静）。

但是，Ramsay 评分系统的问题在于，不同的评分人员会做出不一致的判断。因此，笔者所在医院采用 BIS 监护仪作为评估镇静效果的指标（图 1，图 2）。BIS 监护仪是首个被批准用于临床的脑电监测器，通过贴于前额部的电极获取脑电信号，经过处理运算后得到的值可作为镇静指标。处于比较理想的镇静状态时，BIS 值在 50～70 之间，笔者所在医院的镇静水平就控制在这个范围之内。在这种客观指标的辅助下，镇静可以达到一个合适的深度，副作用（体动、呼吸抑制）出现的概率也显著降低。

表 1 Ramsay 评分

Ramsay 评分	反应
1	患者躁动不安、焦虑、难以平静
2	患者配合，安静，有定向力
3	患者对指令有反应
4	嗜睡，对轻叩眉间或大声听觉刺激反应灵敏
5	嗜睡，对轻叩眉间或大声听觉刺激反应迟钝
6	对刺激无任何反应

（引用自文献 1）

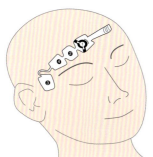
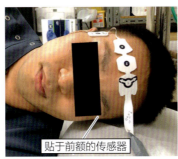

贴于前额的传感器

图 1 佩戴 BIS 监护仪的实际效果

BIS 监护仪的传感器贴于前额，并提取脑电信号

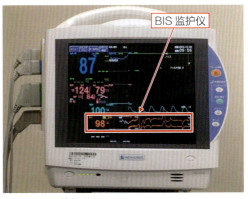

BIS 监护仪

图 2 BIS 监护仪

仪器计算出 BIS 值。通过 BIS 值右上方的信号，分 4 个阶段评估 BIS 值的置信度

2 内镜诊疗时所用的镇静药 (表2)

有关内镜操作时应用的镇静药，目前纳入保险的药物只有盐酸右美托咪定，苯二氮䓬类药物多不在保险适用范围之内。作为短效型的丙泊酚以及对呼吸循环抑制作用较小的盐酸右美托咪定逐步受到临床的关注。但是，这些镇静药如果应用不当也会增加相关副作用的风险。

1) 苯二氮䓬类药物

用于内镜检查的苯二氮䓬类药物有地西泮、咪达唑仑等。此类药物可引起镇静及逆行性遗忘，由于其诱导时间相对较长，药物作用时间短，故多用于内镜检查。

另外，此类药物的副作用是血压下降和呼吸抑制，停药后镇静作用也会有一定迁延，需要注意。由于药物间相互作用比较明显，与其他麻醉药联用时，更易引起呼吸抑制，因此需要注意。

表2 各类镇静药的特点

	镇静药	剂量	副作用	优点	缺点
BZ类	地西泮	10mg 缓慢注射	循环抑制 呼吸抑制 半衰期长，药效迁延	● 逆行性遗忘 ⇒遗忘检查过程中的痛苦	● 药物相互作用较多 ⇒麻药联合应用时须注意 ● 有时镇静效果会有所迁延 ⇒须准备拮抗剂
	咪达唑仑	0.03 ~ 0.06mg/(kg·h) （最大 0.3mg）			
丙泊酚		0.5 ~ 2.0mg/(kg·h)	呼吸抑制 循环抑制 给药时血管刺激性疼痛	● 停药后 10 ~ 15min 药效失效 ⇒复苏质量良好	● 必须继续给药以维持血药浓度 ● 无镇痛作用
盐酸右美托咪定		0.2 ~ 0.7μg/(kg·h)	致命性心律不齐	● 具有镇痛作用 ● 具有抑制交感神经的作用 ● 较少引起呼吸、循环抑制 ⇒即使在缺乏气道管理的情况下，也具有很高的安全性	● 由于快速静脉注射时可能引起心律不齐，因此不建议在同一静脉通路上进行冲管 ⇒需要建立独立通路

BZ 类：苯二氮䓬类

2) 丙泊酚

因为丙泊酚是短效型镇静药，所以镇静效果在停药后的 10 ~ 15min 内就会消失，而且复苏质量良好。为了维持镇静效果，需要持续注射给药或频繁注射，以维持血药浓度。另外，丙泊酚缺乏镇痛作用，只有镇静作用，所以在受到疼痛等刺激后容易清醒。副作用包括呼吸抑制、循环抑制以及给药时产生的血管刺激性疼痛。通常诱导时按 0.5 ~ 2.0mg/（kg·h）的剂量进行静脉给药，但由于血药浓度过高会产生麻醉作用，所以需要谨慎给药。特别是当血压明显下降、循环不稳定时，诱导时要更加注意。另外，对于老年人，少量丙泊酚就可生效，且容易出现副作用，因此给药时须更加谨慎。

笔者所在的医院，只有参加麻醉科组织的学习培训、获得资格后才被允许使用丙泊酚。这些具有资质的医生开展临床研究，将丙泊酚分次给药以及持续给药之间的差异进行对比。发现持续给药时血药浓度波动幅度较小，较为恒定，可以达到减少体动以及呼吸抑制发生率的稳定镇静效果。

3) 盐酸右美托咪定

盐酸右美托咪定除具有镇静作用外，还具有镇痛作用和抑制交感神经的作用，频繁用于 ICU 等重症监护室中。对呼吸和循环抑制作用小，即使在缺乏气道管理的情况下也具有较高的安全性。然而，本药快速静脉注射可能会引起致命性心律失常，在检查过程中出现紧急情况需要快速输液时，要避免在含有本药的管路中进行冲管。盐酸右美托咪定的维持剂量为 0.2 ~ 0.7μg/（kg·h），但根据笔者的经验，剂量在 0.6μg/（kg·h）以上时镇静剂效果不会有太大变化。另外，当按 0.2μg/（kg·h）进行剂量的增减时，由于无法冲管，所以在检查时要准备独立静脉通路给药等。

此外，检查时也有使用抗组胺药、盐酸哌替啶和枸橼酸芬太尼等药的情况，这些药物中阿片类药物的副作用较强，除了要准备好拮抗剂，还必须慎重评估麻醉适应证。

3 副作用，并发症

镇静下的副作用主要是呼吸及循环抑制，包括呼吸次数减少和血压降低等，与患者死亡相关最常见的原因是呼吸抑制和气道阻塞。

根据消化内镜相关并发症的调查，在"预处理相关不良事件"中，与镇静药相关的并发症最多，造成死亡的人数也最多。并发症中，很多都与呼吸抑制有关。

因此，在检查过程中，手术人员和护理人员要对呼吸次数、呼吸方式进行评估，并时刻关注 SpO_2 监护仪的数值变化。

■参考文献

[1] 後藤田卓志，他：内視鏡診療における鎮静に関するガイドライン（第 2 版）. Gastroenterol Endosc，62：1635–1681，2020.

[2] Ramsay MA, et al：Controlled sedation with alphaxalone–alphadolone. Br Med J, 2：656–659, 1974.

[3] 古田隆久，他：消化器内視鏡関連の偶発症に関する第 6 回全国調査報告 2008 年～2012 年までの 5 年間. Gastroenterol Endosc，58：1466–1491，2016.

→内視鏡施行時に使用される鎮静薬はミダゾラム 57.0％，ペンタゾシン 34.0％と保険適用外のジアゼピン系薬剤が多く認められる.「前処置に関連する偶発症」のうち鎮静薬に関連するものは 219/472 症例と最も多く，死亡数に関しても 4/9 症例と最も多いという結果. 実際の偶発症の内容では鎮静薬関連のものは呼吸抑制，呼吸停止が合わせて 99 例と最も多く，2 番目に多い偶発症も低酸素血症の 22 例と呼吸抑制に関わるものを多く認めた.

2 ERCP 与 EUS 的各种布局

所有的布局都有一定的道理！

石川　嶺，竹中　完

如坐云雾

- 不太理解为何要反复强调显示器的摆放位置……

- 每次准备器械时都会手忙脚乱……

- 当被要求设置高频装置的参数时，内心惴惴不安……

拨云见日

- 显示器摆在前方是为了避免操作时内镜的扭曲！

- 必须快速准确地说出各种器械在器械柜的具体位置！

- 让我们先了解 Endo CUT 模式的优势！

前言

　　ERCP 和 EUS 无法由内镜科室单独完成。两种手术的大前提都是要在镇静状态下进行，因此监测患者呼吸状况及脉搏的生命体征监护仪是必不可少的。监护仪必须安装在可随时让检查过程中的医生和护士看到的位置。

　　ERCP 同时需要观察透视图像及内镜图像，如今它们被整合在一个大屏显示器上，以便在操作的同时进行观察。显示器的位置对操作医生的姿势有很大影响，所以显示器的摆放极其重要。此外，对于检查过程中不断更换的各种器械，它们的准备及摆放也同样重要。

　　必须要对诊间进行合理的统筹布局，使 EUS-FNA 操作时显示器的位置、助手的站立位置、标本处理的操作空间，以及某些机构进行 ROSE 时所需的空间得以科学地分配。

　　在进行 EST 或使用 LAMS 进行 EUS-CDS 时，高频电设备的设置也很重要。不正确的设置不仅会导致操作失败，还可能会引起严重的并发症。

　　本节将对 ERCP 及 EUS 操作时的各种布局以及高频电设备的设置进行概述。

1 ERCP 操作的各种布局

笔者所在医院的 ERCP 诊间布局如图 1A 所示,可以看出这样的诊间太过局促。通常情况下,为了便于进修医生学习或应对一些突发事件,诊间的布局最好能像图 1B 那样宽敞。

1) ERCP 中显示器的位置及术者的站位

笔者所在的医院,显示器一般置于术者的正对面,或位于术者右前方 45° 处,显示器上可显示监护仪参数、内镜画面、透视画面等信息(图 2)。

以前,术者是一边盯着内镜设备自带的显示器一边进行 ERCP 操作的(图 3),术者并非面向患者,而是右转以侧身朝向患者。这种姿势会给术者提供一个收紧左侧腋窝的矢量,可以稳定内镜镜身,使其不易脱出(参考第 3 章)。然而,这种状态会形成额外的右向扭矩,使镜身存在扭曲的风险。显示器并非一定要安装于术者的正面,但这样也容易造成镜身扭曲。有些机构无法将显示器安装于术者正面或只能配备内镜设备自带的一个小型显示器,在这些情况下,就要关注上述所提及的要点。

2) 器械的准备

器械放在器械柜的防水板上(图 4)。

对于生理盐水及造影剂这类容易混淆的物品,管理上更为严格。可以通过改变注射器的颜色、用记号笔标记等简便的方法进行区分。必须对检查中所用到的器械做好规划及准备。同时也要清楚地知道各器械在器械柜的什么位置。助手必须对术者诸如"请

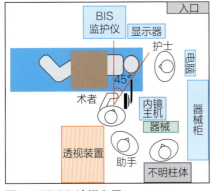

图 1 ERCP 诊间布局

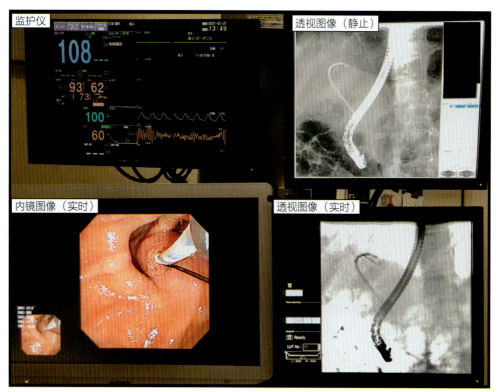

图2　ERCP 显示器的组成

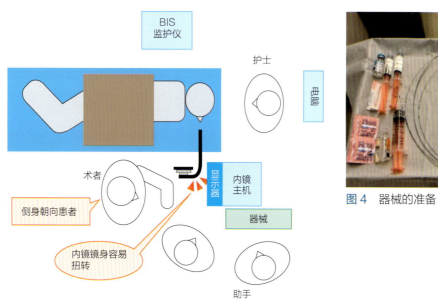

图3　显示器不在正前方时术者的姿势

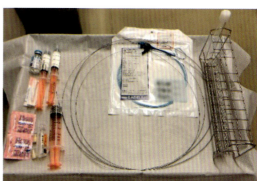

图4　器械的准备

Ⓐ ICC200　　　　　　**Ⓑ** VIO300D　　　　　　**Ⓒ** VIO3

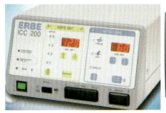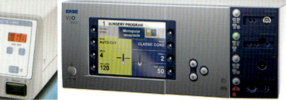

图 5　高频电设备的种类

爱尔博公司制作
（图片提供：Amco 公司）

给我导丝引导的单开型活检钳""请给我 4Fr 的短型胰管脱落式支架"这类指示做出迅速回应，而不是完全交给护士处理。笔者等在指导他们时，会要求他们用"导丝引导……""有""4Fr 的……""正在准备"这类简略的话语迅速回应术者的要求，以训练他们对器械及操作的熟悉程度。

3）高频电设备

ERCP 中进行 EST 或预切开时需用到高频电设备。如果对这些设备不熟悉，当上级医生突然抛出一句"把设备参数设置一下"时，你可能会不知所措。虽然各个机构都有制定的说明书及清单，但最好还是要掌握设备最基础的知识。

■ a）高频电设备的种类

目前广泛用于临床的是爱尔博的高频电设备 ICC200，后续推出了 VIO300D，现在 VIO3 也已在市面上销售（图 5）。

这些设备搭载 Endo CUT 模式，可实现电切 / 电凝过程的连续自动交替。这一功能可大大降低组织切开的出血率，以至于现在很多人觉得"在没有 Endo CUT 的模式下进行操作反而有些担心"。VIO3 电刀前端有自动电压控制，可防止过度烧灼，从而降低出血量。

■ b）Endo CUT 的输出模式

Endo CUT 分为 Endo CUT "I"与 Endo CUT "Q"两种模式。Endo CUT I 通常实现的是恒定的切开电压与电凝（效果）自动交替（图 6A）。电凝效果（effect）与电切时间（duration）的具体含义可参照表 1。而 Endo CUT Q 则是通过测定组织的电阻值，慢慢升高切开电压（图 6B）。

在使用区别上，许多机构在 EST 及乳头切除术中均使用 Endo CUT I，但笔者所在的医院在进行 EST 时使用 Endo CUT I，进行乳头切除术时使用 Endo CUT Q。当然这些都是基础设定，在遇到具有出血倾向的病例时，通常会上调电凝效果（effect）。

在了解这些知识后再去确认设备的高频参数设置，你会发现这些设置似乎更容易记住了。

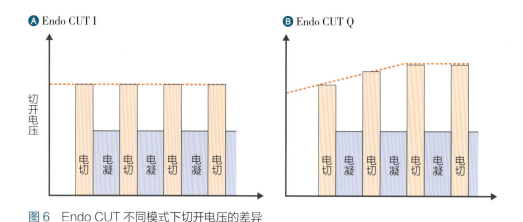

图 6　Endo CUT 不同模式下切开电压的差异

表1　应掌握的 Endo CUT 相关术语

	设定范围	
effect：电凝效果	1~4	数值越大，止血能力越强
duration：电切时间（切开幅度）	1~4	数值越大，每次电切持续的时间越长，切割能力越强
interval：电切间隔	1~10	数值越大，电切的间隔时间越长，电凝时间延长，止血能力越强

2 EUS 操作的各种布局

1）成员的分工

笔者所在医院的 EUS 布局如图 7 所示，EUS 操作基本采用双人法。由操作 EUS 的医生和操作超声机的医生完成检查，如果有条件还可允许若干名医生共同在场。术者通常仅进行内镜和脚踏板的操作，病变的测量等工作由超声科医生完成。双方共同对实时所见进行讨论分析，这样可减少术者单人操作时对病变判断的主观偏差，提高微小病变的检出率，降低漏诊的风险。**最重要的是，由于不是单人操作，彼此之间可以相互监督。**

这种分工方式的优势是，可以使机构内操作人员的影像学诊断能力及操作技术标准化。

2）EUS 操作中显示器的位置与术者的位置

操作间的显示器包括 EUS 显示器、内镜显示器、超声机显示器 3 种（图 8）。笔者所在医院的护士通常站在患者的背后，从事追加镇静药、吸引口腔分泌物、传递器械、安抚患者等工作。EUS 显示器设置在术者前方稍稍偏右侧而非正前方。为了尽量避免内镜发生扭曲，术者应站在患者正对面的位置。

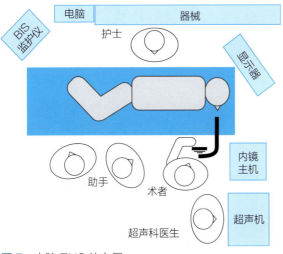

图7 本院 EUS 的布局

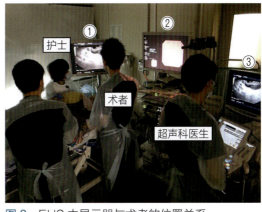

图8 EUS 中显示器与术者的位置关系

①EUS 显示器，②内镜显示器，③超声机显示器

3 小结

　　本节对 ERCP 与 EUS 的布局以及高频电设备的相关知识进行了概述。为什么显示器要这样摆放？为什么高频电设备的效果要设置成 3？术者要在理解这类问题的原理后再进行检查及操作，不要将其作为一件理所当然的事。这关乎到患者的生命安全。

3 ERCP 内镜之间的差别和选择方法

内镜是重要的"战友"，要对它的习性知根知底！

山﨑 友裕，竹中 完

> **如坐云雾**
>
> - 不知道选择哪一款内镜……
>
> - 不清楚各个内镜之间的区别……

> **拨云见日**
>
> - 首先要熟知自己机构内现有的内镜及器械！
>
> - 着重关注各种内镜自身的特点及不同内镜间性能的差异！
>
> - 如果计划进行内镜下操作，则需要一款配有大口径钳道的内镜，以便器械顺利插入！

前言

ERCP 的检查使用专用的十二指肠镜。与用于上下消化道观察的胃肠镜不同，十二指肠镜并非直视镜，而是后斜视镜，因此可以从正面稍稍偏肛侧的方位仰视观察十二指肠乳头。另外，为了能在画面上观察从钳道口伸出的导管等器械，还配有抬钳器，通过安装在内镜操作部的抬钳器扳扭对抬钳器进行操作。在后斜视镜中，视野的 6 点钟方向就是内镜的前进方向，如果采用普通直视镜的进镜方式，则很容易导致穿孔。因此，要实现检查就要对内镜的运动方向了如指掌，有时可能要通过上推大旋钮（down angle）来确认前进方向后再继续进镜，这些细节都极为重要。

1 ERCP 内镜的种类和特征

目前日本市场上在售的十二指肠镜有奥林巴斯公司、富士胶片公司以及 HOYA 宾得公司的产品（图 1）。各公司最新的十二指肠镜在操作性、安全性、卫生性等各方面都进行了一定幅度的升级。表 1 罗列了各个公司内镜的基本特性。

A TJF-Q290V（奥林巴斯公司）

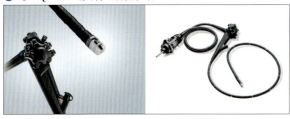

B ED-580T（富士胶片公司）

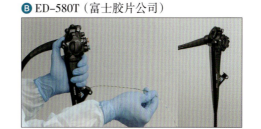

C ED34-i10T2（HOYA 宾得公司）

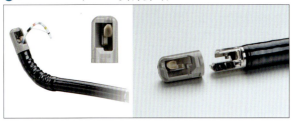

图 1　十二指肠镜的种类

（图片提供：**A** 奥林巴斯公司，**B** 富士胶片公司，**C** HOYA 宾得公司）

表 1　各公司十二指肠镜参数的对比

销售商	奥林巴斯公司	富士胶片公司	HOYA 宾得公司
商品名	TJF-Q290V	ED-580T	ED34-i10T2
前端外径（mm）	φ13.5	φ13.1	φ13.6
插入部外径（mm）	φ11.3	φ11.3	φ11.6
钳道口直径（mm）	φ4.2	φ4.2	φ4.2
视角	100°	100°	100°
视野方向	105°（后方斜视 15°）	105°（后方斜视 15°）	100°（后方斜视 10°）
观察范围（mm）	5 ~ 60	4 ~ 60	4 ~ 60
弯曲角度（U / D / R / L）	120° /90° /110° /90°	120° /90° /105° /90°	120° /90° /105° /90°
有效长度（mm）	1240	1250	1250
前端盖	一次性	一次性	一次性

1）TJF-Q290V（奥林巴斯公司）

■ a）开发经过（TJF 与 JF）

　　奥林巴斯公司在 2004 年和 2006 年分别推出了 JF-260V 和 TJF-260V 两种型号的十二指肠镜（表 2）。虽然 TJF-260V 的发售时间要晚于 JF-260V，但作为用于治疗的内镜，它的开发要早于 JF-260V，之后公司才开始研发镜身较细的 JF-260V。TJF 中的"T"是指 Treatment（治疗）的首字母，"J"是 Jejunum（空肠）的首字母，"F"是 Fiber（纤维）的首字母，用这 3 个字母组成内镜的型号。与 TJF 相比，JF 除了具有"镜身较细""钳道口直径较小"等特点外，其弯曲部的长度略短，弯曲部的直径也比 TJF 小；由于 TJF 钳道口直径较大，伸出的器械倾角大于 JF，导致伸出的器械往往从画面中央横行经过。

表 2　奥林巴斯公司十二指肠镜的改良要点

	JF-260V	TJF-260V	TJF-Q290V
前端盖	循环利用		一次性
画质	普通画质		高清画质
插入部	普通插入部		高传导插入部
导丝固定	仅由主锁固定		主锁 + 侧锁
抬钳器钢丝	外露		安装于内部
前端外径（mm）	φ12.6		φ13.5
钳道口直径（mm）	φ3.7		φ4.2
视野方向	105°（后方斜视 15°）		
插入部外径（mm）	φ11.3		
视角	100°		
弯曲角（U / D / R / L）	120° /90° /110° /90°		

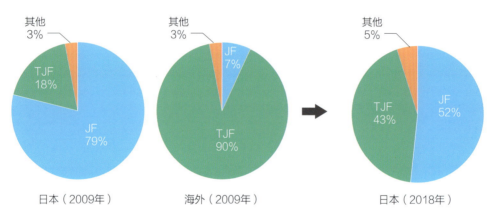

图 2　十二指肠镜在日本及海外使用状况（奥林巴斯公司的调查数据）

根据 2009 年奥林巴斯公司对十二指肠镜使用情况的调查显示，海外（日本国外）有 90% 的机构使用 TJF，而日本本土使用 TJF 的机构仅占 18%。但根据之后 2018 年日本胆管学会开展的调查显示，日本使用 TJF 的机构比例已上升至 43%（资料提供：奥林巴斯公司）

　　如上所述，由于优良的操作性，JF 一度成为日本的主流十二指肠镜，但近年来日本使用 TJF 的机构也在不断增加，并逐步向海外靠近（图 2）。

　　另外，日本广泛使用"正方形画面、后方斜视 15°"的 JF 和 TJF，而欧美则使用"长方形画面、后方斜视 5°"的 TJF，这些不同点给日本和欧美在乳头定位和胆管插管等步骤上带来一定影响。日本与海外在内镜规格上的差异，给在海外进修内镜技术的日本医生以及在日本进修内镜技术的外国医生造成了一定困扰。

■ b) 新型内镜的特点

兼备 TJF-260V 与 JF-260V 两者优点的新款十二指肠镜 TJF-Q290V 于 2019 年发售（表 2）。TJF-Q290V 对弯曲部进行了优化，将其长度缩短至与 JF-260V 相同，同时也对从器械伸出的倾角进行了一定优化。此外，内镜插入部还具有强力传导性能，手部的推拉及旋镜操作能很容易地传导到内镜前端，而且镜身不易弯曲成襻，相比之前的内镜，其在十二指肠降部取直镜身的操作手感也得到了一定改善。TJF-Q290V 相比 TJF-260V，其对导丝的固定性能更强，其中的侧锁能卡牢导丝，即使用力拉拽也难以将导丝拉出。十二指肠内镜前端盖的循环使用所引起的卫生问题向来是海内外关注的热点，而 TJF-Q290V 的前端盖为一次性产品，减少了内镜清洗过程中的卫生问题。由于内镜图像画质的提升，对乳头的观察能更加细致，出血时对出血点的辨认也更为精确。

此外，日本还面向海外出售与 TJF-Q290V 同款的 TJF-Q190V，消除了日本和海外内镜规格上的差异，各产品均采用了日本主流的"正方形画面、后方斜视 15°"。这种国际范围内内镜规格的统一，有助于实现全球内镜医生 ERCP 操作的规范化。

2）ED-580T（富士胶片公司）

富士胶片公司在 2018 年推出了 ED-580T。它配备了一个追踪（传导）性能优良的插入部分，与 TJF-Q290V 一样，便于将手部的操作精准传导到内镜前端。导丝锁定部分设计成圆形，增大了与导丝的接触面积，加强了对导丝的固定力，使内镜器械的抬举能力也得到改善。由于具有可拆卸的前端盖，也在一定程度上提高了镜身的清洗性能。以往富士内镜的后方视野为 8°，但现在已经改为 15°，与奥林巴斯公司的产品保持一致。

3）ED34-i10T2（HOYA 宾得公司）

HOYA 宾得公司在 2017 推出了 ED34-i10T2。与以往的内镜相比，其画质更高。与其他公司类似，ED34-i10T2 的前端盖也是一次性的。与其他公司产品不同，宾得公司推出的这款产品的抬钳器可以取出来清洗。

2 小结

开展精准且安全的 ERCP 操作与对内镜特性的深入了解密切相关。**随着内镜器械日新月异的发展，术者相关方面的知识也要得以更新。**首先要熟悉自己所在机构的内镜和器械，着重关注手头内镜的特性以及与其他内镜之间的不同之处！

4 辐射暴露的应对策略

除了自己，也要让助手和护士免于辐射暴露！

竹中 完

如坐云雾

● 操作时受到的辐射量不大吧，需要反复强调吗？

● 佩戴防护眼镜会影响 ERCP 操作，可以不佩戴吗？

拨云见日

● 辐射具有累积效应，这点必须重新审视！

● 晶状体辐射阈值已经大幅下调！所以必须佩戴防护眼镜！

前言

在消化内科诊疗活动中，X 线相关技术涉及胃透视检查、灌肠造影检查、小肠镜、ERCP（内镜下逆行性胰胆管造影）、EUS 引导下引流术等多个领域，成为临床工作中不可或缺的技术。顾名思义，透视相关技术是在 X 线透视图像下进行操作的技术，**这就必然涉及射线辐射暴露的问题**。

其实大家对射线辐射问题都已有初步的认识。作为消化内科医生，我们要如何做才能降低自身、工作人员以及患者辐射暴露的风险？本节将对这些问题（含笔者所在医院辐射量的测定结果）进行概述。

1 医疗从业者的辐射暴露

某天门诊，当你正在向患者及其家属解释 ERCP（或 EUS 引导下引流术）的操作过程并获取他们的知情同意时……

医生：以上就是该检查的相关注意事项。请问还有不明白的地方吗？

患者：还有一点不太明白，如您所说这个检查必须要在透视下进行，那就意味着我会暴露于辐射之下对吗？

医生：这个……应该……还好吧……

患者：原来如此！太好了！ 这样我就完全不用担心辐射的风险了，那这个检查就没副作用了？！

医生：不……我并不是说完全不用考虑辐射风险……

患者：啊？那在 ERCP（EUS-BD）检查中我大概会受到哪种程度的辐射？

医生：……

患者：您不清楚吗？

医生：……

患者：呃，那我就要在一个连患者会接受哪种辐射程度都不清楚的医生手上进行 ERCP 检查吗？

身为医务工作者，我们都知道 ERCP（EUS 引导下引流术）是必须在 X 线透视下开展的技术。同时，我们也清楚这一操作存在 X 线辐射暴露的问题。

辐射暴露包括患者的暴露（医疗暴露）和医务人员的暴露（职业暴露）。患者的医疗暴露自然是一个值得关注的问题，但对于在透视下从事内镜操作的医务人员，由于常年处于 X 线辐射暴露之中，他们的职业暴露问题也不容被忽视。遗憾的是，目前业内普遍对职业暴露这一方面的问题缺乏关注。

如果不采取防护措施，射线辐射会对术者本身、相关医务人员，甚至会对患者都带来极大危害。因而必须理解其危害性并做好准备相关应对措施，这样才能安全地进行 X 线透视下的内镜操作。

2 职业暴露导致的损伤

职业暴露所涉及的问题主要是致癌、皮肤损伤和白内障，其中皮肤损伤和白内障是超过一定辐射剂量后发生的损伤（确定性效应），只要保证辐射剂量在额定限度以下，就有可能预防这些情况的发生。

国际辐射防护委员会（ICRP）分别对皮肤和晶状体所接受的辐射剂量进行了限定：前者为 500mSv/a，后者为 150mSv/a，并呼吁严格遵守这一标准。但在 2011 年，ICRP 将晶状体的辐射量限制修改为：5 年内平均值不超过 20mSv/a，且在任何一年内均不得超过 50mSv。日本也在 2021 年春正式实行新标准（修订版电离辐射危害防范条例）。详情可登录厚生劳动省的主页进行确认（表1）。

日本消化内镜学会也响应政策调整，成立了"放射工作人员辐射暴露应对小型委员会"，并进行推广宣传。

表 1 　医务工作者辐射暴露相关的新标准（2021 年 4 月）

1. 放射工作人员眼球晶状体接受的当量剂量限度的降低
为确保安全性，必须保证放射工作人员眼球晶状体所接受的辐射当量剂量在 <u>5 年内不得超过 100mSv，1 年内不得超过 50mSv</u>
2. 测量和计算辐射剂量方法的部分更新
对在放射工作人员所处的管理区内受到外照射的辐射剂量进行测定时，<u>必须考虑有效剂量与当量剂量，且基于射线的种类和能量的种类</u>，在 1cm 剂量当量、<u>3mm 剂量当量</u>或 70μm 剂量当量中选择合适的进行计算   眼球晶状体的当量剂量的计算，需要根据射线的种类和能量的种类，在 1cm 剂量当量、<u>3mm 剂量当量</u>或 70μm 剂量当量中选择一种合适的进行计算
3. 剂量测定结果的推算、记录、存档
对于放射工作人员眼球晶状体接受的当量剂量，<u>必须对每 3 个月、每年及每 5 年</u>的累积剂量进行推算、记录及存档

※ 下划线为修订内容
（引用自文献 5）

3　散射线暴露及防护措施

1）　散射线暴露

透视台分为下球管型和上球管型，由于 X 线源分别从透视台的下方向上或从上向下对患者进行垂直照射，因而无论哪一种类型产生的 X 线，都不会直接照射医务人员。但是，照射到患者身上的 X 线会向四处散射，而医务人员就会暴露于这些散乱的 X 线之中，这些 X 线就称为散射线。职业暴露就是指散射线暴露。

如图 1 所示，医务人员虽然不会直接承受"瀑布"的冲淋，但是难免会沾到飞溅的"水花"。这些水花就是散射线，如果没有"伞"的遮挡就会被"水花"溅到。因而这里的"伞"是指辐射防护的对策。

2）　辐射暴露的防护

辐射防护三原则指的是："时间""距离""屏蔽"。

在"时间"和"距离"方面，要求尽可能缩短透视的时间，非必要情况下尽量远离放射源。而在"屏蔽"方面，则需要严格按要求穿戴防辐射眼镜和用于颈部及躯干的防辐射护具。防辐射眼镜推荐使用护目镜型，能对侧面和下方的散射线进行防护。对于防辐射护具，如果粗暴地使用，则很容易造成护具内部损伤，导致其无法发挥正确的防辐射作用。除了严格按要求进行穿戴，也应极力避免粗暴的使用方式。

防护屏作为一种防辐射设备，虽然具有优异的屏蔽性能，但由于其大小有限，无法对全体人员起到防护作用，而对于操作者来说，防护屏又显得太大、太厚，会给操作本身带来困难（图 2）。

由于笔者所在医院使用的是上球管型透视台，因而使用的是如图 3 所示的防护帘，但即便如此，仍会有少许散射线从防护帘的间隙中漏出来（红色箭头）。

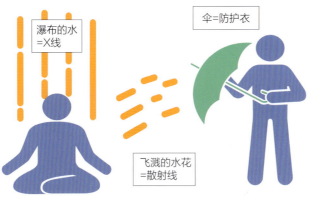

图 1 散射线与辐射防护的示意图

瀑布的水=X线

伞=防护衣

飞溅的水花=散射线

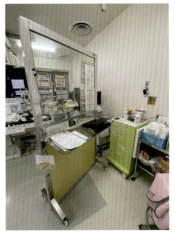

图 2 防护屏

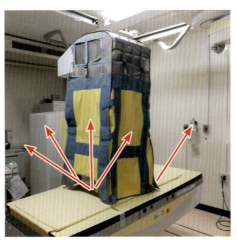

图 3 从防护帘的间隙漏出来的散射线

3）实际的辐射暴露剂量

为了确定 ERCP 期间所受到的实际辐射剂量，我们在进行 ERCP 时，在术者、助手、护士和麻醉医生所佩戴的防护眼镜的左、右、内、外 4 个点上安装了专门用于检测晶状体辐射量的检测仪，并对他们晶状体所受到的辐射量进行评估。结果显示，尽管我们医院采取了针对散射线辐射的防护措施，但 ERCP 术者的左眼球晶状体的辐射量仍然接近 ICRP 规定的 20mSv/a。

另有报道表明，在没有防护帘的情况下，辐射量可增加 8 倍左右，如果没有防护帘阻挡散射线，那么术者眼球晶状体受到的辐射量也会增加约 8 倍，这就意味着术者受到的辐射量会远远超过上述的 20mSv/a。

另外，消化内科医生除了进行 ERCP，还会从事肠梗阻导管置管等多种放射性相关操作，考虑到这些额外因素，即使根据目前修订电离辐射危害防范条例实施了相应的辐射防护对策，很多内镜医生的晶状体还是会受到超过法定当量剂量上限的辐射。因而当务之急是明确各个机构各自的辐射暴露防护对策。

4 小结

本节对透视下内镜技术中的辐射暴露的现状及其防护进行了解说。**各机构都要确认自身的辐射防护对策，并进行相应的优化。**与 X 线透视操作（含 ERCP）密切相关的医务人员，应重新审视自身防护措施（特别是容易被忽略的防辐射眼镜）的必要性，并彻底贯彻。

希望本文的内容能让读者再次认识到，X 线辐射不仅与自身相关，还与助手、护士以及患者自身有很大的关系，并提高防护措施的意识。

当下一次听到"这个检查必须要在透视下进行，那就意味着我会暴露于辐射之下对吗"这样的问题时……

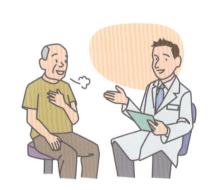

患者：还有一点，就是这个处理必须要在透视下进行吧，就是说我会受到辐射对吧？这不要紧吧？

医生：你这个问题提得很好。这个检查的确会伴随必要的最低限度的辐射，但我们会将"评估病情 / 疗效"这一检查目的牢记于心，并在安全辐射量内进行有效的检查。

患者：那就拜托您了！！

所以请好好优化机构内的辐射防护措施吧！

■参考文献

[1] Takenaka M, et al：The radiation doses and radiation protection on the endoscopic retrograde cholangiopancreatography procedures. Br J Radiol：doi：10.1259/bjr.20210399（2021）.

[2] Takenaka M, et al：Comparison of radiation exposure between endoscopic ultrasound-guided drainage and transpapillary drainage by endoscopic retrograde cholangiopancreatography for pancreatobiliary diseases. Dig Endosc：doi：10.1111/den.14060（2021）.

[3] Hayashi S, et al：Time Trend of the Radiation Exposure Dose in Endoscopic Retrograde Cholangiopancreatography Over an 8-Year Period：A Single-Center Retrospective Study. Am J Gastroenterol, 116：100-105, doi：10.14309/ajg.0000000000000838（2021）.

[4] Stewart FA, et al：ICRP publication 118：ICRP statement on tissue reactions and early and late effects of radiation in normal tissues and organs--threshold doses for tissue reactions in a radiation protection context. Ann ICRP, 41：1-322, 2012.

[5] 厚生労働省：【令和 3 年 4 月 1 日施行】改正電離放射線障害防止規則および関連事業について．2021.

[6] https://www.mhlw.go.jp/stf/seisakunitsuite/bunya/koyou_roudou/roudoukijun/anzen/0000186714_00003.html.

[7] Takenaka M, et al：［Current status of radiation exposure to crystalline lens in ERCP（endoscopic retrograde cholangiopancreatography）］. Nihon Shokakibyo Gakkai Zasshi, 116：1053-1055, 2019.

[8] Minami T, et al：Occupational Radiation Exposure during Endoscopic Retrograde Cholangiopancreatography and Usefulness of Radiation Protective Curtains. Gastroenterol Res Pract, 2014：926876, 2014.

内镜现场研讨会

潟沼　朗生

● **举办现场研讨会的意义**

　　"近年来内镜治疗学发展日新月异，其适应证也在不断扩大，为了规范普及这些诊疗技术，我们应该像外科医生一样，进行不可或缺的实践性教育。而现场演示既能够让观众与实操者在同一时空下学习现场开展的治疗技术的精髓，也能够及时掌握应对潜在危机或困难的对策。从这一意义上来说，现场研讨会是一种非常有效的教育方式。"

　　上述内容是日本消化内镜学会公认的现场演示的举办方针，充分阐述了举办现场研讨会的意义所在。

　　本中心也会每年举办北海道胆胰内镜诊断及治疗研究会现场研讨会（俗称手稻研讨会）。每年都有来自北海道及全国各地的超过 200 余名医生和医疗从业人员前来参会。令人欣慰的是，每一次都是从报名开始几天内人数就会达到上限。

● **研讨会的准备工作**

　　现场研讨会的准备工作需要花费很大的精力。从确定主要操作嘉宾、日程、与医院对接，到筹资（其实这是最辛苦的一项工作）、安排摄影公司、团队成员的交通和住宿、联谊会（包括二次会）的准备，再到前一天的会场布置、患者的选定和取得同意等，各项工作繁杂多样。其中，患者的选定是最需要小心谨慎的。特别是胆胰疾病的患者，这类患者往往由于黄疸、胆管炎等原因而不能进行择期治疗。作为举办方，当然希望能够尽量选择一些对于参会者来说比较有意义的病例。比如，乳头未经处理的病例往往优于 EST 切开后的病例；ERCP 与 EUS 有机结合的病例也会优于单纯 EUS 操作的病例；首选以基础操作为中心的病例，也希望能包含一些进阶操作。为此，我们会在研讨会开始前两周选定 15 例左右的候选病例。当然每天也都会增加一些新的候选病例。在会议开始前一周把病例数缩减到 12 例，在会议开始前 5 天进一步缩减到 10 例。但有时在会议开始前两天的时候又会遇到很有趣的病例，所以经常会犹豫究竟如何选择。经过激烈的筛选后，最终在会议开始前一天的上午敲定 6 个病例。而没有被选上的病例则会在会议前一天的下午完成操作。由于这些没上会的病例也很有研究意义，所以某种程度上来说可以算是"第二个现场研讨会"了。

● **在当天的紧张感中需要思考的事情**

　　在研讨会的现场，术者会身处与平时不一样的环境。前方放置着用于传送影像的摄像机等设备，身上还要佩戴用于讲解操作步骤的麦克风，以及为了和主持人、观众互动的耳机，而且需要一边讲解一边操作。最为特殊的是，术者要在一个全新的环境中进行操作。在众多观众的关注下，每一个术者都希望能够顺利完成自己的操作。但其实比起顺利完成，如果出现困难胆管插管等情况的话，观众的兴趣会更浓厚，学习热情也会更加高涨。对于术者来说，在经历难关、顺利完成操作的一瞬间，从耳机里传来的掌声会让他感到无比愉悦。在这种紧张感中也应该经常思考什么才是患者所需要的。虽然直播也是教育方式的一种，但首先考虑的应该是接受操作的患者能否获得有价值的诊断和治疗。如果能让参会的观众们在充满临场感的会场中多学到一点，我将会感到非常欣慰。

现场研讨会的快乐不仅限于学习操作技能，也在于能够和众多参会者进行交流。会议前日团队成员会在札幌品尝高级寿司和美酒（当然不能喝太多），会议结束后全体参会者会乘坐 3 辆包车前往札幌车站附近参加联谊会（也可以说是反思会），进一步加深交流，共度愉快时光。可能大家比较感兴趣的是霓虹闪烁的酒吧街或第二天的高尔夫吧。本院工作人员中有一部分人每年都会在直播结束后参与演示病例的后续护理、讲解直播中的操作技巧，或在会后对当天收治的急诊患者进行急诊 ERCP，因此无法赶在第一时间参加联谊会。而我也终于从迟来的工作人员那里听到演示病例操作的后续报告，放下了一直悬在喉咙的心，和团队成员一起前往酒吧街。

虽然现场研讨会的准备工作很辛苦，但也很有成就感，对于我们来说也能学习到很多。能够举办这样的现场研讨会，离不开团队的各位医生、本院的医生、护士、放射技师、细胞学检验员、行政人员和各位企业代表及摄影公司的鼎力协助，更加离不开各位参会者的大力支持。借此机会，向他们表示衷心的感谢。

第2章

ERCP
（将胆管插管做到极致）

胆管插管的重要知识

1 胆管插管的基本思路与对策

你是否每次都在努力使自己的插管成功率最大化？

竹中　完

如坐云雾

● 为什么自己与上级医生的差距无法缩小？

● 接手的上级医生顺利完成了自己无法成功的插管……

拨云见日

● 经常扪心自问插管成功率低下的原因是否在于自身？

● 患者术后胰腺炎是不是由于自身准备不充分导致的？

前言

掌握胆管插管是内镜下逆行性胰胆管造影（ERCP）相关操作的基础。

胆管插管的 3 个基本要点是：

● 首先要承认乳头形态千差万别这一事实，没有两个乳头结构是完全相同的。

● 学习迄今为止的前期研究中对于胆管插管的讨论和积累下来的经验，根据实际操作时乳头的形态、大小和口侧隆起的形态，推测胆管和胰管在乳头内的汇合形式。

● 将病例中可能采用的镜身位置与胆管插管操作当作一个有机的整体进行理解，同时也要设想可能会遇到的困难，并制定插管策略。

理解上述要点的重要性并为之努力践行，才能提高胆管插管的成功率，也是克服困难插管的关键。每一步的处理都要小心翼翼，有 ERCP 操作史的病例，在插入内镜前要充分斟酌上述要点，胆管插管的成功与这些要点密不可分。

对于上述这些要点，即使别人提醒你，要你认真践行，你可能也不一定会照做。但如果不能真正从自己的内心深处形成一种"非做不可"的信念，而是总被别人提醒的话，是绝对无法成功的。为了能让大家自然而然地形成这样的信念，我将下一番功夫详细解说。

1 胆管插管的秘诀

胆管插管是指将导管或导丝置于胆管开口处，将它们沿着乳头内胆管轴逐渐推入，完成深部插管的过程。随着术者经验的不断积累，可保证胆管插管具有一定的成功率。

事实上，大多数人总是会在某一阶段遇到瓶颈。

能够达到什么水平因人而异，但仅凭经验的积累很难成为专家。或许也有医生仅凭经验就能下意识地完成插管，但至少我从未遇到过这样的人。我认为，只有经验＋理论＋另外某种能力，才能成为专家。

而这种能力指的就是"插入内镜之前，要想尽一切办法尽可能提高自己的胆管插管成功率，找到乳头的正面视野，根据乳头的形态分类及口侧隆起的形态，结合镜身位置，选择理论上成功率最高的方法，并小心翼翼地尝试"，这才是胆管插管的秘诀！

你是否能够保证每次都能做到这些内容？

做不到或者不重视这种能力的医生，是绝对不可能成为专家的。有的医生可能会因为没有计划的胆管插管导致插管困难或插管失败，最终因患者出现术后胰腺炎而懊悔不已；甚至有些医生还会觉得"术后胰腺炎是概率问题，无法规避"。对于这样的医生，我不建议他开展 ERCP 操作。

2 在插入内镜前最大限度地提高胆管插管成功率

假设你的胆管插管成功率的平均值为 75%。其实 75 这个数字会因为你个人的原因发生变化，而这个变化的结果既可能是 30，也可能是 85。

"术前准备"，这是一个非常重要的术语。如果能做好充分的术前准备工作就能够提高成功率。相反，如果没有充足的术前准备工作、没有将插管成功率最大限度地提高，就要避免盲目地挑战胆管插管。换句话说，**就是需要无一遗漏地收集关于与这个患者的胆管插管相关的所有信息。**

我每次都会做好术前准备。因为我希望我的插管能够万无一失。因此，我每次都是抱着"哪怕只提高 1% 的成功率也好"的想法进行术前准备工作的。事实上这相当困难，因为团队成员都很忙，有很多其他事务需要处理，但这并不影响我时常思考在这种忙碌的状态中能够做到几分专业的准备。

术前准备的具体内容包括：

- 确认解剖学特点。
- 确认既往的检查信息。
- 针对上述两项制定策略。

如果是首次进行 ERCP 的病例，能做的术前准备工作并不多。首先要确认消化道解剖是否因手术改变（气囊小肠镜下 ERCP 相关内容可**参照第 3 章第 13、14 节**）、胃镜及 CT 是否提示憩室存在、MRCP 是否提示胆管走行异常等。

如果是既往有过 ERCP 操作史的病例，需要做的术前准备工作就会有很多。首先要仔细阅读并确认前次 ERCP 的内镜图像报告。因为其中包含乳头形态、是否有憩室、乳头的位置、插管的方向等信息。

假设你的胆管插管成功率的平均值是 75%，那么在初次面对乳头并开始插管时，大多数情况下都会成功。但是，如果遇到胆管插管困难的病例，则有可能出现插管失败的情况。但若你能够认真做足术前准备工作，在脑海中一边回忆上一次的内镜画面，一边与乳头进行接触的话，就会有一种"似曾相识"的感觉，胆管插管成功率也可能会提高到 80% 左右（笔者的做法是把乳头想象成一张脸的样子。具体请**参照第 2 章第 3 节**）。这 5% 的差距可能关系到操作的成功与否。

术前准备也是一种能力。有些人能轻而易举地做到，但有些人如果不仔细交代就怎么也做不好。从明天起，请务必留意做好术前准备工作，以期提高胆管插管成功率。

3 为了能让术前准备成为肌肉记忆 ～绘制草图法～

笔者所在医院一直采取的教学方法是让进修医生在进行操作前将 ERCP 的目的、已掌握的信息、从影像学资料推测出的胆胰管形态以及可能使用到的器械等写在笔记本的左侧，由指导医生确认后，进行讨论（**图 1 左**）。然后在 ERCP 结束后，再次与指导医生就预想与实际操作之间的差异进行讨论，并将讨论内容写在笔记本的右侧（**图 1 右**）。

在笔者还是进修医生的时候（大约 20 年前），由于检查报告是纸质版的，需要在 ERCP 报告中手动记录造影后的胆管、胰管所见。这个过程难度极大。往往在拍摄下来的图像中找了一圈也很难从中找到一张能够进行临摹的图像。因此，我经常在心里怒吼"这图像是哪个家伙拍的啊！"，然后才迟钝地发现其实是自己。在这个循环中，我逐渐养成了"诊断"ERCP 造影的能力。现如今的检查报告早已变成电子病历，只需在电脑中输入所见内容即可，查看自己所拍摄的造影图像的机会也逐渐减少，这种"诊断"的能力也随之下降。

像这样通过手绘记录自己的操作，也就是"绘制草图法"这一行为，使我们不得不仔细查看各种图像，特别是有过 ERCP 操作史病例的主乳头和口侧隆起等图像。因此，我们会自然而然地去思考通常不可见的胆管轴，这有助于培养我们术前准备的好习惯。

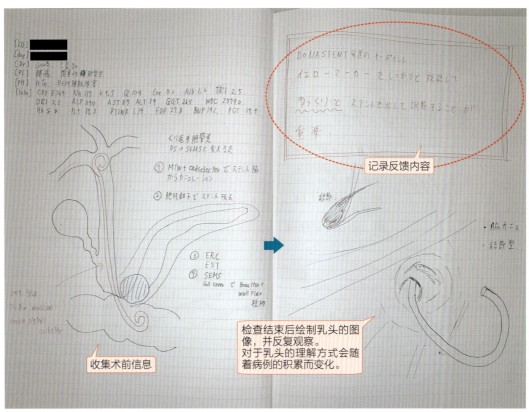

记录反馈内容

检查结束后绘制乳头的图像，并反复观察。
对于乳头的理解方式会随着病例的积累而变化。

收集术前信息

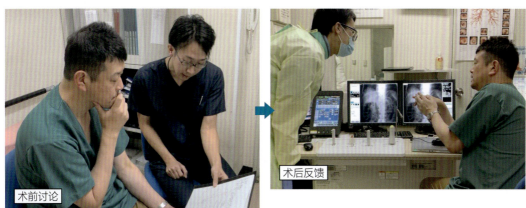

术前讨论

术后反馈

图1 术前收集信息、术前讨论及术后反馈

　　虽然进行术前准备和指导术前准备都是一件非常耗费精力的事情，但通过这个方法，会明显感到大家对于 ERCP 的态度发生了转变，不妨一试。

4 小结

　　如果既往进行过 ERCP 检查或有过胆管插管史的话，就能够找到很多答案，如原本没有直接面对就无法进行评估的乳头形态和口侧隆起，就连胆管开口的具体位置和胆管轴的方向等信息都可以知晓．前次的胆管插管可能比较困难，那么这次该如何应对？我们可以在术前思考对策。

　　对于曾接受过 ERCP 检查并有胆管插管史的病例，若不进行确认，则意味着放弃了这些具有重要参考价值的信息。你可能完全没有意识到，**其实是因为自己的原因降低了插管成功率。**

　　即使仅能将成功率提高 1%，我也由衷地希望每一位操作者都能够为之而不懈努力。

胆管插管的重要知识

2 胆管插管的策略

请每次都大声说出插管策略！

竹中 完

如坐云雾

● 不试试看就不知道到底能不能成功……

● 被问到"接下来怎么做？"时脑子一片空白……

拨云见日

● 插管策略取决于乳头与口侧隆起的形态以及内镜的形态！

● 每次都需要练习大声说出插管策略！

治疗策略总览

这里首先展示一下笔者在胆管插管时采取的策略（图 1）。

首先插入内镜，**构建一个乳头与导管"相互对视"（face to face）的状态**，即乳头的正面视野（**参考第 2 章第 3 节**）。

其次要仔细观察乳头及口侧隆起（**参考第 2 章第 4 节**）。若乳头形态为双开口型或者是洋葱型，则操作难度不会太高（但也要谨慎插管）。若为其他形态，由于无法直接观察胆管和胰管的汇合形式，可先将其假设为隔膜型。

然后根据特定病例调整内镜的镜身状态，考虑选择"接近法"还是"仰视法"进行插管（**参考第 2 章第 5 ~ 7 节**）。

当插管不顺利时，可根据实际情况调整内镜的镜身位置或改变插管方法。即便如此还是难以插管时，若导丝进入胰管就采取胰管导丝留置法或 Uneven 法（**参考第 2 章第 11、12 节**）。当然也可以考虑交给上级医生操作。关键在于能否想到运用上述策略，并大声说出来。笔者认为，是否能够努力尝试这样做，是提高胆管插管成功率的最大秘诀。

在此，我们以图 2 所示的病例 1 为例，思考应该采取的策略。

你是否能够大声说出"该病例的乳头是纵长型，因此首先考虑胆胰管汇合形式为隔膜型。由于口侧隆起较长，可考虑选择'接近法'或'仰视法'，而内镜更倾向于采取

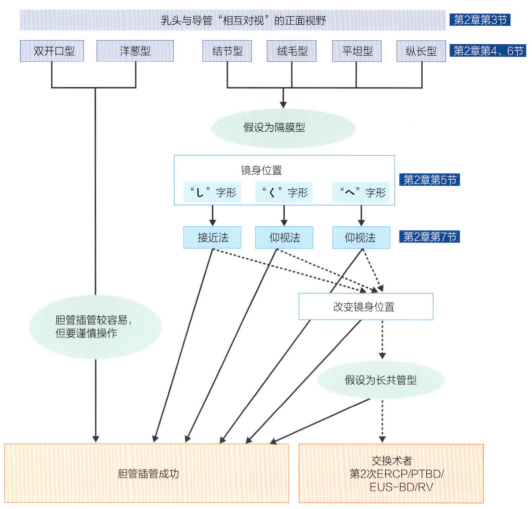

图 1　胆管插管的策略

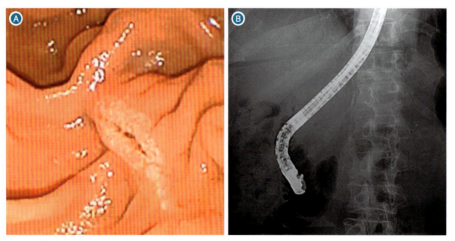

图 2　病例 1（视频 1、视频 2 的病例）

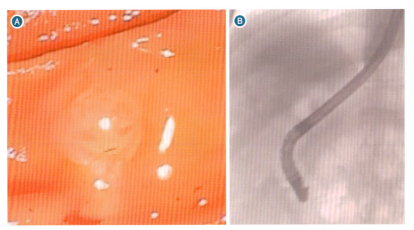

图3　病例2（视频3的病例）

'乚'字形镜身位置，因此综上考虑我打算先采用'接近法'进行尝试"。视频1是首先对该病例进行操作的进修医生在操作前进行的策略宣言。如视频所示，在每次操作前都要进行这样的宣言训练。

在本病例中，进修医生无法完成插管，转而交由上级医生继续操作。视频2是上级医生操作前的策略宣言。

上级医生构建的正面视野中，内镜的镜身位置发生了变化。在这种情况下，你是否能够大声说出"通过推镜，采用'へ'字形镜身位置获得乳头正面视野。虽然稍微有点距离，但可以尝试采用'仰视法'进行操作"这样的宣言？

再让我们看看图3的病例2。

你能否如视频3中显示的那样，大声说出"我认为乳头形态是双开口型。口侧隆起较短，故可从垂直方向接近，内镜倾向于采用'乚'字形镜身位置。综上考虑可从垂直方向开始尝试插管"的策略宣言呢？总之，大声说出来会让我们的技术得到进步。也许一开始很难做到这种方法，但在本院的进修医生经过不断尝试后，逐渐可以做到大声说出策略宣言，并在这个过程中提高了插管成功率。因此，这真的可以说是提高技术的最大秘诀。

接下来，为了能够让大家更好地理解这个策略，我会详细介绍胆管插管最重要的基础知识及技巧。虽然都是一些最基本的内容，但如果能够认真理解这些内容，就一定能够使你暴露乳头及调整镜身的能力有一定程度的提高。

胆管插管的重要知识

3 乳头的正面视野是什么？

以"面对面"为目标

竹中　完

如坐云雾

- 对于"乳头正面视野"的理解因人而异……
- 总感觉一交给上级医生操作就能成功……

拨云见日

- 造影导管前端与乳头相互对视的视野即乳头的正面视野！
- 上级医生可以采用3D思维想象出造影导管的前进方向！

前言

　　理论上乳头正面视野并没有确切的定义。尽管我也曾经问过很多指导医生"乳头正面视野的定义是什么"，但大家的回答都略有不同。然而有一点可以肯定，即**"能够保证胆管插管成功的视野"**，就是乳头的正面视野。

　　大家是否有过这样的经验：自己反复尝试仍无法完成胆管插管，只能交给上级医生，而当上级医生接手并找到乳头的那一瞬间，你又会感慨"咦，感觉可以顺利插管呀……"。此时上级医生调整的视野就是乳头的正面视野。

　　本节将尽可能对获得乳头正面视野的技巧进行详细解说。

1 乳头正面视野的基本要点

　　笔者将乳头与造影导管前端"相互对视"的视野定义为乳头的正面视野。理想的乳头正面视野观如图 1A、图 2A 所示。怎么理解这句话？所谓"乳头和造影导管前端'相互对视'的视野"也就是"将导管一直推进就能成功插管的视野"（图 1B、图 2B）。由于造影导管一定是从内镜画面的右上方伸出的，为了使乳头与导管"面对面"（即单纯地推进造影导管就能顺利插管），乳头必须"看向右上方"。为了更加形象，笔者邀请了一位名叫"乳头君"的小助手（图 1D），乳头开口就是这位"乳头君"的嘴巴。如果把"乳头君"分别投影到图 1A、图 2A 的乳头上，就会呈现图 1C、图 2C 的效果。

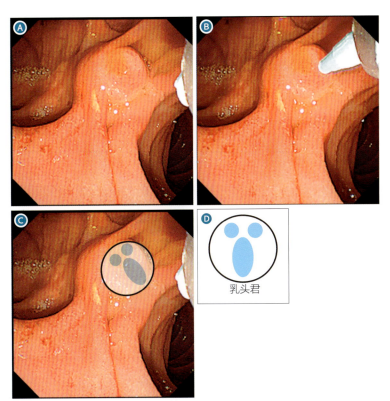

图 1 乳头与造影导管"相互对视"（乳头正面视野）①

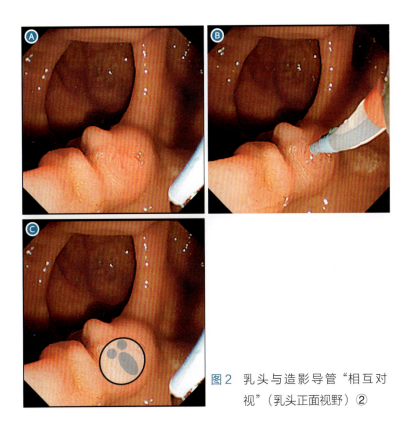

图 2 乳头与造影导管"相互对视"（乳头正面视野）②

接下来对图3所示的病例进行分析。这是一例困难插管的病例，学员在图3A这样视野下尝试插管。可以看到此时"乳头君"的脸是转向左下方的（图3B），这种情况下造影导管就无法与乳头"面对面"，乳头也无法将导管"迎入"自己的开口。多次尝试无果后由上级医生接手，笔者记录下了此时的视野（图4A）。从"乳头君"的投影来看，由于学员反复戳探，"乳头君"的面颊肿胀，表情痛苦，嘴角收窄，可怜巴巴地望向右上方（图4B）。由于此时正好处于导管与乳头"面对面"的状态（图4C），于是抓

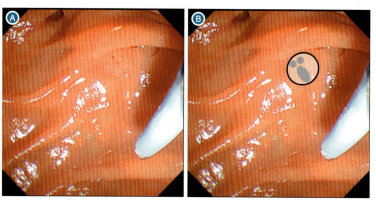

图3 乳头与造影导管前端无法"相互对视"的视野

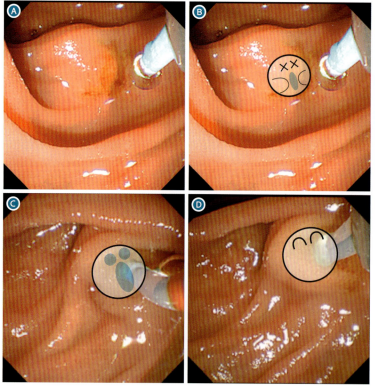

图4 上级医生接手后调整，形成乳头与造影导管前端"相互对视"的视野

（与图3为同一病例）

住这个时机顺利地完成了胆管插管，"乳头君"也终于"破涕为笑"（图 4D）。

再次强调，笔者认为乳头正面视野的基本要点就是"乳头朝向右上方，与内镜画面右上方伸出的造影导管处于'面对面'的状态"（视频 1）。

2 对于难以获得乳头正面视野的病例

在某些情况下，由于解剖学因素的影响，部分病例可能存在无法与乳头保持适当距离，或无法接近乳头的情况，此时必须根据预想的造影导管运动轨迹调整乳头的位置。

图 5 所示的病例，在反复尝试后仍无法使乳头朝向右上方。这种情况下，"乳头君"会看向哪里呢？答案是左上侧，没有与造影导管处于"面对面"的状态。此时需要思考的问题是，如果直接将导管推出，那么它会朝哪个方向运动？

请仔细研读图 6A，黄色和绿色箭头代表路径，哪条才是预想的造影导管运动路径？抬钳器的状态固然会产生一定影响，但大多造影导管都有一定弯曲性能。造影导管的种类、弯曲性能都是非常重要的参数。由于图中所选的是弯曲性能比较强的 MTW 造影导管，因此随着导管不断伸出内镜，可以预计它会逐渐朝着绿色箭头所指示的方向前进。总之，构想出造影导管的运动轨迹，创造出"守株待兔"的视野，使乳头"等待"迎面而来的导管即可。

将视野调整至图 6B 所示的状态，此时观察"乳头君"的朝向，虽然稍稍从左边转向正面，但还是无法与造影导管前端"面对面"（图 6C）。而如果继续将导管不断往外推，就可以发现最终两者竟然可以达到"面对面"的状态，导管的前端也能顺利被乳头"含住"（图 6D），"乳头君"最终"喜笑颜开"（参照图 6E，视频 2）。

绝大多数病例乳头的正面视野都是朝向右上方，在某些因受到解剖学特征影响的内镜视野中，根据造影导管的运动轨迹，将乳头调整至最终能与造影导管前端"面对面"的位置也是很重要的技巧。

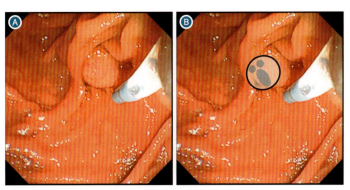

图 5　乳头与造影导管前端难以"面对面"的病例

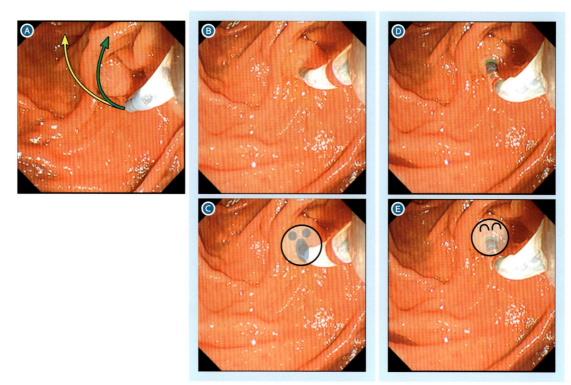

图6 预测造影导管前进方向从而构建乳头正面视野的方法 视频2

3 小结

通常来讲，乳头的正面视野就是"乳头和造影导管前端'相互对视'的视野"，也即"使乳头开口部与造影导管'面对面'的内镜视野"。这也是笔者一直以来的指导方针。对于大多数病例而言，这个视野就是内镜画面右上方伸出的造影导管与"乳头君"相互对视的视野。能否通过操作内镜镜身、旋钮以及变换体位等技巧来创造这种视野是初学者和上级医生之间最大的区别。

对于插管困难的病例，如果主刀一经换人，视野随即看起来非常适合插管，那么接手的医生在调整乳头正面视野这方面就比前一位医生拥有更娴熟的技巧。

而当这位接手的医生在无法完成后续插管操作而转由上级医生接手时，很可能视野又会有进一步的调整。

掌握这个技巧的唯一方法便是在一个个病例中不断尝试构建乳头的正面视野，在挑战中反复锤炼。 在获得乳头正面视野后，才进行乳头评估、口侧隆起评估及插管操作。相反，无法掌握这一要点或对此不重视的医生动不动就会使用导丝引导插管法（wire-guided cannulation；WGC）。而事实上，许多大师在进行 WGC 时也会先获得乳头的正面视野。极端点讲，无论采用 WGC 法还是造影法插管，都必须获得乳头的正面视野。

从明天起，希望大家在 ERCP 操作中都能回忆一下"乳头君"。

胆管插管的重要知识

4 如何观察乳头？

> 为了想象看不到的胆管轴，必须目不转睛盯着观察！

竹中 完

> **如坐云雾**
> - 无论如何都无法在脑海中形成胆管轴的印象……
> - 不知道乳头形态的区别……

> **拨云见日**
> - 可以通过乳头形态与口侧隆起的组合方式联想胆管轴的形态！
> - 首先将胆胰管的汇合形式假设为隔膜型进行尝试！

前言

　　想必你一定听过《西游记》的故事。假设你变成了唐僧，为了取得提高 ERCP 的操作水平的真经而不得不远赴西天。与你同行的孙悟空、猪八戒以及沙和尚都是你旅途中可靠的徒弟。此时你们师徒四人来到了一处城门前。城门后有两条道路，一条通向西天，另外一条则通往地狱。而这个城门也有好几种类型（图1）。

　　城门 A 的正中央有一扇大门，大门上方还有一扇小门。尽管从上方的小门进入可能会有些困难，但出于贪图便利的考虑，你毫不犹豫地推开了大门。然而令人遗憾的是，你却在一脚踏入之后直接坠入地狱，旅途也就此终结。

　　城门 B 的两扇门上分别贴着写有"西天"以及"地狱"的指示牌，这使得它十分容易辨识。你成功避开了贴有"地狱"指示牌的门，而推开了贴着"西天"指示牌的大门（如果所有城门都能如此清晰告知就好了）。

　　接下来看看城门 C。这座城门前放着一块大石头，无法看到大门。但在石头和城门的缝隙间似乎能瞥见大门，问题是如何才能从这扇门进去呢。

　　最后是城门 D。初看起来好像只有一扇门。然而当你打开这扇进去后，却发现里面还有另一道布局与城门 A 相同的门，此时你又会陷入困境：该如何做出选择呢？

　　上文其实就是针对乳头形态的比喻。城门 A 指代胆管开口狭小的双开口型乳头，城门 B 是开口容易辨认的双开口型乳头，城门 C 为结节型乳头，而城门 D 为长共管型乳头。如果视野前方的乳头都属于容易辨别的城门，那么术者就会对如何插管有个大概的

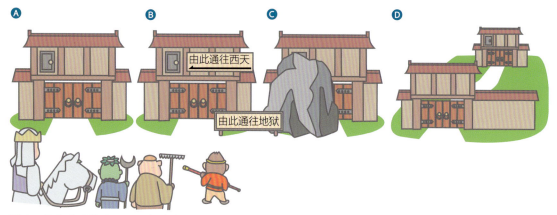

图 1　将乳头类比为西天取经途中的城门

印象。然而真实的乳头前方不可能写着"胆管在这里"这样的标语，因而对于术者来说，最重要的就是能否带着对乳头形态特点的理解仔细观察乳头。

1　乳头的分类

1973 年首次报道的大井分类根据乳头形态和乳头内胆胰管汇合形式而制定，至今（2020 年）仍然作为临床实践中胆管插管教学的教材（表 1）。

乳头部有 1 个或 2 个开口（即"门"）。在大井分类中，乳头部有 2 个开口的可进一步分为"双开口型"及"洋葱型"，有 1 个开口的可分为"隔膜型"及"长共管型"。大井分类体现了乳头内胆管、胰管的汇合形式。但这里也存在容易让人混淆的地方，即："双开口型"及"洋葱型"能够非常直观地通过乳头形态得以体现，而"隔膜型"及"长共管型"则往往难以通过观察乳头形态进行判断。

为了避免混淆，学界提出了猪股分类，该分类仅通过内镜所见将乳头形态分为 6 型。在猪股分类中，"双开口型"及"洋葱型"与大井分类一致，乳头开口的 9—11 点钟附近存在结节状结构的称为"结节型"，开口部整体呈均一绒毛状外观的称为"绒毛型"，开口部几乎无结构、开口难以辨认的称为"平坦型"，开口部冗长的称为"纵长型"（图 2）。与大井分类不同之处在于，猪股分类并没有体现乳头内胆胰管的汇合形式，但对不同形态乳头所对应的胆胰管汇合形式的频率进行讨论，结果表明，"双开口型"及"洋葱型"几乎都为分离型，"结节型"及"纵长型"多半属于隔膜型，而"绒毛型"或"平坦型"中约2/3 为隔膜型，1/3 为长共管型（表 2）。

看到视野前方的乳头时，能够想象并大声说出乳头内看不见的胆胰管汇合形式非常重要。为了想象乳头内胆胰管的汇合形式，就一定会对口侧隆起的形态进行观察和评估。

表 1 乳头形态与乳头内胆胰管的汇合形式（大井分类）

分类	分离型		隔膜型	长共管型
	双开口型	洋葱型		
胆管与胰管在乳头内的汇合形式	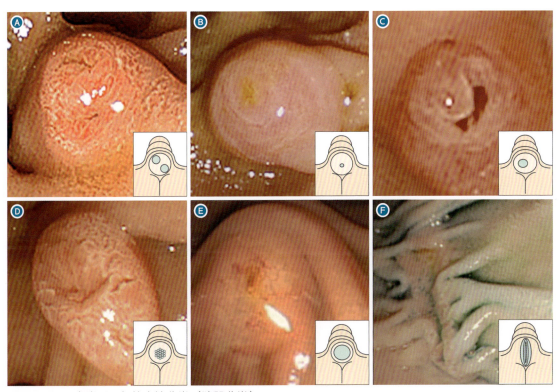			
乳头开口部的形态				

B：胆管；P：胰管
（引用自文献 1）

图 2 Vater 壶腹开口部的内镜分类（猪股分类）

Ⓐ 双开口型　Ⓑ 洋葱型　Ⓒ 结节型　Ⓓ 绒毛型　Ⓔ 平坦型　Ⓕ 纵长型
（引用自文献 2）

表 2 汇合形式的频率

双开口型	分离型
洋葱型	分离型
结节型	多半为隔膜型
绒毛型	隔膜型占 2/3，长共管型占 1/3
平坦型	隔膜型占 2/3，长共管型占 1/3
纵长型	多半为隔膜型

2 口侧隆起观察的技巧

"胆管插管要瞄准 11 点钟方向"是 ERCP 操作格言中最为著名的一句。这句话的意思是，处于十二指肠乳头正面视野的状态下，胆管正好处于仰视 11 点钟的方向。也有一些医生会说更确切一点的话应该是 11 点 20 分的方向。但实际上，胆管轴处于 12—13 点钟方向的情况也不少见。不同病例的乳头各不相同，乳头内胆胰管汇合的形式更是千差万别。因此，一遇到乳头就不假思索地往 11 点钟方向试探绝对不是正确的做法。

请看图 3 中的 2 个乳头，你认为应该朝向几点钟方向插管呢？很显然，图 3A 中乳头的口侧隆起较长，而图 3B 中乳头的口侧隆起较短。如果没有先注意到这一点，就无法对胆管轴做出准确判断。

如果乳头的口侧隆起长而粗，且走行蜿蜒，则其内部的胆管也会比较长且蜿蜒（图 4A）。这种类型的乳头，其内部的胆管轴往往较为冗长弯曲，因此胆管轴往往会与乳头平面成锐角，且偏向 11 点钟方向（图 4B）。

而对于口侧隆起较为短小的乳头（图 5A），其内部的胆管也较短，胆管轴多倾向垂直于乳头平面，并偏向 12 点钟方向（图 5B）。

理解这些差异非常有助于胆管插管。在插管时不仅要通过乳头形态进行预测，还要仔细观察口侧隆起，从而对无法直接观察的乳头内胆胰管汇合形式展开进一步的想象，这一点非常重要，应认真贯彻。

口侧隆起较长的乳头往往属于困难插管病例。为了克服这些困难，想象冗长的口侧隆起内胆管的走行就显得尤为重要。这里推荐一个非常有效的"CD 光盘法"，即想象口侧隆起内有多少张 CD，它们以怎样的方式排列。第 2 章第 10 节对这个方法进行了详细阐述，请仔细研读。

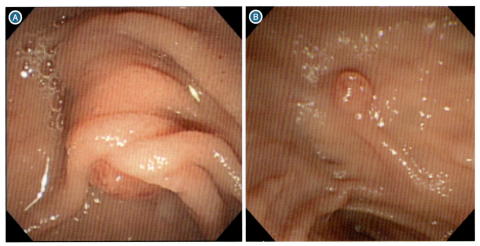

图 3　口侧隆起长度不同的乳头

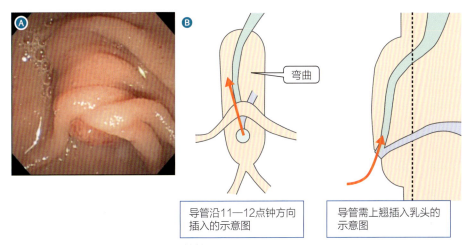

弯曲

导管沿11—12点钟方向
插入的示意图

导管需上翘插入乳头的
示意图

图 4　长且粗的口侧隆起内部的胆管轴

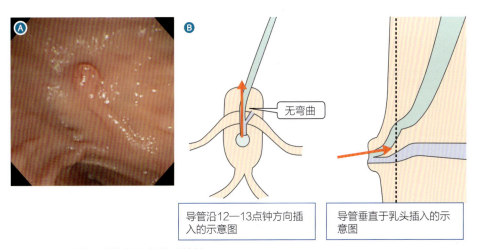

无弯曲

导管沿12—13点钟方向插
入的示意图

导管垂直于乳头插入的示
意图

图 5　短而小的口侧隆起内部的胆管轴

■参考文献

[1] 大井 至：十二指腸内視鏡検査と内視鏡的膵胆管造影. 日本消化器内視鏡学会雑誌，28：2881-2883, 1986.

[2] 竹中 完，他：乳頭形態別の胆管挿管ストラテジー［動画付き］. 胆と膵，39：1309-1317, 2018.

[3] 猪股正秋，他：選択的胆管造影および胆管深部カニュレーションの基本. 消化器画像，8：373-379, 2006.

胆管插管的重要知识

5 镜身位置对胆管插管的影响

选择"ㇸ"字形还是"し"字形镜身位置?

竹中　完

如坐云雾

- 无法理解不同镜身位置之间有何差异……
- 不清楚不同镜身位置对胆管插管有何影响……

拨云见日

- 镜身位置决定了应该选择接近法还是中距离法!
- 中距离法选择"ㇸ"字形镜身位置，接近法选择"し"字形镜身位置!

前言

ERCP 操作中存在着容易被术者忽略的一点，即在面对乳头时，该采用哪种镜身位置或只能采用哪种镜身位置，对后续的胆管插管影响很大。

在取直镜身后，能够保持稳定的"乳头正面视野"（**第 2 章第 3 节**）的镜身位置会因患者的情况而各不相同。有些病例适合处于拉镜状态下的镜身位置，而有些则适合处于推镜状态下的镜身位置。因此，是否能够理解"根据每个内镜形态的不同，可选择的插管方法、首选的插管方法也各不相同"，将会给胆管插管成功率带来巨大影响。

1 合适的镜身位置

尽管胆管插管法有"接近法""中距离法"及"远距离法"等多种方法（**参照第 2 章第 7 节**），但笔者是不会抱有"所有的病例我都要用接近法搞定"或者"我不喜欢接近法，所以每次都会先用中距离法或远距离法尝试"这类想法的。虽然每位医生都有自己擅长的插管方法，也形成了基于该手法制定的插管策略，但处于接近法明显无能为力的镜身位置或在中距离法无法成功插管的镜身位置时，就不应只拘泥于某一种插管手法。我们应经常思考**"对于视野前方的乳头，哪种才是最合适的插管方法"**，这样一来，**就必须充分理解镜身位置对胆管插管的影响。**

图 1 展示的是同一病例的不同乳头视野及镜身位置。**图 1A** 是内镜在十二指肠肠腔

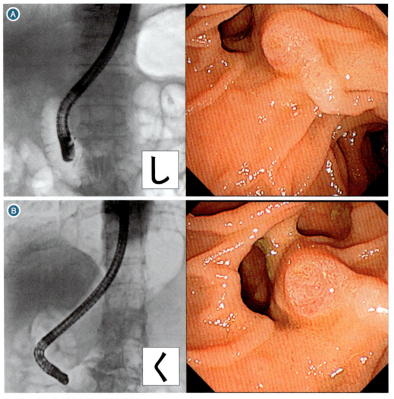

图1 镜身位置的不同 视频1

内自然下垂,形态类似日"し"。

而图 1B 则是镜身稍稍往里推进后形成的镜身位置,形态宛如日语平假名中的"く"。下面将详细论述这两种镜身位置的差异给胆管插管带来的影响。

1)"し"字形镜身位置下的插管操作（视频 1）

在取直十二指肠镜镜身时,多数情况下内镜前端会越过十二指肠乳头。若从这种状态开始寻找乳头,由于十二指肠镜是后斜视镜,多数病例在发现乳头时内镜已自然而然地处于"し"字形镜身位置（图 2A）。

处于这种镜身位置时,内镜给人一种"漂浮"在十二指肠肠腔内的感觉,这是由于十二指肠随呼吸的运动与内镜运动步调不一致,因此内镜视野中的乳头不太稳定。此外,在这种镜身位置下对乳头进行插管,导管轴非常容易与乳头平面形成近似垂直的角度,因此往往与胆管轴不匹配,反而大大增加了进入胰管的概率。如果在这种镜身位置下进行胆管插管,则需要下压大旋钮（up angle）,采用"接近法"插管。**若在这种镜身位置下尝试内镜前端需要与乳头保持一定距离的"仰视法",则会非常困难,充分理解这一点至关重要**（"接近法"和"仰视法"**参照第 2 章第 7 节**）。

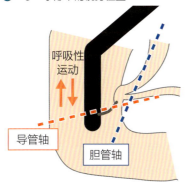
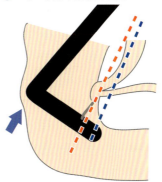

Ⓐ "し"字形下的镜身位置　　　　　　Ⓑ "く"字形下的镜身位置

呼吸性
运动

导管轴

胆管轴

图2　不同镜身位置带来的影响

Ⓐ由于呼吸运动使内镜与十二指肠之间运动不同步（内镜画面不稳定）
Ⓑ由于镜身的弯曲部抵在乳头对侧的肠壁上（➡），使得十二指肠与内镜同步运动
（内镜画面较为稳定）

2）"く"字形镜身位置下的插管操作（视频1）

　　在图2B 所示的 "く"字形镜身位置下，由于镜身的弯曲部抵在十二指肠乳头对侧的肠壁上，镜身能够与十二指肠一起随着呼吸同步运动，因此内镜视野下的乳头就比较稳定。另外，这种镜身位置下导管轴与胆管轴容易匹配，有利于胆管插管。对于处在 "し"字形镜身位置的十二指肠镜，下压大旋钮，同时旋转镜身并稍稍推镜就有可能形成 "く"字形镜身位置。如果这样还是无法使导管获得足够的 "仰视"角度，则可尝试括约肌切开刀等器械，或者干脆回拉内镜，尝试在 "し"字形镜身位置下采用接近法插管。

3）"へ"字形镜身位置下有效的插管操作（视频1）

　　在取直镜身后首先尝试能否构建 "く"字形镜身位置（这一点相当重要），但有时也会遇到难以构建的困难病例。这种情况下可将内镜进一步推进，使镜身处于形似日语平假名 "へ"的镜身位置，这样一来就有可能获得乳头的正面视野。在 "へ"字形镜身位置下，往往上翘导管（即仰视）就能与胆管轴匹配，对于难以获得乳头正面视野的病例来说，是一种非常有效的应对技巧。但是这种镜身位置下内镜前端与乳头的距离较远，导管操作会变得比较困难，操作时要充分理解这一弊端。

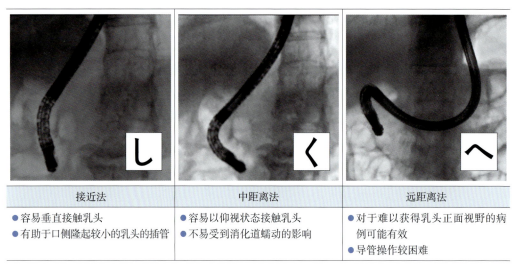

接近法	中距离法	远距离法
● 容易垂直接触乳头 ● 有助于口侧隆起较小的乳头的插管	● 容易以仰视状态接触乳头 ● 不易受到消化道蠕动的影响	● 对于难以获得乳头正面视野的病例可能有效 ● 导管操作较困难

图 3　不同镜身位置下进行胆管插管的特点

2　镜身位置的总结

　　在此将上述内容整理归纳，如图 3 所示。认清各种镜身位置的特点及优劣，根据视野前方乳头的形态、口侧隆起的特点想象胆管轴的走向，再结合插管时的镜身位置制定最合适的策略，是胆管插管成功的重要条件。

3　小结

　　通过上述内容，大家应该体会到内镜形态（镜身位置）给胆管插管带来的巨大影响。在 ERCP 操作中，首先当然是插入内镜，创造"面对面"的乳头正面视野（**参照第 2 章第 3 节**），但与此同时也要对"内镜处于何种镜身位置""可以构建出哪几种镜身位置"这类问题加以思考，这样胆管插管的成功率一定会有所提高，请务必掌握这些要点。

胆管插管的重要知识

6 不同乳头形态下的胆管插管策略

摒弃"自己喜欢的插管方法"！选择最适合乳头的插管方法！

竹中 完

如坐云雾

● 乳头形态应该都差不多吧？

● 首先按照自己擅长的插管方法尝试一下不行吗？

拨云见日

● 关键在于能否根据乳头形态想象出肉眼无法看到的胆管走向！

● 要养成"一开始就分析最适合这个乳头的插管方法是什么"的习惯！

前言

本节将对不同形态乳头的插管方法进行介绍。其中作为胆管插管基本手法的"仰视法"和"接近法"将在**第 2 章第 7 节**进行介绍（虽然这两种属于基本手法，但内容略显深奥，需要在充分掌握解剖学特征的基础上理解每种手法的特点）。我们首先要对乳头的形态进行区分，再根据各自特点确定合适的插管方法。

不同形态乳头的插管方法

1）双开口型

双开口型有两处开口，口侧或左侧的为胆管开口，肛侧或右侧的为胰管开口（胆管开口位于胰管的左斜上方）。

典型的双开口型乳头如**图 1**所示。这种类型只要能辨认出两个不同的开口，用导管抵在这些开口部位就可以很容易地完成选择性插管。

再观察一下**图 2A**所示的乳头。最初认为它是结节型，但尝试胆管插管后发现没有成功。期间更换术者再次观察乳头，发现导管抵靠部位的左上方疑似为胆管开口（**图 2B**），由此证实该乳头也属于双开口型。因此我们必须提高对这类难以辨认的不典型双开口型乳头的认知。

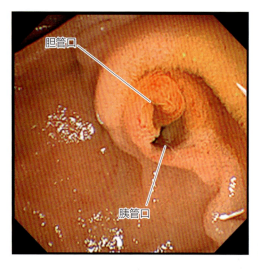

图1　典型的双开口型乳头

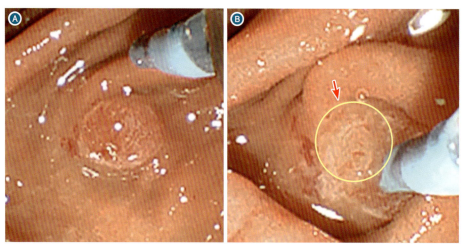

图2　难以辨认的双开口型乳头

　　实际上有些明明是双开口型乳头，但由于术者没有判断清楚就误将造影导管插入胰管，从胰管造影的表现想当然地推断出胰胆管汇合形式为长共管型或隔膜型这样的结论，反复尝试插管却没能成功。实际上这种情况是根本无法完成胆管插管的。**所以在遇到只能进行胰管造影而难以进行胆管插管的情况时，要问问自己"咦，这个乳头有没有可能是双开口型的"，这一点很重要。**

2）洋葱型

　　乳头顶端可见围绕其分布的沟状结构呈同心圆状排列，宛如洋葱的横断面一般。多数情况下，洋葱型乳头在其同心圆中央会有一个较小的胆管开口。对准同心圆的中央垂直推入导管往往就能完成深部插管。需要注意，对于洋葱型乳头，如果以仰视角度将导管贴近的话是难以完成插管的。

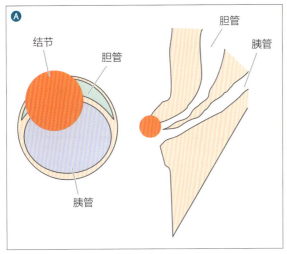
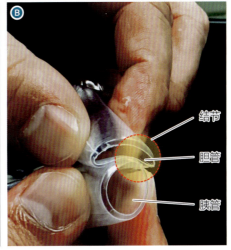

图3 结节型乳头的解剖学特点

3）结节型

毫不夸张地说，对于初学者而言，结节型乳头是胆管插管生涯中需要攻克的第一道难关。结节型乳头内的胆胰管汇合形式几乎都是隔膜型。在面对结节型乳头时，要了解应对隔膜型胆胰管汇合形式的插管方法，同时要熟悉结节的解剖学特点及处理方法。

每当面对结节型乳头时，请在脑海中回忆一下图3所示的示意图。由示意图可知大多情况下胆管开口部位于结节后方，开口狭小，如同被"压扁"一般。如果不假思索地插管，一旦导管不小心进入胰管，就会导致隔膜朝着"挤压"胆管口的方向移动，使得胆管开口部进一步狭小化（图4，视频1）。此时胆管插管就会变得极为困难。

"作茧自缚"形容的就是这种情况。

即使在导丝插入胰管或已经对胰管进行造影之后，也仍有机会补救。但我们必须避免那种**不加思考就将导管插入胰管的草率行为**，以免进一步缩窄胆管开口。

对于结节后方处于"压扁"状态的胆管开口的插管方法通常有2种，即"仰视法"和"接近法"。具体方法将在**第2章第7节**中介绍。

4）绒毛型

开口部整体呈现均一绒毛状形态的乳头称为绒毛型乳头。绒毛型乳头中的胆胰管汇合形式约2/3为隔膜型，约1/3为长共管型，但仅根据内镜所见难以判断其汇合形式，故可采取与结节型乳头类似的策略，首先假设其汇合形式为隔膜型，并根据实际的镜身状态，尝试以"仰视法"或"接近法"进行插管。

与其他类型的汇合形式相比，长共管型受Oddi括约肌的影响更加显著。有时会因

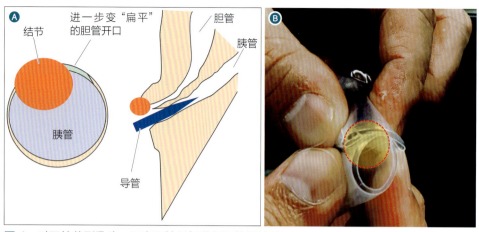

图4 对于结节型乳头，无意识地反复进行胆管插管后……

为括约肌痉挛而难以完成插管。

这也就意味着，即使通过造影使得细小的胆管显像，且胆管轴也与导丝及导管轴相匹配，但由于 Oddi 括约肌强烈收缩也可能会导致插管无法完成。

这种情况下，如果仅因为导管轴与胆管轴相匹配就强行推送导管，会引起 Oddi 括约肌更强烈的收缩，使情况变得更糟糕，因此绝不能这样做。为了避免这种情况，只能从预防 Oddi 括约肌痉挛着手。避免从下往上的暴力插管操作及非计划性的导丝操作。所有的动作都要轻柔地进行（对其他类型的乳头也应如此）。

如果遇到括约肌痉挛，则应放松对乳头的推压，继续缓慢造影，耐心等待痉挛解除的时机，这种方法往往有效，但有时也会出现无法继续插管的情况，对此也要有一定的心理预期。

5）平坦型

开口部整体平坦，难以辨认胆管开口的乳头为平坦型乳头，其胆胰管汇合形式也与绒毛型乳头类似，隔膜型约占 2/3，长共管型约占 1/3。因此胆管插管的策略也与绒毛型乳头相似。

6）纵长型

开口部纵向距离较长的乳头称为纵长型乳头，其胆胰管汇合形式多半为隔膜型。对于此类型请从一开始就用仰视法或接近法进行选择性胆管插管。

胆管插管的重要知识

7 "仰视法"与"接近法"

理解这两种方法的差异之处！

竹中 完

> **如坐云雾**
>
> ● 已经在下意识地进行"仰视"操作了，为何还是无法顺利进入胆管？
>
> ● 就不能选一个自己喜欢的方法尝试吗？

> **拨云见日**
>
> ● 仅仅"仰视"还不够，要在形象理解的基础上进行"仰视"！
>
> ● 接近法精髓在于"导管伸出一点，视野发红一片"。

前言

　　胆管插管有两种基本手法，即"仰视法"和"接近法"。虽说这两种手法都必须充分理解并掌握，但两者之间实际上还是有些共同之处的。

- 在不触及隔膜的情况下，用导管前端将胆管开口处的口侧黏膜挑起，扩大胆管开口。
- 确认胆管造影。
- 导管轴与胆管轴相匹配后进行深部插管。

　　也就是说，"仰视法"和"接近法"的原理其实是一样的。不同之处在于挑起黏膜的方式不同。

1 仰视法

　　仰视法就是使导管如同抬头仰望般上翘并贴近目标，从而上挑目标的方法。换句话说，就是创造便于导管进行上挑的条件，从而进行胆管插管。这里的重点在于，应使导管的前端贴近并挑起胆管开口部的上缘，*而并非胆管开口部*（图 1）。这也是成功应用本手法的秘诀。

　　首先请反复观看图 1 的模型和视频 1 的内容，在脑海中形成印象。这里导管挑开的是胆管开口部的上缘。

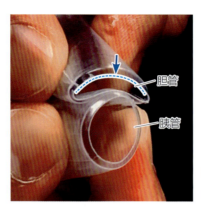

图 1 仰视法中导管贴近的部位（模型）
贴近胆管开口部的上缘（➡）

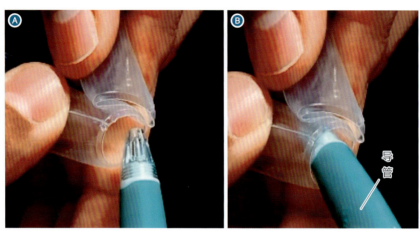

图 2 抬头仰视幅度不够，导致进入胰管 视频1

请再看图 2，这里的导管前端上翘，虽然处于抬头仰视状态，但仰视的幅度不够，导致其前端朝向胰管开口部，结果插入了胰管。

图 3 的导管处于仰视状态，且操作者有意识地朝向了胆管开口部，但由于导管前端贴在胰管开口处的上缘，最后也导致导管插入胰管。这种现象常见于具有一定插管经验的术者在进行胆管插管时失败，而只能将导管插入胰管的病例中。

图 4 的导管处于仰视状态且贴近胆管开口部上缘，最终成功进入胆管，并且由于导管轴与胆管轴相匹配，还可以进一步完成深部插管。

这种情况常见于有一定经验的操作者在进行胆管插管时失败，但是在交给上级医生后却马上插管成功的病例中。

也就是说，在进行插管时，能在脑海中形成鲜明的印象是成功的重要因素。

从另一个角度观察图 4 就会得到图 5 所示的状态。可以看到导管除了需要上翘仰视，还要贴近被"压扁"的胆管的开口上缘，一点点推进、撑开上缘后，顺势滑入胆管，然后再结合胆管轴进行深部插管。相信各位已经通过视频 1 的内容在脑海中形成了印象，同时也能理解为何导管明明处于仰视状态却仍无法进入胆管的原因了吧。

此外，利用一些技巧弯曲造影导管也可以获得足够的仰视角度（视频 2）。

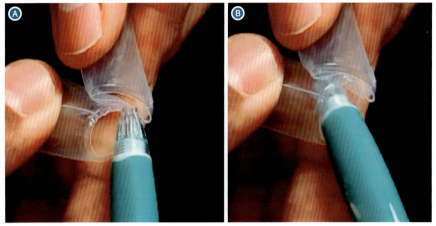

图 3　导管已经充分抬头仰视，但其未贴近胆管上缘，结果进入了胰管 视频1

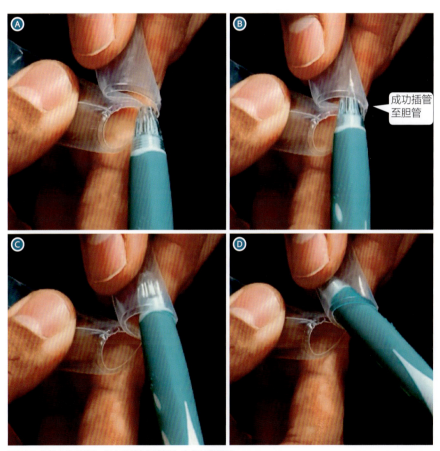

成功插管
至胆管

图 4　通过仰视法成功胆管插管的病例 视频1

再看 图 6 的示意图。在结节型乳头中，耷拉着的结节如同盖住了被"压扁"的胆管开口一样，因此这样的胆管开口不仅扁平，而且难以辨认。有了这样的印象后，就可以用导管推开结节并贴在其后方，或者将结节推进去再进行上挑操作。

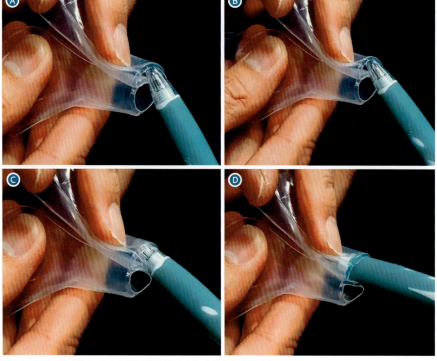

图5 通过仰视法成功胆管插管的病例（从侧面观察）

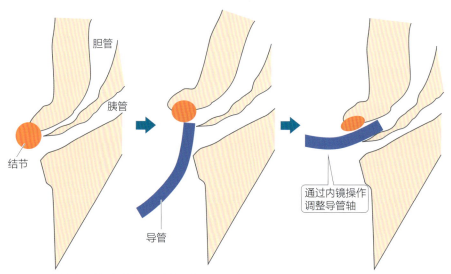

胆管

胰管

结节

导管

通过内镜操作
调整导管轴

图6 通过仰视法挑起结节，并使导管轴与胆管轴匹配的示意图

　　死记硬背"对于结节型乳头要捣开结节、拨开结节"这样的话语对于实际操作是无济于事的。所以请带着对上述视频及示意图的理解向被"压扁"的胆管开口部上缘"发起攻势"吧！

　　括约肌切开刀的使用也是如此，与造影导管相比，括约肌切开刀更容易从结节周边的缝隙钻过去靠近胆管开口。为了使括约肌切开刀前端贴近胆管开口部，需要收紧刀丝，但刀身过于弯曲则难以接触到胆管开口（反之，过于松弛刀丝也无法接触到胆管开口）。

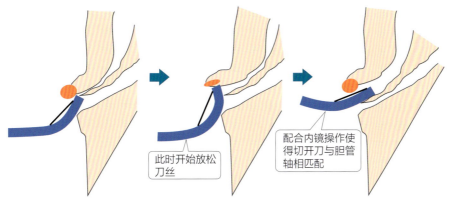

此时开始放松
刀丝

配合内镜操作使
得切开刀与胆管
轴相匹配

图 7　借助括约肌切开刀仰视法挑起结节，并使切开刀轴与胆管轴匹配的示意图

　　术者和助手需要相互合作，在收紧与松弛刀丝的同时配合内镜操作进行插管（图 7）。

　　有些病例也可以利用刀身弯曲程度充分调整的括约肌切开刀钻过结节靠近胆管开口，并借助导丝引导插管法（**参照第 2 章第 8 节**）完成胆管插管。

　　终于可以进行胆管造影了！但后续的问题随之而来。虽然初步插管成功，但为了进行深部插管，需要一边松弛刀丝一边使切开刀与胆管轴相匹配。同时，由于括约肌切开刀要比一般的导管粗一些，这就要求我们在操作时要更加谨慎、轻柔，请务必注意这一点。

　　仰视法必须要保证乳头和内镜前端有一定距离。因此，镜身位置必须呈 "く"字形或 "へ"字形。**而对于难以构筑 "く"字形或 "へ"字形镜身位置，而只能采用 "し"字形的病例来说，仰视法就显得较为困难，可在一开始就尝试采用下文提及的接近法。**

2　接近法

　　与字面意思一样，接近法是在靠近乳头的位置进行胆管插管的方法，不同于仰视法中利用导管 "仰视般"上翘从而挑起目标的操作，**接近法是利用下压内镜大旋钮进行上挑目标的方法。**

　　其步骤如下：

- ●稍稍伸出导管的前端。
- ●下压内镜大旋钮操作使导管前端挑起胆管开口部。
- ●确认是否能够注入造影剂获得选择性胆管造影。
- ●造影明确后，进一步操作使导管轴与胆管轴相匹配。

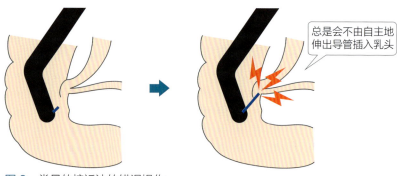

图 8　常见的接近法的错误操作

总是会不由自主地伸出导管插入乳头

然而，仅仅按照上述顺序去尝试接近法是绝对不会有进步的。必须要知晓并领悟这段文字背后隐藏的诀窍。

接近法的技巧概括起来就是"导管伸出一点，视野发红一片"。

"稍稍伸出导管的前端"这句话更准确的理解应该是"将导管前端稍稍伸出至马上就能触碰到乳头的程度"。这里要注意的是，首先不能让导管紧贴着乳头，如果一开始就在乳头"含住"导管的状态下压大旋钮，不仅无法上挑胆管开口部，反而会由于用力推挤乳头导致其水肿而增加术后胰腺炎或者穿孔的风险，因此务必要杜绝这种做法（图8）。面对近在眼前的乳头开口部，我非常能够理解大家想要将导管推进乳头的心情，但此时请大家一定要保持忍耐。

在这种马上就能够触碰到乳头的状况下利用下压大旋钮进行接近，就可以顺利完成上挑（图9）。具体而言，需要在内镜图像中充分下压大旋钮，直到视野中的乳头几乎消失，随后轻轻将导管前端稍稍伸出，利用十二指肠镜的前端挑起胆管开口部的口侧壁，以此方式撑开胆管开口。这一步骤要求充分下压大旋钮以有效地插入胆管，因此此时内镜画面中将看不到乳头，视野处于"一片红"的状态。换言之，采用这种接近法操作时，意味着在整个过程中将无法看到乳头。

实际的内镜图像如图10所示。再次强调，通过下压大旋钮使得导管接近胆管开口部需要一定距离，而这段距离就是接近法能够实施的关键，因此如果一开始就将导管插入乳头的话，就无法通过接近法完成插管。掌握这种距离感的控制需要一些时间和精力，建议大家多加练习。

请通过图11和视频3的内容加深印象。如图11A、B所示，一旦导管接触到乳头，即使下压大旋钮也无法使导管向上移动。而图11C显示，如果导管和乳头之间存在一定距离，那么下压大旋钮将有一定空间，从而实现如图11D所示的胆管包裹住导管的状态。实际的操作过程可参照视频4。

请抱着对"导管伸出一点，视野发红一片"这句话的理解好好练习接近法！

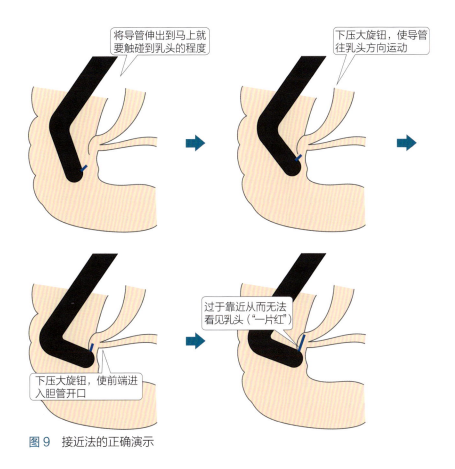

将导管伸出到马上就要触碰到乳头的程度

下压大旋钮，使导管往乳头方向运动

下压大旋钮，使前端进入胆管开口

过于靠近从而无法看见乳头（"一片红"）

图9 接近法的正确演示

对于结节型乳头，需要考虑到胆管开口处于结节后方，利用接近法挑起结节，这种情况就需要乳头与内镜前端尽可能接近，**因此就必须处于"し"字形镜身位置。**

若处于"く"字形镜身位置或"へ"字形镜身位置，则难以利用接近法插管，最好从一开始就选择仰视法进行插管。

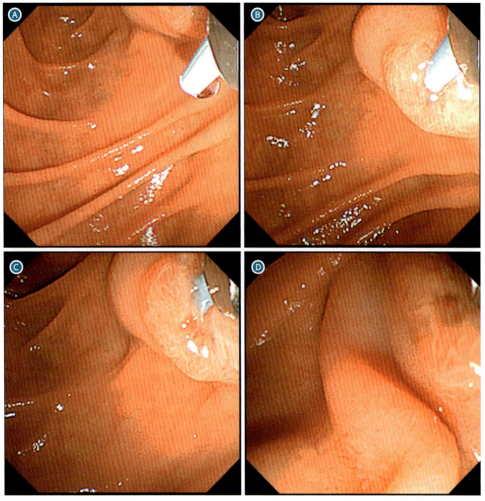

图 10　接近法的内镜图像

Ⓐ 如图所示，将导管稍稍推出

Ⓑ 为了确保乳头能够顺利地包裹住稍稍伸出的导管，操作者必须通过下压大旋钮接近。目前这个状态是前端还没有进入乳头的状态

Ⓒ 进一步下压大旋钮使前端进入乳头。由于此时导管上翘角度不够，还未真正插入胆管，因此还不能进行导丝操作或造影

Ⓓ 接着继续下压大旋钮，此时已经无法通过内镜画面辨认乳头，但导管已经充分仰视（即导管充分上翘）。这就是所谓的"一片红"状态。此时导管前端才终于进入胆管。如果出现导管无法进入的情况，那就要从这里开始进行胆管造影，逐步使之与胆管轴匹配

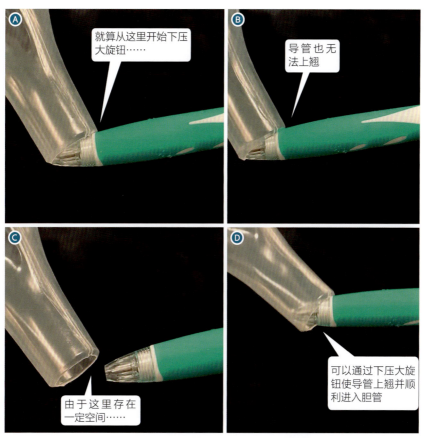

图 11 为什么说接近法要使"导管稍微伸出一 点点" 视频3

胆管插管的重要知识

8 导丝引导插管法（WGC）的技巧

WGC 也要注重正面视野与胆管轴的匹配，并轻柔地操作！

竹中 完

> **如坐云雾**
>
> ● 不清楚该选择 WGC 还是造影法……
>
> ● 遇到口侧隆起较长的病例就总是失败……

> **拨云见日**
>
> ● 首先掌握通过造影法如何匹配胆管轴，然后再学习 WGC！
>
> ● 在 WGC 操作中也要注重器械轴与胆管轴相匹配的空间想象力！

前言

在胆管插管的策略中存在很多选项，其中就包括造影法和导丝引导插管法（wire-guided cannulation；WGC）这两种。

造影法是使用造影导管和造影剂进行胆管深部插管的方法，是最早在日本开展的插管方法。而 WGC 是在不注入造影剂的前提下，通过导丝进行胆管深部插管的方法。这种方法诞生于国外，目前在世界范围内广泛使用。有报道显示，相比造影法，WGC 的优势在于其胆管深部插管率有一定程度提高，且术后胰腺炎的发病率较低，但根据最近的 2 项 RCT（含日本的病例报告）结果显示，两者之间似乎并没有存在显著性的差异。

本节将对 WGC 的实际操作及相关问题进行解说，并将其与造影法进行对比。

1 WGC 的定义以及笔者所在医院的方针

广义上的 WGC 是指能够在不使用造影剂的情况下，只用导丝进行插管。在这个过程中，既可以直接通过导管接近乳头，也可以利用导管头端略微伸出一点的导丝接近乳头。

这种操作简单来讲就是将导丝往胆管方向"噗"一下插进去就可以了，但在实际操作过程中却经常出现因为导丝插不进去而反复尝试最终导致乳头水肿的情况。因此，笔者所在医院有时会从实际情况出发做适当调整，根据造影法的要领先将造影导管插入乳头，利用造影剂使胆管显影的同时将导丝向胆管方向推进（wire-loaded cannulation 法）。这种方法虽然使用到了造影剂，但是也可以将其视为 WGC 的一种。

在笔者所在医院进修的年轻医生首先要学会利用造影法进行胆管插管，这是因为**正面视野下导管的精细操作、调整器械使之与胆管轴相匹配的技术在 WGC 中很难掌握**。笔者认为在胆管插管中，如何构建正面视野是至关重要的。但在某种意义上，WGC 操作即使没有正面视野，只要充分利用如 EST 切开刀等可以弯曲的导管，也可以完成胆管插管。或者应该说"一不小心就完成了"。

在实际操作中，笔者见到许多医生进行 WGC 操作时没有构建正面视野的意识。他们只是将导管凑近乳头，再像打百裂拳一样上下摆弄导丝，即使插管成功，在我看来也不能算是安全的胆管插管操作。当然，如果是非常小的乳头，或者是针尖样的胆管空肠吻合口狭窄等需要使用 WGC 的病例就另当别论了。除此之外，我们一般都是通过造影法让年轻医生熟悉手法、积累经验。当积累到一定水平后，就会让他们根据乳头形态，按照自己的判断选择最合适的方法进行操作。能够自如应用造影法进行胆管插管的医生，他们的 WGC 技术往往也差不到哪儿去。但只会 WGC 的医生就不一定能够熟练运用造影法。当然，由于机构间及人员的实际情况不同，不排除有些人会选择更适合单人操作的 WGC 进行插管。但对于在实际操作中"到底是 WGC 好还是造影法好"这个问题，并不存在一个标准答案。从学习技术的角度来看，还是希望各位能够先挑战一下造影法，然后再学习 WGC。

2 WGC 的优点及缺点

WGC 最大的一个优点在于不需要通过调整使导管轴与胆管轴相匹配，**因此造影法中经常因操作者导致的胆管弯曲及胆管轴移位的情况很少在 WGC 中发生**。如图 1 所示，由于操作者过度推进导管而产生的 N 形胆管弯曲，在导丝操作中是不容易发生的。

此外，在造影过程中意外对胰管进行造影是 ERCP 术后胰腺炎的危险因素，然而这种情况在 WGC 中可以避免。但是，若改变导丝的插入方向，采用胰管导丝法（PGW 法）辅助插管时，没有造影辅助就将导丝插入胰管深部可能会造成分支胰管的损伤。因而实际上还是需要胰管造影进行引导。

WGC 成功的秘诀就在于"导丝的感觉"。导丝不能过度推进，也不能完全不推进，需要凭手指细微的感觉进行轻柔的操作。如果助手不够熟练，就会增加乳头水肿的风险，也会大大降低插管的成功率。国外的 WGC 都是单人使用器械进行操作的，这背后也有这样的原因。在进行 WGC 时，需要充分理解表 1 所示的优点和缺点。

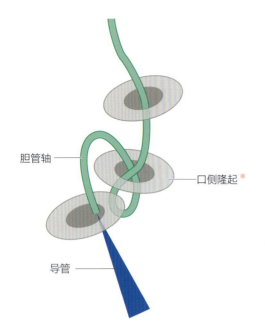

胆管轴

口侧隆起 ※

导管

图 1　术者过度推进导管而导致胆管呈现 N 形弯曲

※ 笔者会将口侧隆起想象成 CD 光盘（Compact Disc），
再进行插管（具体内容参考第 2 章第 10 节）

表 1　WGC 的优点和缺点

优点	● 由操作者所致的胆管弯曲、轴移位的风险降低 ● 避免意外的胰管造影（ERCP 术后胰腺炎风险降低）
缺点	● 当转换成胰管导丝法辅助插管时，胰管损伤风险会升高 ● 如果操作者不熟练，容易导致乳头水肿

3　WGC 的实际操作

在进行 WGC 操作时，笔者所在医院用到的设备一般为 MTW 造影导管或者括约肌切开刀（奥林巴斯公司生产的 CleverCut3V）与 0.025in（1in=2.54cm）弯头型导丝的组合。国外一般倾向于使用直型导丝，笔者个人认为或许是与他们通过捻转导丝进行插入的意识不够强有关。

笔者所在医院在进行 WGC 时与造影法一样，**都强调从构建正面视野开始**。此处要有请活跃在**第 2 章第 2 节**的"乳头君"再次登场。想象"乳头君"的脸，寻找与其"相互对视"的角度，再开始进行 WGC 操作。当然没有"相互对视"也可以在 WGC 中利用导丝的移动进行胆管插管。但我们追求的最理想的状态应该是**导丝与胆管轴匹配、几乎没有任何阻力地进入胆管内的胆管插管**（图 2，图 3）。

笔者所在医院的做法是在进行 WGC 时，会让术者先尝试构建正面视野，如果遇到困难，再考虑导丝或收紧括约肌切开刀等操作。因此，使用到 MTW 造影导管的情况会比较多，如遇到胆总管结石这类需要在插管后进行 EST 的病例或需要器械进行大角度仰视的病例时，会考虑使用括约肌切开刀。

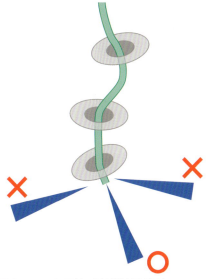

图 2 WGC 开始时理想的导管轴

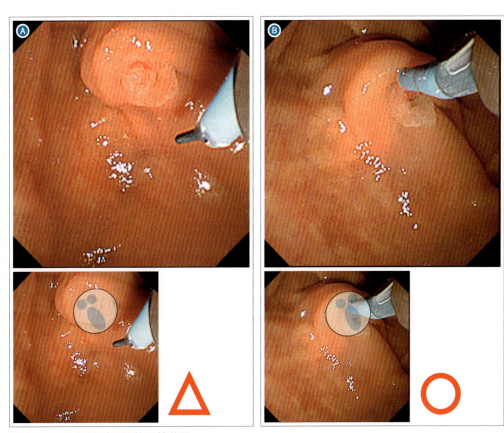

图 3 WGC 开始时理想的导管位置

Ⓐ 未形成"面对面"状态

Ⓑ 处于"面对面"状态

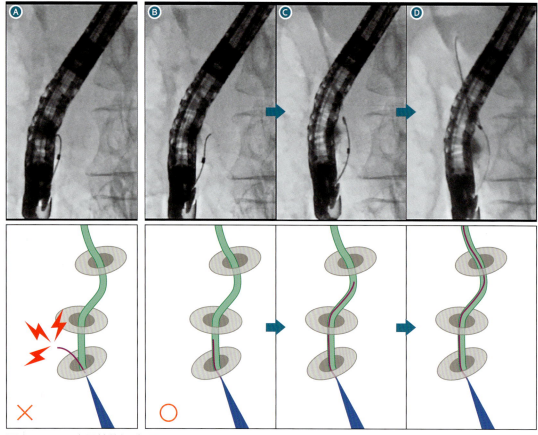

图 4　WGC 中导管的运动 视频 1

　　图 3A 中，乳头朝向左下方，"乳头君"与导管前端并没有"面对面"。虽然从这个角度插入导管也可以进行 WGC 的操作，但对于术者来说，非常重要的一点是能否想到并确实做到如图 3B 所示，将视野调整到"面对面"的状态后再进行操作。

　　图 4 与视频 1 所示的是 WGC 操作时导丝的运动轨迹。如前所述，首先利用导管前端导丝（并非导管）的捻转操作进行胆管插管。此时导丝操作的技巧与造影法中的导管操作相同，都禁止用力推进，而是要轻柔地进行捻转操作。若是强行用力推进或者操作过于粗暴，导丝就会像图 4A 那样在前端成襻。当然，有时也会采用稍微推进导丝，使其前端成襻的技术，但过于用力的推进操作就相当危险。这里要掌握推进的力度，不能过度用力，也不能完全不用力。对这个力度的把握可以说是 WGC 操作成功的关键所在。因此，请将图 4B ~ D 的图像印入脑海，并在每次操作时问问自己，**"即便是看似简单的病例，在插管过程中，是否也能做到轻柔且细致的导丝操作？"**

　　图 5 与视频 2 所示的病例中，内镜只能处于"し"字形镜身位置，因此无法使用接近法进行插管，只能尝试将导管上翘后以仰视角度寻找胆管，可惜未能成功插管。虽然从内镜图像中看到导管朝向仰视方向，但如果仔细观察透视影像就能发现导管的朝向是横向而并非仰视方向。因此，这类病例就适用于括约肌切开刀进行插管操作。此处的技巧是**"不是将收紧刀丝的括约肌切开刀插入乳头，而是要在前端进入乳头的状态下收**

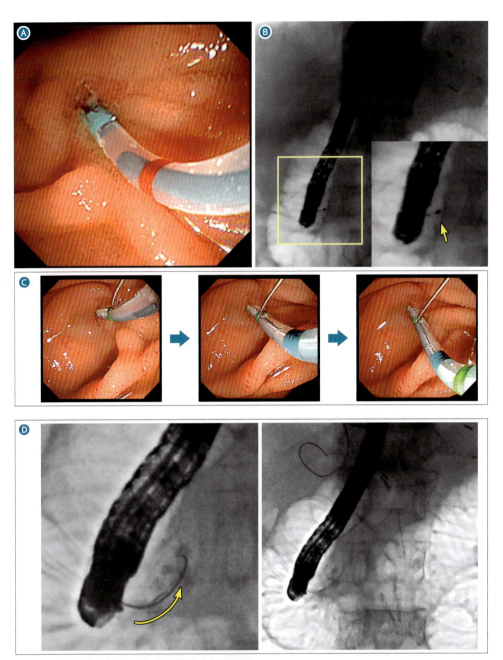

图 5 利用括约肌切开刀完成插管的病例 视频2

虽然导管在内镜画面上看起来像是呈仰视角度（Ⓐ），但通过透视画面可知其朝向是横向的
（Ⓑ：➡）。将括约肌切开刀前端插入乳头后缓慢收紧刀丝（Ⓒ），可在透视画面上看到其朝向
变成仰视方向（Ⓓ：➡）

　　紧刀丝使之与胆管轴匹配"。因为预先收紧刀丝的括约肌切开刀难以贴近乳头且不稳定，
刀丝收得越紧就越难操作。因此，首先让前端接近乳头并稍微插入后，再缓慢收紧刀
丝。此时随着刀丝的收紧，切开刀上翘幅度（仰视角度）会越来越大，但同时前端也会
变得更容易脱落，因此，如何有效地保持前端的稳定位置，成为决定操作成败的关键因
素。通过图 5D 的透视影像可以看到收紧刀丝的括约肌切开刀朝向仰视方向。从这个位

置可以顺利进行 WGC 的胆管插管操作。

使用括约肌切开刀进行胆管插管的情况不仅适用于 WGC 操作，在造影法中也至关重要（如果后续要进行 EST 的话，在将括约肌切开刀插入胆管时不要忘记松弛刀丝，否则切开刀无法进入胆管，就算勉强挤入也会损伤乳头及胆管）。

4 小结

WGC 操作在进行胆管深部插管时非常有用。但是请不要忘记 WGC 操作也要以正面视野为基础。**构建正面视野、做好轴线的匹配是做好胆管插管，以及后续的 ERCP 相关操作乃至 EUS 引导下的引流术的基础。**如果能够意识到这一点再进行 WGC 操作的话，胆管插管成功率将会大幅提升，打好上述基本功的术者也能根据不同病例的实际情况熟练切换 WGC 法或造影法进行胆管插管。

■参考文献

[1] Cennamo V, et al：Can a wire-guided cannulation technique increase bile duct cannulation rate and prevent post-ERCP pancreatitis?：A meta-analysis of randomized controlled trials. Am J Gastroenterol, 104：2343-2350, 2009.

[2] Cheung J, et al：Guidewire versus conventional contrast cannulation of the common bile duct for the prevention of post-ERCP pancreatitis：a systematic review and meta-analysis. Gastrointest Endosc, 70：1211-1219, 2009.

[3] Kawakami H, et al：A multicenter, prospective, randomized study of selective bile duct cannulation performed by multiple endoscopists：the BIDMEN study. Gastrointest Endosc, 75：362-72, 372.e1, 2012.

[4] Nambu T, et al：Wire-guided selective cannulation of the bile duct with a sphincterotome：a prospective randomized comparative study with the standard method. Scand J Gastroenterol, 46：109-115, 2011.

困难胆管插管

真正的困难胆管插管病例

首先反思下，是否是自己把事情搞复杂了！

竹中　完

如坐云雾

● 不清楚困难插管的定义……

● 插管困难的病例交由上级医生后就立刻成功插管的属于困难插管病例吗?

拨云见日

● 所谓胆管插管困难的病例往往是由于准备不充分而导致的!

● 你与上级医生之间的差距在于"部署计划的周全性"和"知识经验的丰富程度"!

前言

　　首先告诉大家我的结论：大多数困难插管病例可能主要是由于术者本人的术前准备不充分导致的（**参照第2章第1节**）。那些你认为难以插管的病例，很可能是你自己在无意中为自己设置了障碍。因此，许多插管困难的病例在更换术者后却常常能够成功插管。这是因为经验丰富的上级医生或专家绝对不会让自己陷入困境之中。

1 为了不深陷困难插管的泥潭

　　假设你是专科进修医生，接下来要开始进行ERCP检查，且患者已经进入诊间。你让患者躺在透视台上，准备开始注射麻醉。这时，差不多可以请上级医生过来指导。

专科进修医生：×× 医生，已经准备得差不多了，可以开始了吗?

上级医生：知道了，马上过去。

上级医生到达诊间后，请他完成透视设备的调试，并开始进行操作前的病史汇报。

专科进修医生：这是一名60岁的男性患者，诊断胆总管结石，此次为求内镜下结石治疗而就诊。

上级医生：好的。

接下来，你进入诊间，与护士进行操作前的情况说明，并确认麻醉状态。而上级医生在一旁翻看着患者的病历。当你拿起十二指肠镜，刚刚打算开始操作时……

上级医生：这位患者在上次的操作中因为插管困难，最终通过大幅收紧 EST 切开刀的刀丝后才好不容易完成插管，这次你是打算从一开始就用普通的造影导管吗？

专科进修医生：啊？这……那个……（难道不是一开始先用普通的导管吗？）

上级医生：我从 CT 上看到一个很大的憩室，很可能会导致插管困难，你有没有预计会用到很多种器械？

专科进修医生：憩……憩……憩室……？（可这个患者是胆总管结石啊……？）

上级医生：病历上记录着这个患者得过十二指肠溃疡，EUS 内镜很难通过。你不考虑换成 JF 内镜吗？

专科进修医生：啊？那个……（有这样的记录吗？）

上级医生：MRCP 显示胰腺分裂。用胰管导丝法估计会很难成功，所以胰管造影后用 Uneven 法吧。

专科进修医生：胰……胰……胰腺分裂吗？（我咋没看到哪里写着胰腺分裂……）

在实际操作中这样的情况十分常见，如果都将它们当作初次进行 ERCP 的病例来对待，则很容易会出现操作困难、插管困难等情况。

上级医生或者专家只需要翻阅病历就能敏锐地找出避免让自己陷入困难插管窘境的要点。换句话说，他们知道哪些信息是为了提高胆管插管成功率而必须引起注意的，并在确认病历的瞬间就能够快速捕捉到这些信息。因此，可以说胆管插管是 1% 的灵感 + 99% 的准备。

要想做到这一点，就需要认真对待每一个病例，积累经验，认真反馈、认真总结。

首先需要做到的就是认真准备，提高自身的胆管插管技术，让自己具备能够应对各种病例的知识和经验，这才是克服插管困难病例最重要的一点。

另外，在策略选择上还要有一定灵活性。比如遇到胆管炎需要紧急进行引流的病例，就不能执着于经乳头路径的引流术，也可以选择其他折中的方法（如经皮经肝胆管引流术或者超声内镜引导下胆管引流术等）。如果操作医生没有经验，需要迅速寻求上级医生的帮助；如果有一定的经验，就要根据患者的状态以及 ERCP 的目的和紧急性，做出包括中止操作在内的及时、恰当的判断。因此，在进行 ERCP 时，我们需要具备这种随机应变的能力。

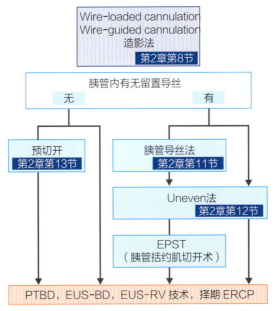

图 1　笔者所在医院在应对困难胆管插管病例时的策略

2 真正的困难插管及其应对策略

认真对待胆管插管，不断精进、打磨自身的技术，并能在各种实践环境中贯彻以下各要点：

- 在手握内镜前不会遗漏术前准备工作的任何一个环节。
- 从乳头形态推测胆管轴的走向。
- 能够顾及内镜的镜身位置。
- 能够轻柔地接触乳头。
- 能够大声说出插管策略。

如果以上几点都已做到，却还是无法顺利插管，那你遇到的就是真正的困难插管病例。

对于这种真正的困难插管病例，我们可以尝试以下几种方法（图 1）：

√ CD 光盘法（用于口侧隆起较长、乳头难以固定的病例）。

√ 胰管导丝法。

√ Uneven 法。

√ 预切开。

从下一节开始，将对以上几种方法进行详细阐述。

困难胆管插管

10 口侧隆起过长病例的应对策略

利用 CD 光盘法，就可以"看见"原本不可见的胆管轴！

竹中　完

如坐云雾

● 想象不出口侧隆起中胆管的样子……

● 无法想象轴匹配的状态……

拨云见日

● 不要用线条去想象胆管的走行。将皱襞想象成若干 CD 光盘的排列，再从光盘中间的孔中穿过去！

● 匹配轴的操作不在于推进，而在于"回拉"！

1 口侧隆起较长、乳头难以固定的病例

图 1 所示的口侧隆起较长、乳头较为松弛的病例就是典型的困难插管病例。这类乳头难以插管的最重要原因就是其口侧隆起很容易被压扁。

生理状态下，也就是在导管触碰前，由于胆汁的流动，口侧隆起内的胆管走行相对较直。但是一旦导管触碰到乳头，就很容易将其口侧隆起推扁，同时胆管也会跟着被推扁，走行也随之改变。

请牢牢记住图 2 所示的示意图。推扁口侧隆起的力度其实比大家想象中的要更轻。也就是说，稍微一用力，就有可能推扁口侧隆起。但若不接触乳头又无法完成插管，因此，能不能在遇到口侧隆起较长的乳头时就立刻警觉地联想到图 2 所示的内容就变得至关重要。

为了攻克口侧隆起较长、乳头较为松弛的病例，我们需要做的是：

● 对看不见的胆管轴进行想象。

● 对如何与胆管轴进行匹配进行想象。

● 小心轻柔地触碰乳头。

为了能够做到以上几点，合理使用 CD（Compact Disc）光盘法会非常有效。

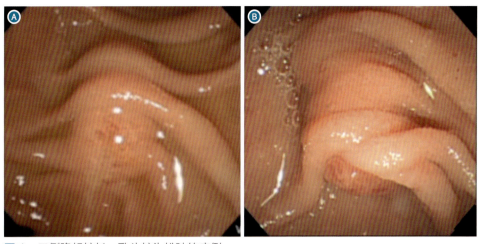

图 1　口侧隆起较长、乳头较为松弛的病例

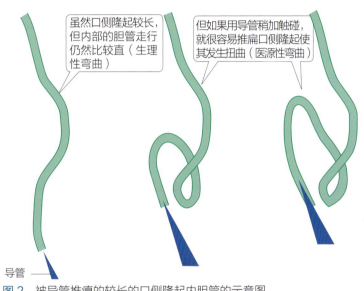

虽然口侧隆起较长，但内部的胆管走行仍然比较直（生理性弯曲）

但如果用导管稍加触碰，就很容易推扁口侧隆起使其发生扭曲（医源性弯曲）

导管

图 2　被导管推瘪的较长的口侧隆起内胆管的示意图

2 CD 光盘法

例如，在图 1A 的病例中，如果用线条去勾勒口侧隆起内胆管的话，就会得到如图 3 这 3 种情况。既可以偏左，也可以偏右，还有可能是扭曲的。但是如果我们把 CD 光盘放到口侧隆起中去想象的话，较长的口侧隆起就会变成非常立体的 3D 画面。

举个例子，图 4A 是常规的乳头，在这里我们可以想象一下，如果把一张 CD 光盘像第 2 章第 3 节中曾登场的"乳头君"那样放到图中的话，应该朝向哪里呢？是不是可以像图 4B 所示那样，把 CD 光盘想象到画面当中（视频 1）。

那么，再来看图 1A 病例的情况，是不是可以根据皱襞的性状，在口侧隆起中想象一下应该放几张光盘，并将它们分别朝向哪个方向呢？

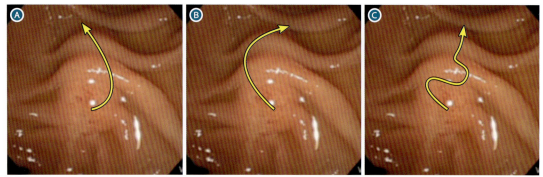

图 3　难以用线条去想象口侧隆起内胆管的走行

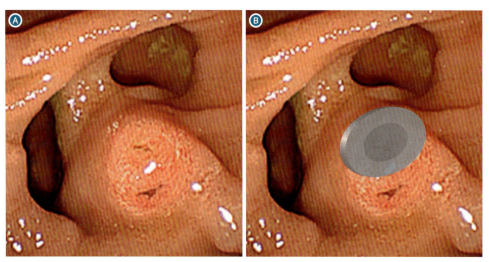

图 4　常规乳头中设置 CD 光盘朝向的示意图 视频1

　　首先,按照上述的要领想象第一张 CD 光盘,如图 5A、B 所示,可以看到这个乳头稍微朝向左下方。接着,根据第一个皱襞的形状,想象第二张 CD 光盘的朝向,就能得到与图 5C 相似的朝向。接下来再根据后一个皱襞进行想象,会得到图 5D 一样朝向不同的 CD 光盘。通过这样的方式,我们用 3 张 CD 光盘的朝向模拟了这个乳头中胆管的走行路径。

　　图 1B 的病例也可以参照同样的思路,按图 6A ~ D 所示的那样,想象出 3 张不同朝向的 CD 光盘。然后想象胆管是从 CD 光盘中间的孔中穿过去（图 6E）。这样一来,原本不可见的胆管轴就可以通过我们的想象逐渐在脑海中显现出来。这里的重点是,不要一开始就试图用线条去模拟胆管的走行,而是利用 CD 光盘进行模拟,进而想象胆管从光盘中央的孔中穿过。

　　对于口侧隆起较长的乳头,插管的最佳轨迹实际上就是导管逐一通过 CD 光盘孔的运动轨迹。让我们具体看看如何在脑海中构建这一轨迹。若从正面观察图 6 病例中的 3 张 CD 光盘,就可以得到如图 7 所示的示意图。在这张图中,我们可以看到 3 张 CD 光

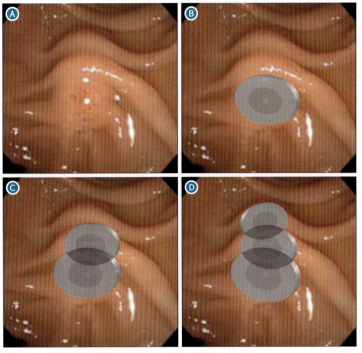

图 5　口侧隆起较长乳头的 CD 光盘示意图

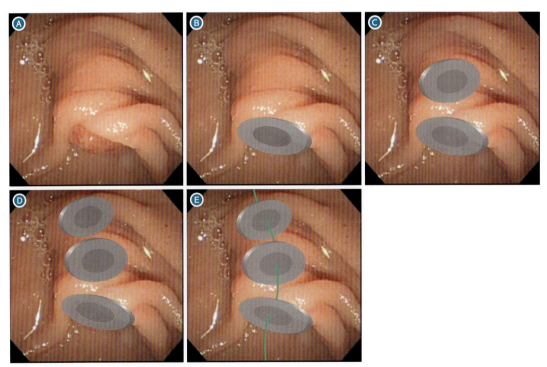

图 6　胆管通过 CD 光盘孔的示意图

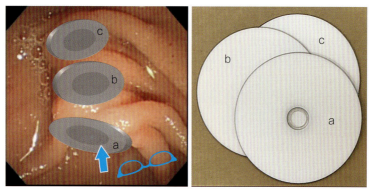

图7 从正面观察皱襞（CD光盘）的示意图

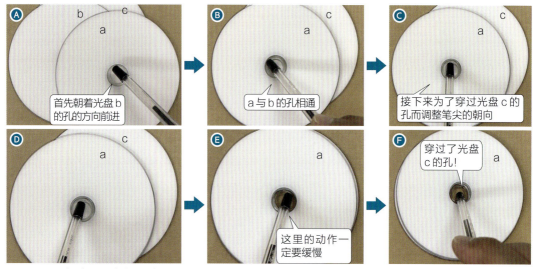

A 首先朝着光盘b的孔的方向前进

B a与b的孔相通

C 接下来为了穿过光盘c的孔而调整笔尖的朝向

D

E 这里的动作一定要缓慢

F 穿过了光盘c的孔！

图8 逐一穿过CD光盘孔时的示意图

盘是轻微错开排列的。为了方便理解，我们可以想象用笔或者手指从这3张CD光盘中间的孔穿过去的过程（图8）。初学者或不注重胆管轴的术者之所以难以成功进行插管，是因为一开始导管进入的方向就不正确（图9）。

另外，经验丰富的术者无法克服口侧隆起较长的原因也许是无法找到图8B～D那种轴变换的操作感觉。请务必参考实际操作时的视频（视频2，视频3），在脑海中形成清晰的图像和感觉。

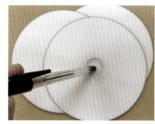
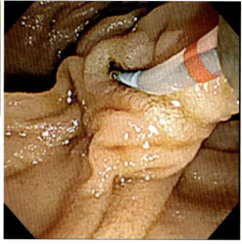

图 9 　一开始导管朝向就有问题的示意图

3 ｜ 小结

　　很多术者的关注点往往只集中在乳头开口部，而忽视了口侧隆起等细节。其实不只针对口侧隆起较长的乳头，任何时候都要仔细观察口侧隆起并想象胆管轴的走行，再进行胆管插管，这是非常重要的。

　　CD 光盘法仅是众多技术中的一种。在实际操作前，请先在脑海中构建一个清晰的印象，向着胆管轴的方向轻柔地移动导管，绝对不要用力推，甚至需要带一点外拉的感觉去匹配胆管轴。一旦导管轴与胆管轴匹配，导管就可顺畅地滑入胆管内。

　　如果发现导管难以推进，却依旧选择强行推进的话，是绝对无法插管成功的，这一点请务必理解。

困难胆管插管

11 胰管导丝法（PGW 法）

关键在于固定乳头!

竹中 完

如坐云雾

- 虽然乳头固定住了，但有时却感觉胰管导丝会影响操作……

- 进行胰管造影的时候，所有病例都要用胰管导丝法吗?

拨云见日

- 在胰管导丝上方完成交叉!

- 要事先考虑到留置胰管导丝的风险!

前言

胰管导丝（pancreatic guidewire；PGW）**法**是将导丝留置于胰管内固定乳头后，取直胆管末端再进行胆管插管的手法（图1）。1998年，Dumonceau等首次在一例胃切除消化道重建术（Billroth Ⅰ式）后的病例中应用 PGW 法成功插管并将其报道，随后学界将这项技术与常规造影法进行了 RCT 研究，现在 PGW 法不仅应用于消化道重建术后的 ERCP，也作为处理插管困难病例的一种有效手段而广泛应用于临床实践中。

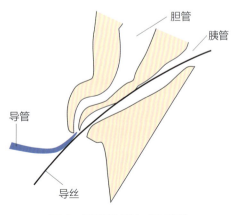

图1 胰管导丝法（PGW）

尽管 PGW 方法是一种有效的技术，但其可能会给胰管带来巨大负担，容易诱发术后胰腺炎。因此要在细致掌握理论知识的基础上精心打磨技术后才可操作，绝不可断然而行。

1　PGW 法的适应证

困难插管病例中 PGW 法可能奏效的病例：
- 乳头活动度较大的病例。
- Narrow Distal Segment（NDS）较长且乳头内胆管走行扭曲的病例。
- 共同通道较长且胆管走行角度成锐角的病例。
- 胆管开口较小，导管容易进入胰管，难以辨认胆管开口部的病例。
- 术后病例；乳头旁憩室；憩室内乳头；由于并发肿瘤或炎症等使乳头发生不同程度的偏移而难以获得正面视野或难以接近的病例等。

另外，对于主胰管走行明显弯曲或者因主胰管狭窄导致导丝难以进入胰尾侧的病例，只能将导丝的软性部分留置在胰管内，或者只能将导丝前端留置于胰头的分支胰管内，这类情况就很难稳定地进行 PGW 法。

2　基本手法及技巧

1）主胰管的导丝留置

PGW 法要求在主胰管内充分留置导丝的硬性部分。导管可选的种类有很多，笔者所在医院一般会首选 MTW 导管（MTW Endoskopie 公司）。

由于导丝有插入分支胰管的风险，故最好能使用 0.025in 的导丝，但多数情况下术者不会从一开始就决定使用 PGW 法进行插管，因此以胆管插管为目的选择导管内的导丝时，各个机构都会选择普通的导丝进行 PGW 法。笔者所在医院大多使用的是弯头型 0.025in 的 VisiGlide2（奥林巴斯公司）或 EndoSelector（Boston Scientific 公司）。

> 狭窄较明显时……
>
> 在主胰管狭窄较明显的病例中，需要考虑将导丝换成 Radifocus（TERUMO 公司）。而由于 Radifocus 使用的是钨材质的亲水性涂层，稳定性欠佳，因此当其成功到达尾侧胰管后，推荐将其进行更换。

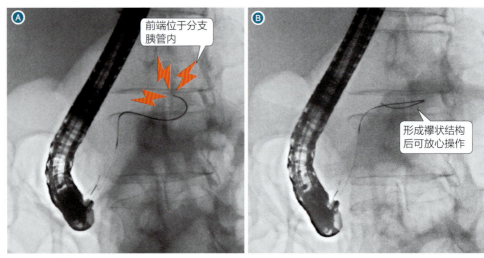

图 2　主胰管的导丝留置

PGW 法中的襻状结构。在胰管造影引导下，尽可能将导丝留置到尾侧，同时要使导丝前端形成襻状结构

导丝留置法的注意点！

进行 PGW 法时，需要尽量将导丝留置到主胰管的尾部，因此导丝操作就显得十分重要。如果没有造影辅助的话，发生分支胰管穿孔的风险就很高，因此必须在最低限度的胰管造影辅助下进行操作。请务必避免在胰管内进行像胆管内 WGC 那样的操作。无论使用哪种导丝，为了避免出现误入分支胰管的情况，应尽量使导丝前端形成襻状结构后再进入。在图 2A 中，PGW 法中导丝前端已经进入了分支胰管，若在这种情况下继续操作，术后胰腺炎的风险会大大升高。因此建议按图 2B 所示调整导丝，尽可能使导丝前端成襻后再继续操作，这将有助于安全地进行后续的胆管插管。

2）插入用于胆管插管的导管

在主胰管内完成导丝留置后，撤出导管，再在胰管导丝旁边经由同一钳道口插入另一根带有导丝的导管，需要注意的是，胰管内的导丝可能会随着导管进入发生同步运动，从而进一步向尾侧移动导致胰管损伤，或因捻转操作而出现导丝脱出等情况。因此，要在 X 线透视确认胰管导丝位置的基础上小心谨慎地操作。

接下来，要想象胆管轴的走行，将导管靠近胆管开口部，此时我们经常将留置着导丝的胰管开口作为标识，由于在内镜画面中，胆管开口部大多处于胰管开口左上方 11 点钟方向处，所以我们可以在这个位置插入导管，顺着胆管轴的走行进行胆管插管。

3）如果无法顺利进行轴匹配的话？

在这一步骤中，常见的挑战是导管操作受到胰管导丝的限制，尤其是将导管前端紧贴胆管开口或调整导管朝向 11 点钟方向的操作变得非常困难。操作时，理想情况下伸

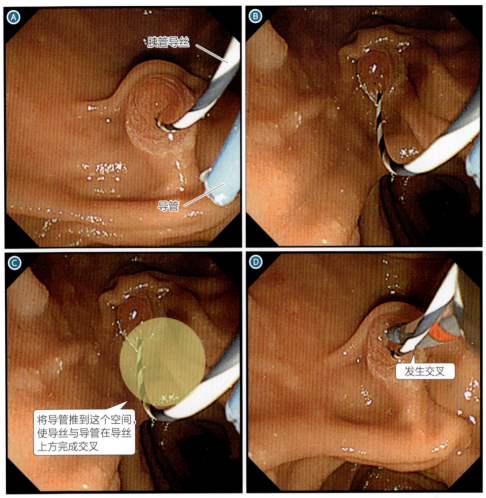

图3A 胰管导丝

导管

将导管推到这个空间，使导丝与导管在导丝上方完成交叉

发生交叉

图3 导丝弯曲法 视频1

出的导管应位于导丝上方，但实际操作中却发现导管经常从胰管导丝下方伸出。面对这一情况，可以尝试以下几种方法来改善操作。

■ a）**导丝弯曲法**（图 3，视频 1）

图 3A 的情况是由于胰管导丝的干扰，无法将导管前端置于导丝的左上方。从这里开始，要像图 3B 那样在乳头中设立一个支点，再前推导丝使其弯曲。这样就可以获得如图 3C 所示的黄色空间。接着将导管慢慢推向这个黄色空间，让导丝与导管在导丝的上方交叉。最终就可以如图 3D 所示那样，将导管前端调整到导丝的左上方。这就是经典的导丝弯曲法。

此处需要理解的是，**前推胰管导丝能够使其朝下弯曲说明某处一定存在着支点。**

图 4 展现的是 PGW 法的图解。其中图 4A、B 是顺利进行导丝弯曲法的示意图。图 5A 是图 4B 的乳头周边的放大图。图 5B 则是实际的内镜画面图，通过这个图可以更清晰地联想到如何将图 5A 的箭头部分作为支点进行导丝弯曲。如果在推进导丝的过程中发现导丝完全无法弯曲，这表明操作中可能存在某些问题，这时要积极思考一些可能出

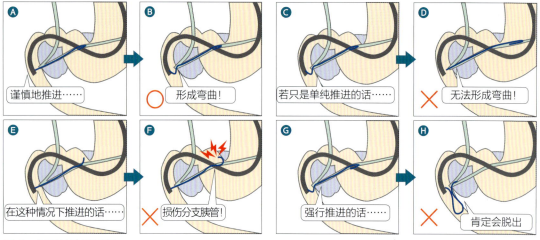

图 4　PGW 法的图解

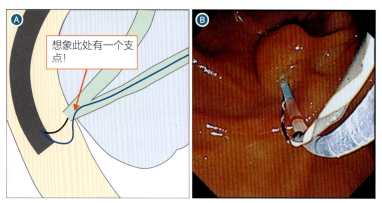

图 5　弯曲状态下的胰管导丝支点的示意图

现的问题。

　　从图 4C 的状态开始推进导丝，若无法找到一个合适的支点，就会像图 4D 所示那样，仅仅使导丝沿着胰管向尾侧移动而无法形成弯曲。这就是"一定要在某个地方找到支点后再推进"的意思。大多数情况下，导丝都会沿着主胰管向尾侧移动，但是有些极端情况下也会出现由于用力过猛而进入分支胰管的情况。

　　如图 4E 所示，导丝前端进入分支胰管内的话该如何应对呢？这种情况下如果继续用力推进的话，分支胰管就会变成支点，情况就会变得极其糟糕，这种做法不仅无法使乳头外的导丝形成有效弯曲，还可能将导丝进一步推入纤细的分支胰管从而诱发胰腺炎。各位在进行 PGW 操作时请务必警惕这种糟糕的结局，避免使其成为现实。如前所述，一定要让导丝前端形成襻状结构，如果遇到实在难以使其成襻的病例，就要在 X 线透视下仔细确认导丝的运动后再进行胆管插管。

　　当好不容易使胰管内的导丝达到图 4G 的状态，却发现还是无法插管时，部分术者难免会有些急躁。但如果这时因为急躁就开始胡乱推进导丝的话，导丝就会像图 4H 所示的那样，从胰管中脱出。一旦导丝脱落，就又要从头开始进行操作。因此在实际操作时也需要警惕这种情况，尽量避免出现这样的问题。

■ b）其他方法

有时稍稍推入内镜，使得仰视角度增加的话，导管轴与导丝轴就会错开，导管就能很容易地贴近胆管开口部。但是如果勉强推镜的话，可能又很容易导致导丝前端意外进入分支胰管，或从胰管脱出，因此一定要谨慎操作。如果只能从俯视角度伸出器械的话，改用括约肌切开刀（图 6，视频 2）或前端弯曲型导管（如 Swing Tip®）等器械或许能起到一定效果。

4）进行胆管插管

如果导管前端已经进入了胆管开口部，接下来就可以利用造影法或者 WGC 法进行胆管插管操作了。利用造影法进行胆管插管的操作称为单导丝法（single-guidewire trchnique；SGT），WGC 下的胆管插管称为双导丝法（double-guidewire technique；DGT）。

在对胆管进行试插时，一定要将"仅凭一根胰管导丝，在取直胆管、固定乳头方面的能力非常有限"这一理念刻入脑海。如果觉得"反正胰管里已经有导丝了，乳头也已经固定好了，接下来的胆管插管一定很顺利"，那你就很有可能在后续的胆管插管中翻车。因为仅靠 0.025in 的导丝根本无法把胆管完全取直。在胰管中留置导丝的确可以在一定程度上限制乳头本身的活动度，但这并不意味着极为弯曲的乳头内胆管也会随之变直。在实际操作中一定要注意到这一点，才能让你避免一些危险操作，从而提高胆管插管的成功率。

考虑到胆管走行弯曲这一点，需要适时地在胆管造影引导下谨慎操作。

归根结底，PGW 法也属于胆管插管的一种方法，其基本操作也和常规胆管插管的操作相同，**也需要反复确认乳头及口侧隆起的形态、镜身位置，在此基础上制定最恰当的胆管插管策略。**

3　术后胰腺炎

PGW 法原本是一种无须胰管造影辅助、具有术后胰腺炎风险的胆管插管技术，虽然它的疗效得到了许多报道的支持，但也有报道指出，在导丝插入胰管时，错误的插入方式也可能会诱发术后胰腺炎。也就是说，在胰管里留置导丝的 PGW 法本身就是导致术后胰腺炎的危险因素。PGW 法术后胰腺炎的发生率为 0~17%，发生率不低，这其中的原因可能包括胰管造影及导丝操作时引发的胰管或胰腺实质的损伤等。

检查时间越久，术后胰腺炎的风险也就越高。使用 PGW 法的病例通常都是困难插管病例，检查时间也会相对比较长。鉴于这种情况，笔者所在医院会在使用 PGW 法进行胆管插管后，尽可能在胰管内留置支架以预防术后胰腺炎的发生。

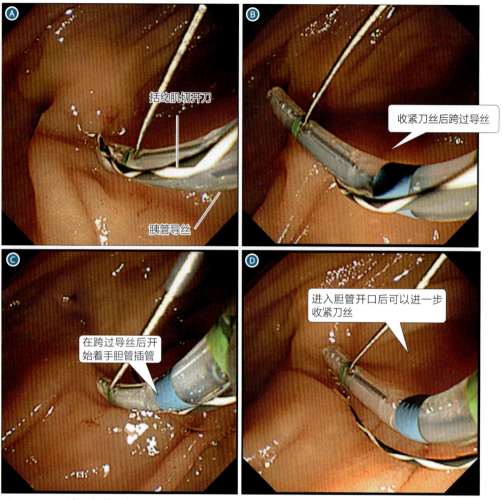

图6 PGW法下括约肌切开刀的接近方法 视频2

Ⓐ 这是一例无法将造影导管调整到导丝上方的病例，因而改用括约肌切开刀进行插管
Ⓑ 收紧刀丝后，刀身就会运动到导丝上方
Ⓒ 缓慢松弛刀丝进行微调整
Ⓓ 将刀头置于合适的位置，这个位置能够允许刀丝通过不断收紧、松弛对插管的轴进行微调整，但是如果胡乱调整乳头切开刀的话，很容易导致意想不到的后果，因此操作时要以毫米单位小心谨慎地进行

4 困难病例及应对策略

　　PGW法只不过是针对困难插管的一种方法。想要真正克服困难插管病例，还需要理解并学习其他方法，也取决于自身能够掌握哪些方法，在面对胆管插管困难病例时是否能够选择最适当的方法并从容应对。

　　如果遇到难以用PGW法解决的病例，也可以考虑进行预切开，或选择经皮经肝胆管引流术、超声内镜引导下胆管引流术等其他方法。

■参考文献

[1] Dumonceau JM, et al：A new method of achieving deep cannulation of the common bile duct during endoscopic retrograde cholangiopancreatography. Endoscopy, 30：S80, 1998.

[2] Tanaka R, et al：Is the double-guidewire technique superior to the pancreatic duct guidewire technique in cases of pancreatic duct opacification? J Gastroenterol Hepatol, 28：1787-1793, 2013.

　→Itoi らのグループによる SGT と DGT の治療成績に関する retrospective の検討．SGT が 81.6%，DGT が 82.9%の成績であったと報告している．

[3] Nakai Y, et al：Risk factors for post-ERCP pancreatitis in wire-guided cannulation for therapeutic biliary ERCP. Gastrointest Endosc, 81：119-126, 2015.

[4] Takenaka M, et al：What is the most adapted indication of prophylactic pancreatic duct stent within the high-risk group of post-endoscopic retrograde cholangiopancreatography pancreatitis? Using the propensity score analysis. J Hepatobiliary Pancreat Sci, 21：275-280, 2014.

　→Propensity score matching を用いた術後膵炎高リスク群での解析では，膵管ステントの術後膵炎予防効果が最も高い因子は，検査時間が長い症例であると報告されている．

困难胆管插管

12 Uneven 法

攻克困难插管的新潮流

竹中　完

如坐云雾

● UDLC 无法朝上……

● Uneven 法与 PGW 法有何区别？

拨云见日

● 对导管连同前端在内的 15cm 的部分进行塑形可使其朝向微微向上！

● Uneven 法不需要像 PGW 法那样避开胰管导丝进行胆管插管，且更容易获得仰视角度！

前言

　　Uneven 法是使用 PIOLAX MEDICAL DEVICES 公司生产的非对称双腔导管（Uneven Double Lumen Cannula；UDLC）进行操作的方法，笔者等曾经在报道中介绍了这种方法，即"利用 UDLC 固定住乳头，从 UDLC 对准胆管开口部的近端管腔（proximal lumen）伸出导丝进行胆管插管的手法"（图 1）。本节将结合实际病例，对 Uneven 法的适应证及操作方法进行介绍。

1 Uneven 法的适应证

　　笔者所在医院在面对困难插管病例时，若成功留置了胰管导丝，则接下来会考虑使用 Uneven 法或 PGW 法进行后续操作（参照第 2 章第 11 节图 1）。

　　PGW 法主要通过胰管内留置的导丝固定主乳头并取直乳头内胆管，Uneven 法则是使用 UDLC 导管而不是导丝进行乳头的固定，因此相比导丝，在固定乳头及取直胆管方面具有更明显的优势。另外，在 UDLC 导管被推进乳头的瞬间就已经完成了胆管插管的准备工作，能够迅速开始胆管插管，因此可以有效避免 PGW 法中经常出现的频繁接触乳头、将导管前端朝向调整到胆管开口部等浪费时间的操作，这也是 Uneven 法的优势所在。

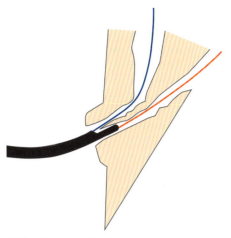

图 1 Uneven 法

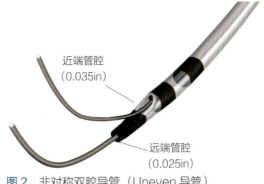

图 2 非对称双腔导管（Uneven 导管）

（照片提供：PIOLAX MEDICAL DEVICES 公司）

2 器械的特征

UDLC 是具有两个腔的双腔导管（图 2），其前端逐渐变细，两个开口部并不对称（uneven），这也是其名称的由来。其特征是两个管腔的内径大小不同，远端管腔（distal lumen）的管径为 0.66mm（0.025in），近端管腔（proximal lumen）的管径为 0.89mm（0.035in），在 Uneven 法中一般选用的是近端管腔与远端管腔间距为 5mm 的导管。

UDLC 原本是针对已经留置于胆管（胰管）的导丝而开发的，具体是将 UDLC 远端管腔穿过已经留置在胆管（胰管）内的导丝，使其快速地插管至胆管（胰管），然后通过近端管腔进行造影、抽吸细胞学诊断、胆管及胆囊管超选，或往胆管腔内或囊肿腔内留置（交换）两根导丝等操作。但我们目前主要将其作为胆管插管特别是困难插管病例的插管器械进行使用。

3 Uneven 法的操作步骤

Uneven 法可分为以下 3 个步骤：① 将 UDLC 向上卷曲进行塑形。②将胰管导丝通过 UDLC 的远端管腔，再将 UDLC 插入内镜钳道。③确认 UDLC 朝上弯曲后，将导丝穿过导管的近端管腔，按如同 WGC 的方式进行胆管插管操作。接下来会对各个步骤进行解说。

①将 UDLC 向上卷曲进行塑形。

➡UDLC 在开发之初并不是用来进行胆管插管的器械，在打开包装后如果就按原封不动的状态将胰管导丝穿过其远端管腔，再使其沿内镜钳道进入十二指肠肠腔后，就发现其近端管腔无法处于向上的朝向，因此需事先将其向上卷曲塑形。

➡在此过程中，需要理解的是"UDLC 朝上还是朝下是根据 UDLC 本身的弯曲特点和内镜因素而决

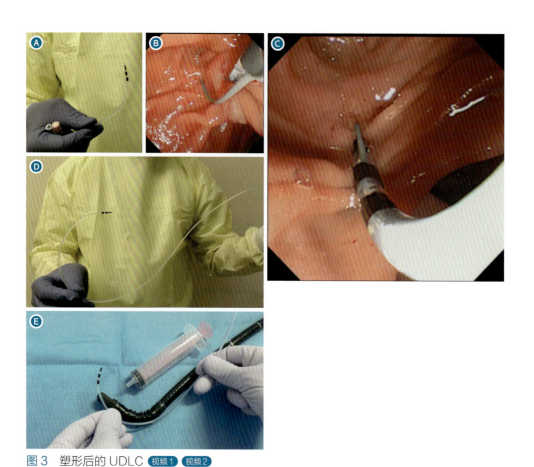

图 3　塑形后的 UDLC 视频 1 视频 2

定的"。如果将 UDLC 近端管腔所在的一侧向内卷曲塑形，那么此时 UDLC 形成的弯曲就会与内镜下压大旋钮或抬钳器形成的角度以及镜身位置匹配良好，此时 UDLC 就是朝上的。如果只对 UDLC 的最前端进行卷曲塑形，则大多无法实现 UDLC 朝上的效果。只有将 UDLC 末端 15cm 的长度全部进行塑形，同时使内镜处于稍稍推进并下压大旋钮的状态时，才能大概率确保其在内镜视野下朝上弯曲（图 3，视频 1） 拨云见日 。

在一些无法使镜身处于推镜状态或者处于拉镜状态的病例中，即使对 UDLC 进行塑形也无法使其朝上弯曲。另外，由于在一些术后病例（如 Billroth Ⅰ吻合术、Billroth Ⅱ吻合术、Roux-en-Y 吻合术等）中难以保持良好的内镜镜轴，因此很难使 UDLC 按照自己预计的那样向上弯曲。如果无法向上弯曲，就要先退出内镜，然后对 UDLC 进行反向塑形，再重新插入，这可以使其顺利向上弯曲。

②将胰管导丝通过 UDLC 的远端管腔，再将 UDLC 插入内镜钳道。

➡对 UDLC 进行塑形后，就可以将胰管导丝穿过其远端管腔，然后沿着内镜钳道往十二指肠肠腔推进了。此处的要点是**一边在 X 线透视画面中确认镜子处于推镜状态（即"く"字形镜身位置），一边逐渐推进导管。此时就算内镜视野有所丢失，也要注意维持住镜身位置。**

③确认 UDLC 朝上弯曲后，将导丝穿过导管的近端管腔，按如同 WGC 的方式进行胆管插管操作（图 3，视频 2）。

➡当朝上弯曲的 UDLC 顺利插入十二指肠肠腔后，将其近端管腔插入乳头进行乳头部的固定。然后将导丝从近端管腔伸出，依照 WGC 法（参照第 2 章第 11 节）那样探查胆管。虽然近端管腔允许通过 0.035in 的导丝，但实际上会使用更容易捻转的 0.025in 的导丝。由于 UDLC 导管固定效果较好，所以配合使用弯头型导丝效果更佳。

➡ 一旦轴匹配，导丝就可顺利进入胆管内，但此时如果借助常规 ERCP 中上抬造影导管的技术，如松开抬钳器进一步向外推出 UDLC，或者通过内镜操作取直胆管轴，就可以使得 UDLC 的近端管腔获得更大的仰视角度，从而更容易地朝向胆管开口部。

4 实际的临床病例

1）病例 1（图 4）

70 岁男性，胰头癌引起的梗阻性黄疸，为了缓解胆管炎的症状，之前的医院尝试进行胆管引流术，但由于插管失败，从而介绍到笔者所在医院。转院后立刻进行急诊 ERCP 并留置了胰管导丝，但因胆管插管困难而选择使用 Uneven 法。

对 UDLC 进行塑形，将已经留置的胰管导丝穿过 UDLC 的远端管腔，使导管沿着导丝前进，并使其前端朝上进入十二指肠肠腔（图 4A），顺势将 UDLC 插入乳头并固定乳头，将 0.025in 的导丝由近端管腔伸出，进行胆管探查。

如果过度推进 UDLC 会导致其近端管腔也进入主胰管内，这样一来从近端管腔出来的导丝也只能进入胰管（图 4B）。相反，如果过度外拉 UDLC 会使近端管腔的开口离开乳头，导致导丝进入十二指肠肠腔内（图 4C）。**此时需要认识到胆管开口部其实处于这两种状态之间的位置**，由此可知对 UDLC 的高度的调整其实就是将近端管腔开口部的高度与胆管开口部的高度相匹配的关键技巧。接下来就可以顺利将导丝引导到胆管内（图 4D），更换成造影导管后明确梗阻的部位，然后实施引流术。

2）病例 2（图 5，视频 3）

50 岁女性，胰头癌合并梗阻性黄疸，为了缓解胆管炎进行 ERCP 下胆管引流术，但由于憩室内乳头活动度极大而难以进行胆管插管。虽然进行了胰管造影，但却发现为胰腺分裂，因此无法充分留置导丝，只能将软性部分留置于其内。考虑到乳头固定不充分，使用 PGW 法很容易导致导丝脱出，因此选用 Uneven 法（图 5A）。

对 UDLC 进行塑形，将已经留置的胰管导丝穿过 UDLC 的远端管腔，使导管沿着导丝前进，可以看到即使导丝只有软性部分留置于胰管内，也足以使 UDLC 插入乳头，将 0.025 英寸的导丝由近端管腔穿出进行胆管探查，并顺利将其引导至深部胆管（图 5B）。更换为造影导管后明确梗阻部位，随后实施引流术。

5 Uneven 法的注意点

Uneven 法是通过固定乳头从而进行胆管插管的技术，相比单纯靠导丝固定，导管本身的固定能力更强，因而从近端管腔中穿出的导丝几乎无法脱出。这种情况下导丝可能被顺利引导至胆管中，但也有可能因导丝前端前进的力过强导致其穿破黏膜进入黏膜下层。Uneven 法也和 WGC 法一样，在探查胆管时，需要进行轻柔的导丝操作。另外，在

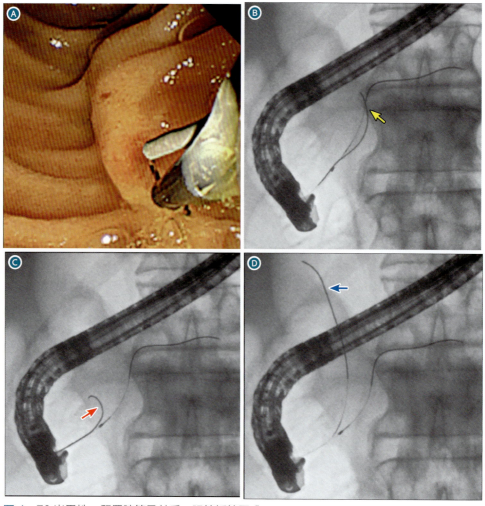

图 4　70 岁男性，留置胰管导丝后，胆管插管困难

Ⓐ 在内镜视野中确认 UDLC 前端朝上弯曲
Ⓑ 若过度推进 UDLC，则由近端管腔伸出的导丝只能进入胰管内（▷）
Ⓒ 若过度回拉 UDLC，则导丝伸出后会进入十二指肠肠腔（➡）
Ⓓ 调整好 UDLC 的位置后，就能将导丝引导至胆管内（➡）

临床实际操作中，虽然还是会出现 UDLC 无法顺利朝上弯曲的情况，但是通过上文提到的方法大多都可以应对。在遇到阻力时，必须避免强行推进导丝。

6 针对术后重建肠道 ERCP 的有用性（反向 Uneven 法）

在针对术后重建肠道的 ERCP（balloon-enteroscopy-assisted ERCP；BE-ERCP）中，也常遇到胆管困难插管的情况，其实 Uneven 法对于 BE-ERCP 也是有效的。只要在胰管内留置了导丝，就可以像常规 ERCP 一样使用 Uneven 法进行插入。就像上文中提及的那样，由于近端管腔的朝向有可能与我们的预想不符，所以必须要将其从十二指肠镜中推出才能知晓朝向哪边，因此如果近端管腔朝着胆管方向就可以直接使用近端管腔进行

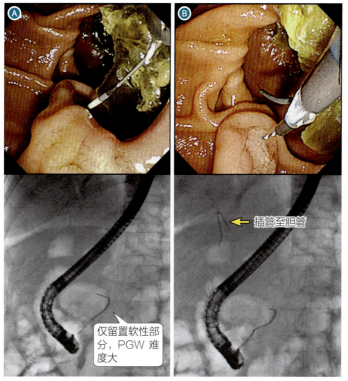

图 5　50 岁女性，活动度极大的憩室内乳头，胰腺分裂 视频3

Ⓐ 好不容易将导丝插入胰管却发现胰腺分裂，只能留置导丝的软性部分（在这种不稳定的状态下很难使用 PGW 法）

Ⓑ 应用 Uneven 法只需将 UDLC 沿已经留置的胰管导丝插入即可顺利完成后续胆管插管

胆管插管（图 6A）。但如果近端管腔没有朝着胆管方向就需要将 UDLC 插入胰管内，再将通过远端管腔留置在胰管内的导丝替换成近端管腔的导丝，接着再次将 UDLC 外拉至乳头，通过朝着胆管方向的远端管腔进行胆管插管（图 6B）。这个操作方法就叫作反向Uneven 法。

笔者团队认为 Uneven 法可以作为 BE-ERCP 中困难插管病例的一种补救性方案，今后将通过多中心的病例进行分析验证。

7　小结

本节针对使用 UDLC 的新型胆管插管法（Uneven 法）进行了解说。该方法具有操作简单、安全等特征，可以有效应对困难插管病例。虽然目前其疗效证据还不够充分，需要进一步验证，但还是殷切希望该方法能给更多困难插管的病例带来福音。

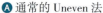

Ⓐ 通常的 Uneven 法

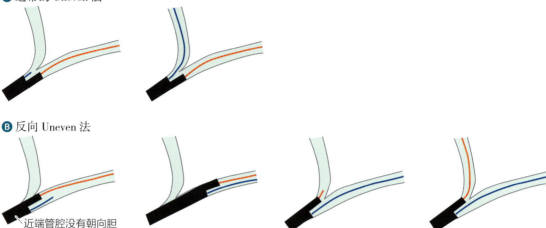

Ⓑ 反向 Uneven 法

近端管腔没有朝向胆
管方向

图6 反向 Uneven 法

■参考文献

[1] Takenaka M, et al：A novel biliary cannulation method for difficult cannulation cases using a unique, uneven, double-lumen cannula（Uneven method）. Endoscopy, 50：E229–E230, 2018.

[2] Takenaka M, et al：Novel method of biliary cannulation for patients with Roux-en-Y anastomosis using a unique, uneven, double-lumen cannula（Uneven method）. Dig Endosc, 30：808–809, 2018.

　→BE-ERCP86 例のうち膵管にガイドワイヤーが留置され，Uneven 法を試みた 18 例（Uneven 群）と PGW 法を試みた 22 例（PGW 群）を対象に比較検討を行ったところ，胆管挿管成功率は Uneven 法が高い傾向が認められ〔Uneven/PGW 83.3%（15/18）/59%（13/22）p = 0.165〕，挿管時間〔分，中央値（range）〕は Uneven 法が有意に早い結果だった〔Uneven/PGW 6（1-32）/18（6-28）p = 0.004〕．合併症は PGW 群の 3 例〔13.6%（3/22）〕にのみ術後膵炎を認めたという報告．

[3] Takenaka M, et al：A novel method of papilla fixation for difficult biliary cannulation without using a pancreatic duct guidewire：non-guidewire fixation method. Endoscopy：doi：10.1055/a-1376-6315, 2021.

　→膵管ガイドワイヤーを用いずに UDLC のみで行う進化型の新型 Uneven 法．

[4] Takenaka M, et al：Novel method of biliary cannulation for patients with Roux-en-Y anastomosis using a unique, uneven, double-lumen cannula（Uneven method）. Dig Endosc, 30：808–809, 2018.

　→術後腸管胆管への有用性を初めて報告した論文．

困难胆管插管

13 括约肌预切开的基础及技巧

找到白色的胆管括约肌!

藤澤　聪郎

如坐云雾

- 不清楚括约肌预切开的操作方法……

- 不知道选择括约肌预切开的时机……

拨云见日

- 初学者应先从经胰管开口切开开始训练。习惯后再使用针刀!

- 充分想象胆管走行后再切开!

- 将白色条索状的括约肌作为标记!

- 如果括约肌预切开也无法成功插管就要有放弃的勇气。等待水肿消退后再行插管可能会比较容易!

前言

　　括约肌预切开是指在进行 ERCP 时面对正面视野的乳头，无论如何也无法进行胆管造影或胆管插管，只好使用 EST 切开刀（图 1A）或者针刀（图 1B）切开乳头，暴露胆管以便于胆管插管的技术。这个技术仅作为侧视镜下胆管插管法的最终手段，往往能在困难插管病例中起到非常有效的作用，因此希望大家尽量能够将其掌握。

　　但是，括约肌预切开技术还存在一些尚未解决的问题。比如在"哪个时机选用括约肌预切开比较好?""如果括约肌预切开没有成功的话又应该在什么时候放弃比较好?"等。本节将对不同器械下的括约肌预切开方法、切开技巧及实施时机等内容进行解说。

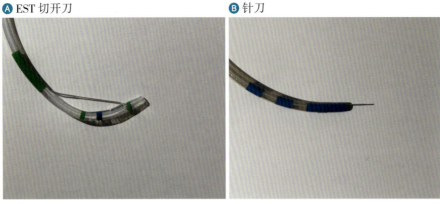

Ⓐ EST 切开刀　　　　　　　　　Ⓑ 针刀

图 1　用于括约肌预切开的电刀

Ⓐ 用于经胰管开口的括约肌预切开（CleverCut3，奥林巴斯公司）
Ⓑ 用于徒手括约肌预切开（KD-V441M，奥林巴斯公司）

1　何时开始？ ～进行括约肌预切开的时机～

　　进行括约肌预切开的时机其实并没有一个统一的说法。这需要根据操作者的人数、经验、能力以及内镜诊间的情况来决定。话虽如此，每个机构、每个操作医生还是要事先定好采取括约肌预切开的时机。因为如果事先没有做好计划，当胆管插管无法顺利进行而出现焦躁情绪时，就容易反复尝试手头正在进行的操作，从而错过进行括约肌预切开的最佳时机。这其实和炒股投资非常相似。例如，你因为股票价格下跌 10% 而决定亏损卖出，但是你若不付诸行动，一旦股价继续下跌，你就已经错过了卖出股票的好时机，等到发现时已经为时已晚。

　　笔者所在的机构，当尝试各种插管法（特别是胰管导丝法）后仍无济于事时，就会考虑采用括约肌预切开。我们会将前期进修医生的操作时间也考虑在内，从插管开始，20 分钟后如果仍无法成功，就会考虑括约肌预切开。如果没有进修医生的话这个时间限制会更短一些。意大利进行的多中心随机临床试验发现如果能在早期（插管开始 10 分钟后）就进行括约肌预切开（early precut）的话，术后胰腺炎的发病率就会降低。一些 meta 分析结果也表明，一名娴熟的内镜医生如果进行早期预切开，就有可能减少胰腺炎的发生。由此可以看出，操作者不应该在需要进行括约肌预切开的时间节点上犹豫不决。

2　利用 EST 切开刀进行预切开～经胰管开口切开～

　　括约肌预切开的方法根据使用器械的不同，大致可以分为两种。此处将对使用 EST 切开刀进行括约肌预切开的"经胰管开口切开"进行解说。这种方法适用于导丝能够顺利进入胰管却无法进入胆管的情况。

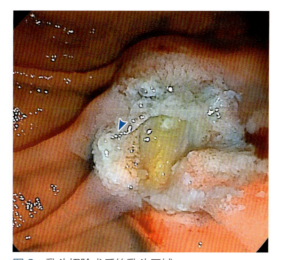

图2 乳头切除术后的乳头区域

白色的结构（►）是包绕胆管的括约肌，以此为标记进行胆管插管

在此我建议各位不熟悉括约肌预切开操作的初学者先从这个方法开始学习。因为切开的方法与 EST 相比并无太大的差别，只要会操作 EST，理论上就能够使用 EST 切开刀进行括约肌预切开。图 2 是利用乳头切除术切除十二指肠乳头部肿瘤后术野的照片。白色条索状结构就是包绕着胆管的括约肌。在进行括约肌预切开时也需要以这个括约肌为标识找寻胆管。

1) 方法

操作方法非常简单。

①沿着留置在胰管中的导丝插入 EST 切开刀。

②就像进行 EST 操作那样从胰管开口开始切开乳头。

➡电刀参数的设置与常规 EST 的设置一样，使用 EndoCUT 模式。

➡切开的方向也和 EST 一样，朝 11—12 点钟方向切开（图 3A）。

➡切开时要一边想象胆管的走行一边将胆管剖开，这一点非常重要 拨云见日 。

但是要注意括约肌预切开的范围大小与深度和 EST 是不一样的。预切开的目的是暴露胆管开口，因此只需开一个小口即可（图 3B）。在深度方面，由于没有必要将括约肌完全切开，所以可以比平时稍浅一些。最好能将括约肌稍微保留一部分，以方便辨认并进行插管。

③切开后撤回切开刀，将切开刀沿导丝退出，再尝试胆管插管。

➡寻找胆管开口时以白色条索状的括约肌为标记（图 3C） 拨云见日 。

➡使用造影法插管的话，将导管轻轻推进到最像胆管开口的位置后进行造影。

➡使用导丝法的话就要将导丝前端稍微从导管推出一些，待导管接近胆管开口后再单独使用导丝进行插管。

➡比起切开，插管的步骤更加重要。如果此时粗暴操作的话，很容易引发出血导致视野受限，或造成水肿而难以辨认胆管开口。因此请务必小心谨慎地进行操作 注意 。

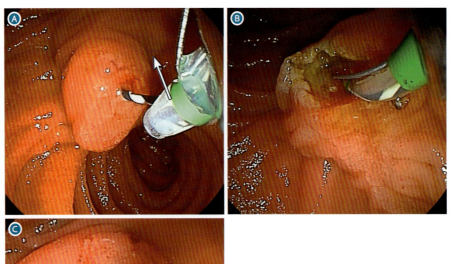

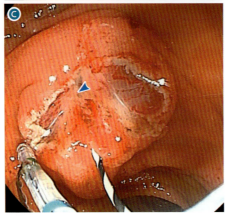

图3 利用 EST 切开刀进行括约肌预切开

Ⓐ 使用胰管导丝法仍旧困难插管的病例。从乳头的 12 点方向稍微偏向 11 点方向切开，箭头（⇨）表示切开方向

Ⓑ 与常规 EST 切开操作类似。做小切开即可

Ⓒ 确认白色括约肌里面的胆管黏膜（▶）

2）困难情况的应对策略

　　如果难以找到胆管开口，请先深呼吸，再尝试进行内镜下吸引及推拉镜身等操作。通过这种操作有时可见到胆汁从胆管开口流出，我们就可以利用这一瞬间及时插管。有时操作者可能想要把切口做得更大一些，但由于危险性大，因此不建议这样做。如果还是无法顺利插管的话，就先停止操作，等第二天水肿消退后可能会比较容易找到胆管开口。如果切开后遇到少量出血导致视野不清，可以用导管将冰水喷洒到出血部位，收缩周围血管以达到止血目的。用肾上腺素冲洗的效果会更好。有时还会遇到冲洗后黏膜变色反而使胆管开口更加清晰可见的情况，建议各位不妨在实际操作中进行尝试。

3 利用针刀进行括约肌预切开

　　如果已经掌握了经胰管开口切开，接下来就可以挑战使用针刀进行徒手括约肌预切开了。相比经胰管开口切开，针刀因为没有固定，所以切开的自由度很高，可以自己调整切开的深度和方向。因此广受已熟练掌握预切开技术的指导医生们的青睐。

本方法可以细分为以下 3 种：①从胆管开口开始朝口侧方向往上切开。②从口侧隆起开始朝向胆管开口方向往下切开。③留置胰管支架后进行切开。其中前两种切开方法可以不需要将导丝留置于胰管内。另外，有时会遇到比较特殊的情况，比如乳头区因胆管结石嵌顿而饱满膨隆，此时在膨隆部位直接进行切开也属于一种预切开方式。

由于本方法操作自由度很高，因此也是一种危险性较高的操作。在肠道蠕动剧烈以及镇静剂效果欠佳的情况下很容易发生穿孔等并发症，需要十分小心。

1) 方法

此处对从胆管开口开始朝口侧隆起方向往上切开的方法进行说明。

① 首先确认胆管开口。
- ➡ 到这一步之前的常规胆管插管操作应该已经大致明确了胆管开口的位置。如果有留置胰管支架的话，既可以预防胰腺炎，又可以为胆管开口进行定位。
- ➡ 由于在双开口型乳头中，胆管开口与胰管开口分开，所以操作前必须要确认是否为双开口型 注意 。如果是双开口型，大多情况下只要找准胆管开口的位置即可轻松插管。

② 大致确认好胆管开口后就要决定切开方向与长度。
- ➡ 因为要切开胆管表面的组织，所以需要一边想象胆管的走行一边从胆管开口的 12 点钟稍偏 11 点钟的方向开始切开（图 4A）。
- ➡ 切开的长度与前文经胰管开口切开一样，采用小切开即可。由于在切开过程中可能会遇到无法判断切开长度的情况，可以预先在切开终点的黏膜处用电凝做个标记。

③ 从胆管开口开始朝着口侧隆起的方向，将黏膜一层一层轻薄地切开。
- ➡ 电刀的设置与经胰管开口切开或 EST 一样，都采用 EndoCUT 模式。
- ➡ 将针刀轻触黏膜，通过抬钳器、轻微旋镜、轻微推拉镜身及内镜大旋钮的操作进行精细的黏膜切开。切开十二指肠黏膜后见到白色的括约肌，接下来就可进行后续的操作了（图 4B）拨云见日 。
- ➡ 如果一下子切得过深，就可能无法见到包绕着胆管的括约肌纤维束 注意 。

④ 将白色括约肌切开一层，暴露胆管内腔后尝试插管（图 4C、D）
- ➡ 胆管插管的要点与经胰管开口切开法类似。但是由于针刀没有导丝固定，所以切开后可以马上插管。我们可以利用这个优势进行切开→尝试插管→切开的循环，一边尝试插管一边继续切开，直到恰好成功插管。

2) 困难情况的应对策略

针刀切开与经胰管开口切开法基本相同，但针刀与一般的导管相比前端更加粗硬，因此在看到胆管暴露时也可以尝试更换为普通导管进行胆管插管。如果插管操作不能迅速成功，拖沓操作可能会使切口深度和大小超出预期。在这种情况下，必须勇敢决断，及时停止操作，切不可犹豫不决。

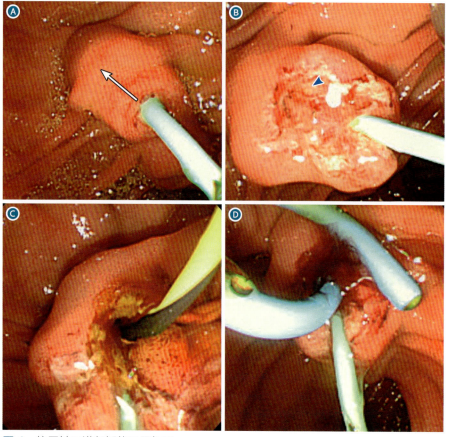

图 4　使用针刀进行括约肌预切开

Ⓐ 留置胰管支架更容易找到切开的起点，且有预防胰腺炎的好处。箭头提示的是切开方向与切开长度

Ⓑ 把黏膜一层一层切开。可以辨认短轴被切开的胆管（►）被白色括约肌包绕

Ⓒ 在图 B 已经明确辨认的胆管内留置导丝，可以见到胆汁流出

Ⓓ 在胆管内留置塑料支架，结束操作

4　何时放弃？及时止损的美学

　　如果在括约肌预切开后仍无法进入胆管的话，就要考虑及时中止 ERCP 操作了。如前所述，等过几天预切开所致的乳头水肿消退后，会更容易找到胆管。所以千万不要过度贪恋操作，要懂得及时抽身放手。

　　那么什么时候该中止操作呢？这其实和决定括约肌预切开的时机是类似的。中止括约肌预切开的时间点要事先确定。如果有进修医生与指导医生共同参与的机构可定在 20 分钟左右，没有进修医生的机构可定在 15 分钟左右。如果遇到插管难度异乎寻常的病例，也可以考虑经皮穿刺路径或者超声内镜引导下的会师术等替代方案。

5 小结

　　虽说括约肌预切开是侧视镜下胆管插管的最后一招，但是胆胰诊疗技术其实还有很多其他可选方案。诚然，括约肌预切开是一项需要熟练掌握的重要技术，但是只有在全面掌握经皮穿刺相关技术以及超声内镜引导相关技术后，才能在进行括约肌预切开时也游刃有余，使其真正成为一项有效且安全的治疗手段。希望各位能够潜心学习包括括约肌预切开在内的各种诊疗技术。

■ 参考文献

[1] Siegel JH：Precut papillotomy：a method to improve success of ERCP and papillotomy. Endoscopy, 12：130–133, 1980.
　　→プレカットのコンセプトを前言紹介した論文.

[2] Manes G, et al：An analysis of the factors associated with the development of complications in patients undergoing precut sphincterotomy：a prospective, controlled, randomized, multicenter study. Am J Gastroenterol, 104：2412–2417, 2009.
　　→イタリアで行われた early precut の効果を検討する多施設 RCT.

[3] Sundaralingam P, et al：Early Precut Sphincterotomy Does Not Increase Risk During Endoscopic Retrograde Cholangiopancreatography in Patients With Difficult Biliary Access：A Meta-analysis of Randomized Controlled Trials. Clin Gastroenterol Hepatol, 13：1722–1729.e2, 2015.
　　→early precut 研究のメタ解析.

竹中 完

其他

14 胰管插管的技巧

想象胰管轴的走行，轻柔地操作！

☁ **如坐云雾**

● 当被告知要进行胰管插管时，却不知道应该注意些什么……

● WGC 法也可以用于胰管插管吗？

拨云见日

● 和胆管插管一样，胰管插管也要想象胰管轴走行！

● 胰管内的 WGC 要在造影剂的辅助下进行！

前言

在对怀疑胰腺上皮内癌导致胰管狭窄的病例进行胰管评估，或对慢性胰腺炎引起的胰管狭窄进行引流等情况下，可能都需要从<u>一开始就尝试进行胰管插管</u>。讽刺的是，**平时在尝试胆管插管时经常误入胰管，但真正需要进行胰管插管时，却又往往不能成功，偶尔还会出现误入胆管的情况。**

与胆管插管相同，胰管插管也要从一开始就进行充分的调整和准备工作。本节中将对胰管插管的技巧进行解说。

1 胰管插管的秘诀

胰管插管是将导管或者导丝靠近胰管开口部，与乳头内的胰管轴相匹配后再将导管或导丝推进完成深部插管的操作。与胆管插管相同，**胰管插管时也需要注意构建乳头的正面视野，依据乳头的形态及口侧隆起的形态，结合十二指肠镜的镜身位置，从理论上选择插管成功率最高的方法，并轻柔地尝试插管。**

另外，还有一个需要引起注意的点，那就是"单纯 WGC 法对于胰管插管是不现实的"。在胆管内，导丝可以顺势不停地往深部插入，但是如果在胰管内进行同样的操作会容易使导丝进入分支胰管。许多操作者在导管稍稍塞入胰管后，就会忍不住想把导丝一股脑地插进去，但是此时请务必先进行一定程度的胰管造影，以胰管造影结果为参考，然后再小心轻柔地插入导丝。

2 以胰管插管为目的的乳头观察

胰管插管也和胆管插管类似，面对乳头时能否想象出乳头内不可见的胆胰管汇合形式也是非常关键的一点。为了能对不可见的乳头内胆胰管汇合形式进行想象，也需要像胆管插管那样，对乳头口侧隆起的形态进行仔细观察及评估。

3 以胰管插管为目的的口侧隆起观察与镜身位置判断

乳头形态与乳头内胆胰管汇合形式这些知识点在胰管插管中也是必不可少的（有关大井分类、猪股分类的内容请参照第 2 章第 4 节）。

1）口侧隆起的观察技巧

口侧隆起有自己的长度，根据其长短可以大致预测出胆管和胰管的走行。如果是口侧隆起较短的小乳头，**胰管轴多垂直于乳头平面，因此可以在 12—13 点钟方向进行探查**（图 1）。这是胰管插管的基本要点。

如果口侧隆起长且粗，有时候蜿蜒扭曲，那么乳头内的胰管也会比较长，且多伴有一定程度的弯曲。因此需要**呈仰视状态从 1—2 点钟的方向接近**（图 2）。在这种形态的胰管插管中，处于仰视状态的镜身位置就显得尤为重要。

理解这些差异对于胰管插管来说非常重要。在操作时要正确评估乳头与口侧隆起的形态，构建最合适的胰管插管策略。

2）镜身位置对胰管插管的影响

有关十二指肠镜镜身位置与插管相关性的内容可以再次回顾第 2 章第 5 节图 2。"く"字形镜身位置是胆管插管的基本镜身位置，但对于胰管插管来说，"し"字形镜身位置比"く"字形镜身位置更加合适。虽说还要结合乳头与口侧隆起形态等因素，但在尝试胰管插管时，还是**要首先从"し"字形镜身位置开始进行操作**。

4 胰管插管的典型病例

在此将上述内容做个小结。首先插入十二指肠镜，**构建乳头与导管"相互对视"的乳头正面视野**。这是所有步骤的基础。然后，**认真观察乳头和口侧隆起**，对不可见的胆胰管汇合形式进行想象。接下来使导管垂直于乳头平面，使导管轴朝向乳头的 12—13 点钟方向，以"し"字形镜身位置开始进行胰管插管。

典型的胰管插管病例如图 3 所示。在该病例中，乳头较小，几乎看不到口侧隆起，因此考虑从垂直方向接近乳头比较合适。于是将内镜调整为"し"字形镜身位置，垂直

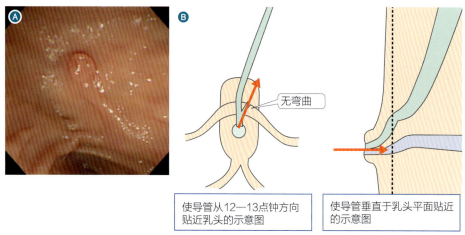

使导管从12—13点钟方向
贴近乳头的示意图

使导管垂直于乳头平面贴近
的示意图

无弯曲

图 1　针对口侧隆起较短的小乳头进行胰管插管

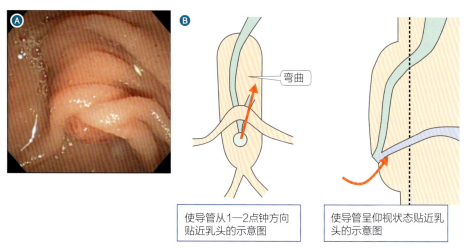

使导管从1—2点钟方向
贴近乳头的示意图

使导管呈仰视状态贴近乳
头的示意图

弯曲

图 2　针对口侧隆起长且粗的乳头进行胰管插管

于乳头平面插入导管。接下来朝12—13点钟方向进行导丝操作并成功插入胰管。从随后紧跟的导管的运动方向也可以看出，它是垂直于乳头插入的。

　　如果无法顺利插管，可能是胰管轴需要以更大的仰视角度才可进入，因此可以通过改变镜身位置或插管方法进行尝试。如果还是无法成功，尝试以胆管插管的方式进行操作也是一种选择，有时可能会"歪打正着"地插入胰管。

5　副乳头插管的相关内容

　　对副乳头进行胰管插管是一项难度极高的操作。首先，副乳头在一些病例中很难辨认，而且常副乳头的开口部很难判断，副胰管（Santorini 管）也非常纤细。但是对于胰腺分裂及胰头部胰管成襻等弯曲明显的病例来说，就比较适合进行副乳头插管。

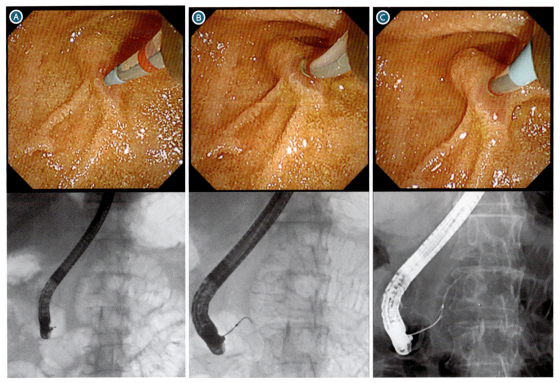

图 3　胰管插管的典型病例

Ⓐ 乳头较小，胰管轴应垂直于乳头方向。因此将内镜调整为"し"字形镜身位置后开始插管

Ⓑ 导丝进入了某处。大概率是胰管。如果是胰管的话，像 WGC 操作那样移动导丝会容易插入分支胰管，进而诱发胰腺炎，所以请尽量避免

Ⓒ 造影后可见胰管显影，可以放心插入导丝

　　笔者所在医院的做法是，从具有造影功能的 MTW 导管前端将导丝稍稍推出，按照 WGC 的要领尝试胰管插管（图 4）。**可以将导丝前端想象成导管前端，如果导丝前端能够一下子顺利进入的话，就直接利用导丝进行探查**，或者将导管抵住副乳头尝试造影。如果能够顺利插入导丝，就能进行副胰管的造影。

　　这里会遇到的问题是，因为副胰管太过纤细，有时就算成功将导丝一直插入主胰管，也可能无法插入 MTW 导管。这种情况下一定不能勉强推进，而是应该使用前端比较细的 REN 导管等进行扩张后，再按顺序逐一插入器械。

6　小结

　　与胆管插管相同，在进行胰管插管时也需要**努力构建策略并大声说出**，笔者始终认为这是成功的最大秘诀。

　　在接下来的实际操作中，希望大家可以仔细观察乳头和口侧隆起，在脑海中构思好器械接近乳头时的角度，并构建与之相应的"し"字形镜身位置，呈垂直角度小心轻柔地插入器械，同时需要注意不要插入分支胰管。

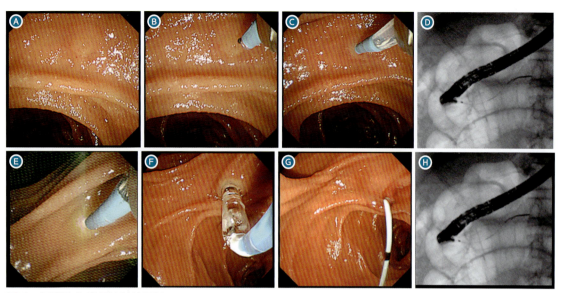

图 4 经副乳头路径的胰管插管

Ⓐ 可见非常小的副乳头
Ⓑ 将导丝从导管前端稍稍推出，并将这部分插入
Ⓒ 导管前端无法进入
Ⓓ 将导丝成功导入胰管内
Ⓔ 用针刀稍稍切开开口部
Ⓕ 然后使用球囊导管进行扩张
ⒼⒽ最后成功置入 ENPD 引流管

■ 参考文献

[1] 大井 至：十二指腸内視鏡検査と内視鏡の膵胆管造影. Gastroenterol Endosc, 28：2881-2883, 1986.

[2] 猪股正秋，他：乳頭の解剖，内視鏡分類，挿管法の基礎. 消化器内視鏡，20：1793-1803, 2008.

[3] 猪股正秋：ERCP の準備と実際困難例への対応策.「胆膵内視鏡治療の基本手技 改訂第 2 版」（岡部和一 / 編），pp14-35, 診断と治療社, 2007.

[4] 猪股正秋，他：選択的胆管造影および胆管深部カニュレーションの基本. 消化器画像，8：373-379, 2006.

其他

15 胆胰管造影，标本造影

为了不浪费任何一个病例

山雄 健太郎，竹中 完

> **如坐云雾**
>
> - 不知道胆胰管的造影技巧……
>
> - 不知道如何进行标本造影……

> **拨云见日**
>
> ［胆胰管造影］
>
> - 检查前先拍摄单纯的定位片！
>
> - 狭窄部位的影像如果与内镜影像相重叠，就通过变换体位或内镜操作重新调整！
>
> - 精查微小胰腺癌时要一边注意胰腺炎一边造影，直到分支胰管显像为止！
>
> ［标本造影］
>
> - 无须担心腺泡造影引起的胰腺炎，专心造影！

前言

　　近年来由于 CT 及 MRCP 影像分辨率的不断提升，胆胰管影像学表现也越来越清晰。话虽如此，仍然有不少情况依赖于 ERCP，例如以病理诊断为目的的细胞学诊断及活检、合并梗阻性黄疸需要进行引流治疗等情况都离不开 ERCP，此外一些更为详尽的胆胰管的信息只能通过 ERCP 获得，因此 ERCP 仍是不可或缺的一项技术。

　　例如，对于怀疑胆管癌的病例，可以通过胆管造影来评估胆管壁有无不规则，并进行肿瘤浸润范围的预测，还可以根据狭窄形态的评估等进一步完善诊断。另外，对于怀疑微小胰腺癌的病例，通过胰管造影，可以评估肿瘤的侵犯范围（尤其是一些主要位于胰头体移行部、对手术方式选择具有重大影响的病灶）。此外，术后标本的造影可以与最终的病理结果进行对比，以此为基础不断强化训练，能够为术前影像学检查提供正向反馈。

　　本节将对胆管、胰管造影的技巧及标本造影的方法进行概述。

1 为了获取高质量的胆胰管造影图像

高质量的造影图像不仅有助于进行迅速准确的检查，也有助于在学术会议中进行研讨。因此在检查时，患者最好采用躯体轴（脊柱）呈笔直状态的俯卧位，在插入十二指肠镜开始检查之前，先单纯拍一张定位片。另外，在进行胆胰管造影之前需要把混入导管内的空气排出。如果未排气就直接进行造影的话，X线透视图像中空气形成的充盈缺损样表现就可能会被误认为结石。

2 胆管造影

1）胆管造影的基本内容

在正常的胆管影像中，肝内末梢胆管呈细线状，向肝门部移行的过程中逐渐变粗。肝外胆管（胆总管）的管径大小一致。在乳头部逐渐变细。正常情况下的胆总管管径为6mm，注入造影剂后管径会有所扩张，这种情况下在10mm以内都属于正常现象。

从胆总管开始造影，胆总管、左肝管、左肝内胆管（左外叶分支，左内叶分支）、右肝管、右前叶分支、右后叶分支会依次显影。因此如果对右肝内胆管（右前叶分支，右后叶分支）进行精查时，为了避免其他胆管出现过度显影，有时会用导管超选至右肝管进行造影。

另外，造影通常是从狭窄部位的下游开始，但如果遇到高度狭窄的情况，则往往会先在导丝引导下将导管插入狭窄部位的上游，然后一边外拉一边造影。

2）胆管的异常影像

■ a）管腔异常
- 胆管狭窄（或梗阻）：单发（图1）或多发，单侧性或双侧性。
- 胆管扩张（图2）。
- 透亮影。

■ b）胆管壁异常
- 不规则。
- 硬化。

■ c）走行异常
- 胆管轴移位。

3）胆管造影的注意事项

如果在造影过程中，待评估的胆管影像与其他胆管影像出现重叠，导致难以进行评估时，可以通过调整患者体位、旋转透视机的球管或抽取重叠胆管中的造影剂等方法来

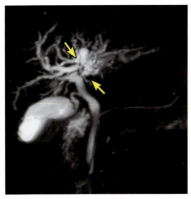

图 1　胆管狭窄

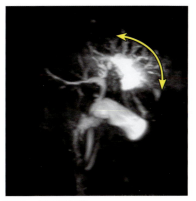

图 2　胆管扩张

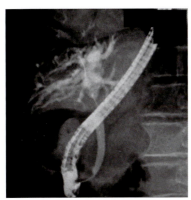

图 3　左右肝内胆管的影像重叠在一起

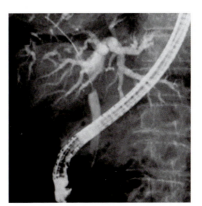

图 4　通过变换体位，重叠的影像清晰化，可见左肝内胆管扩张

进行有效应对（图 3，图 4）。如果内镜的影像与胆管影像重叠，可通过推拉内镜操作，使其离开重叠的部分。另一个值得警惕的地方是，当并发胆管炎时，若过度注射造影剂，则可能会导致胆管 – 静脉回流进而引起败血症。另外，在肝门部胆管狭窄病例中，狭窄末梢端的造影剂残留可能会引起检查后的难治性胆管炎，所以对于非引流区域的胆管，要尽可能抽吸掉残留的造影剂。

3　胰管造影

1）胰管造影的基本内容

正常的胰管影像中，主胰管从胰头到胰尾部逐渐变细。**主胰管管径在胰头部＞ 5mm，胰体部＞ 4mm，胰尾部＞ 3mm 就判定为异常（扩张）。** 但也不排除由年龄增长导致主胰管呈现扩张的倾向。此外，个体差异也有一定影响。因此相比胰头侧胰管，胰尾部胰管扩张更容易被判定为异常。

胰管造影是将导管从乳头部插入胰管后，从胰头部胰管开始缓慢注射造影剂的过

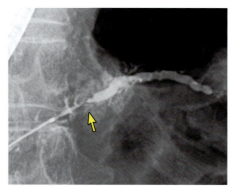

图 5　主胰管狭窄（局限性）

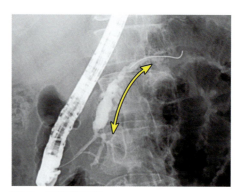

图 6　主胰管扩张

程。在评估胰管是否硬化时，注入少量造影剂形成的表现也是非常重要的。在注入造影剂时需要保持一定的注射压力并慎重操作。造影程度根据精查目的而有所不同，通常情况下获得清晰的一级分支胰管影像即可。但在针对微小胰腺癌的精查中，能否获得分支胰管的清晰影像非常重要，因此还需要对二、三级分支胰管进行造影。

　　另外，通常造影是从狭窄部位的下游开始，但若遇到高度狭窄的情况，一般会选择先在导丝引导下将导管插入狭窄部位的上游，一边外拉一边造影，从而对胰管狭窄的性质进行诊断。

2）　胰管的异常影像

- a）管腔的异常
  - 主胰管狭窄（或梗阻）：局限性（图 5）或弥漫性。
  - 主胰管扩张（图 6）。
  - 分支胰管显示不清。
  - 透亮影。
- b）管壁的异常
  - 不规则。
  - 硬化。

3）　胰管造影的注意事项

　　胰管造影是诱发急性胰腺炎的危险因素，**因此禁止检查目的之外的过度造影**。造影过程中，在评估胰管形态的同时也注意避免腺泡显影等过度造影操作。

4　**标本造影（胰管造影）**

1）　物品准备（图 7A）

- 造影剂。

- 10mL 注射器。
- 福尔马林。
- 22 或 25G 的留置针（仅使用留置针的外套管，将前端修剪至 1 ~ 2cm，针的粗细根据切缘的主胰管管径选择）。
- 镊子（前端防滑）。
- 防水护理垫。
- 切除标本。

2） 标本造影的基本内容

以下内容是内科医生对胰腺标本进行标本造影时所经历的流程。

①准备造影剂：制作福尔马林 3：1 的混合剂（笔者所在医院使用的是 7mL 造影剂 +3mL 福尔马林：共计 10mL 的混合剂）。

②在护理垫上放置切除的标本（图 7B），确认标本的头尾侧及左右侧，将留置针的外套管插入主胰管（图 7C）中。

③为了防止造影剂渗漏，可将留置针外套管周围的胰腺实质用镊子进行压迫，然后在缓慢注入造影剂的同时进行拍摄（图 7D）。

④与 ERCP 相同，注入少量造影剂状态下的胰管显像也非常重要。但是，造影剂的注入与 ERCP 时相比要更加精细，因此拍摄时可以使用连续拍摄模式，以便更加精准地捕捉关键信息（图 7E）。

➡ 当然，就算对离体标本进行腺泡造影这种过度造影也不会引起胰腺炎。在拍摄过程中除了主胰管，还要尽可能获得分支胰管的信息，之后再结束检查。标本造影的所见信息也必须在病理申请单里进行记录。在笔者所在的医院，标本造影及将标本送至病理科的任务都是由内科医生完成的。同时为了向病理医生提供详尽的临床信息，内科医生需要与病理医生一起进行标本的改刀与讨论。

3） 注意事项

由于内科医生接触标本的机会不多，因此从外科医生手中拿到标本时一定要确认标本的解剖。特别是标本切缘的主胰管和血管等结构，经常出现被误认的情况（图 7C）。

如果只有一间透视诊疗室，可能会遇到其他检查正在诊间进行而无法在最佳时机进行标本造影的情况。标本从人体内取出后经过的时间越久就越容易发生损耗，有时在完成制片后甚至会发现胰管或胆管上皮脱落等现象，而标本造影的对象又恰好主要是微小胰腺癌这类疾病，胰管上皮的病理学评估对这类病变显得尤为重要。因此如果不能在最佳时机进行标本造影的话，就要将福尔马林原液注入主胰管内，从而固定胰管上皮。要注意福尔马林属于管制类药物，使用时需要事先与病理医生沟通确认。

放置标本时，要将护理垫疏水面向上铺于透视台。因为在注入造影剂时，有时会出现造影剂从切缘渗漏的情况，如果吸水面向上的话，渗漏的造影剂就会被护理垫吸收，在拍摄时也会一并被拍到造影影像中。如果发现造影剂渗出，要及时擦拭掉护理垫及标本表面附着的造影剂，重新进行拍摄。

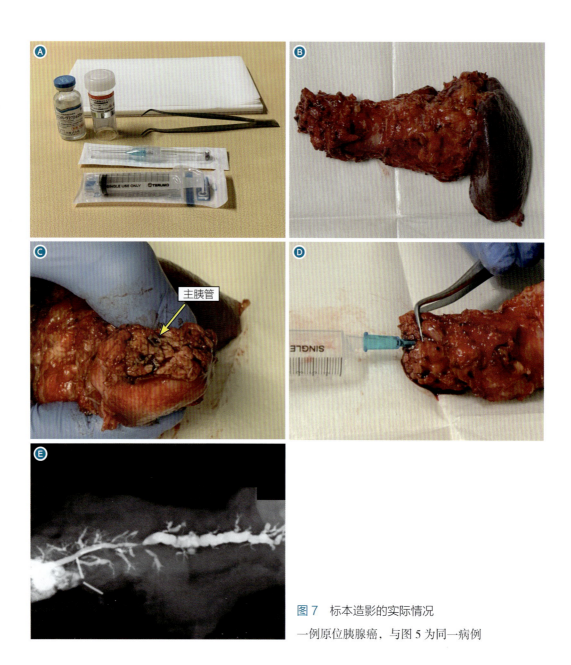

主胰管

图7 标本造影的实际情况

一例原位胰腺癌，与图5为同一病例

5 小结

只有通过直接造影才能够评价胆管及胰管"硬度"。而造影前的准备工作又最为关键，因此要事先明确好透视参数的设定、造影剂等物品的准备、造影部位的确认等内容后，才能开始造影。希望各位在临床中也能够积极尝试标本造影，相信一定会让你的造影技术得到提高。

我的ERCP启程之路
——在京都第二红十字医院的经历

冈部　義信

ERCP 的历史可追溯到 1958 年 Hirschowitz 等学者首次公开的十二指肠纤维内镜以及 1968 年 McCune 等进行的首例十二指肠镜下胰管造影。日本也以 1969 年大井等进行的胰腺管造影和高木等进行的胆管造影为开端，迅速开展了十二指肠镜及其相关设备和器械的开发。而自从 1974 年川合等、Classen 等报道了 EST 技术的临床应用后，胆管结石取出术、支架留置术以及胆管、胰管镜等技术得以迅速发展，现已成为胆胰疾病诊疗领域中不可或缺的技术。

我于 1999 年，在从医第 7 年时被派往 EST 开发者中島正継医生所在的京都第二红十字医院消化内科学习胆胰内镜诊疗技术。在此，我想对学习"中島流（中島流）"ERCP 手法时给我留下深刻印象的 5 个内容进行介绍。

① 三年磨一剑

成为 ERCP 操作医生的大前提是成为主治医师，并且有一定胃肠镜操作量的积累。在每周的日常安排上要和上级医生组成一组，半年左右更换一次组员。在每周进行的 1~2 次 ERCP 操作中，第 1 年学员担任二助，第 2 年学员开始从一助逐渐过渡到主刀，第 3 年开始担任主刀，同时也会被委任为当天的主诊医生。至今我一直认为这种循序渐进的培养模式饱含了**"培养具有广阔视野和责任感的 ERCP 医生"**的理念。

② 单向玻璃及操作视频回放

当时的 ERCP 操作室（X 线透视室）安装了单向玻璃，无法从里面观察外面的控制室。操作医生经常会因受困于胆管插管，从而萌生寻求他人帮助的念头。但是，不论再怎么看向控制室，也只能看到玻璃中自己无助的身影。大概过了 40 分钟，才会听到麦克风里传来的中島医生的声音："是不是要再往右一点儿啊？"ERCP 结束后，大家马上一边看着录像一边开始讨论。我觉得这是一种"培养独立思维，以不依赖他人独立完成手术为目标的终极学习方法"，现在我仍在摸索与之相似的学习方法。

③ "当然可以"

每到学会之前，参会的演讲题目、演讲者和其指导医生会被张贴在白板上，以便全体科室人员知晓。如果有年轻学员犹豫着是否可以申请参加时，就会听到中島医生说"当然可以！"。中島医生会要求学员在正式会议前至少进行 3 次预演，从内容到时间限制再到每一个用词都会反复纠正。这是充满着关爱的"趁热打铁型学术意见发表诀窍"，也是已成为指导医生的我至今怀抱的志向。

④ "你确定吗？这样可以吗？"

在每周召开的病例讨论中，对于那些仓促决定治疗方针的病例，中岛医生都会问一句"你确定吗？这样可以吗？"这也提醒着大家跨越上下级的隔阂一起参与讨论。受此影响，作为指导医生，直到现在我也一直在努力营造一个让年轻医生能够毫无顾虑参与病例讨论的环境。

⑤ "还好吗？""忙吗？""开心吗？"

这是我回到九州后时隔三四年在学会现场遇到中岛医生时他和我的对话。"还好吗？""嗯嗯，我挺好的！""忙吗？""是的，每天都过得非常充实。""开心吗？""虽然很忙，但是很开心！""那就好，下次再见。"不论在 ERCP 诊间还是在现如今的会议现场，这几句精炼的话语都可以在一定程度上反映中岛医生的形象，这也让我至今都铭记于心。

当时除了安田健治朗医生、赵栄济医生、早雲孝信医生、田中聖人医生、宇野耕治医生以外，也有来自兄弟医院的很多专业人士，阵容非常强大。本来上述内容不应由我来介绍，但承蒙厚爱，我就以"我的 ERCP 启程之路"为题进行了这篇短文的撰写。希望能为正在阅读本书的年轻医生们传达一些作为推动胆胰内镜发展前辈的心声。

合掌

■参考文献

[1]Hirschowitz BI, et al：Demonstration of a new gastroscope, the fiberscope. Gastroenterology, 35：50；discussion 51-53, 1958.

[2]McCune WS, et al：Endoscopic cannulation of the ampulla of vater: a preliminary report. Ann Surg, 167：752-756, 1968.

[3]大井 至：Fiberduodenoscope（FDS-Lb）による内視鏡の膵管造影．日消会誌，66：880-883，1969.

[4]Takagi K, et al：Retrograde pancreatography and cholangiography by fiber duodenoscope. Gastroenterology, 59：445-452, 1970.

[5]Kawai K, et al：Endoscopic sphincterotomy of the ampulla of Vater. Gastrointest Endosc, 20：148-151, 1974.

[6]Classen M & Demling L：[Endoscopic sphincterotomy of the papilla of vater and extraction of stones from the choledochal duct (author's transl)]. Dtsch Med Wochenschr, 99：496-497, 1974.

[7]Yasuda K：Memorial Address for Dr Masatsugu Nakajima. Dig Endosc, 29 Suppl 2：2, 2017.

旁注

临床研究的构成与论文撰写

中井　陽介

■为什么临床研究很有必要？

经常能够听到很多医生说自己不会开展临床研究。一听到临床研究，第一印象就是在多个机构纳入数百、数千病例的多中心随机对照试验（RCT）。但其实病例报道也是非常优秀的临床研究之一。例如，对急性胰腺炎引起的胰周积液进行超声内镜引导下引流术已经在疗效方面与外科治疗进行了随机对照试验，且已成为日本国内的标准治疗方式之一。但这种操作手法其实源于1992年使用自制工具进行操作的1例病例报道（可以说是"站在巨人的肩膀上"了）。因此，病例报道不仅仅是一篇简单的报道，还可能由此产生新的治疗方式。虽然一名研究人员能够做的事情可能极其有限，但临床新项目的研究开发却与这些微小努力的不断积累密不可分。

另外，也会听到一些"我只需要专注于为眼前的患者提供最合适的治疗，不需要做临床研究"这样的声音。但是请你想想看，在你短暂的医生职业生涯中，能够实际接触到的患者人数毕竟有限。而进行临床研究、将研究成果整理成论文并发表的话，那些没办法直接找你面诊的患者也可以获得间接诊疗。你有理由放弃这么难得的机会吗？

■如何进行选题？

关于临床研究的选题，只要平常时刻关注，总会在日常的临床工作中发现。比如当你遇到一些异常病例，却被上级不分青红皂白地批评"不要试图争论，就按照以往的方式不会出错"后无法按捺心中怒火的瞬间，又或者同样的治疗方法在前次奏效而此次却失败，这些经历都可成为临床研究的契机。有时可以跳出自己的专业，多多关注其他领域的动态，也许会有意想不到的收获。进行临床研究汇报时，需要注重选题的新颖性，所以第一步要做的就是将日常临床工作中遇到的问题进行文献检索，看看是否已有相关已发表的研究，并反复琢磨这些研究的内容。如果还是不能理解其中意思的话，也可以参考指南。因为在制订指南时，专家需要对现有的文献进行网罗式的检索，并指明证据质量较低的要点，因此我们可以着眼于这些证据质量不足的领域开展临床研究。特别是如果有"今后的展望"这一节内容的话，里面会包含很多开拓临床研究思路的信息。

■为了避免计划落空

选定研究课题以后，就需要决定如何进行研究设计。临床研究的过程，通常是先通过回顾性研究对某一假设进行探究，并在此基础上开展随机对照试验进行证明。一旦研究成功，研究人员就会有极高的成就感。但现实往往是光有很高的理想也不一定能取得成功。首先要对自己所在机构或合作机构的病例数据等资料进行调查，并据此选择研究设计方案。国外采取了将同类机构进行中心化管理的模式，因此能在一个机构内开展大宗病例数据的研究，相比之下日本在这方面还有所欠缺。但是在日本开展临床研究的优势在于，病历资料（如影像学资料等）、随访资料等丰富且保存完好，因此可以从这个方面思考如何能够设计出具有一定新颖性的研究。

另外，在确定研究设计时，样本量等统计学知识也不可或缺。虽然最近市面上统计学相关的入门图书琳琅满目，但也不是说每个临床医生都要成为统计学领域的专家。所以关于统计方面的知识，与其独自一人苦恼，不如问问身边懂统计的医生同事或者请教大学里的统计学专家，这样可以更快、更准确地进行研究设计。

临床研究种类繁多，从病例报道到多中心研究，都涵盖于其范围之内。为了提供更优质的医疗服务，让我们从明天……不，从今天开始着手准备临床研究吧！

■参加了学术报告却不会撰写论文！

研究结束后，接下来就进入发表阶段了。经常听到有人抱怨虽然在学术会议上进行了学术报告，但是一旦提起笔来写论文就会无从下手。这样的话，白白浪费了煞费苦心进行的临床研究。学术报告只限于学术会议上的交流，而论文却能为更多同道提供更有价值的参考。

可能很多人从参加高考以后就再也没写过英语作文了，但论文不一定非要用英文写。可以根据读者对象进行选择。当然，英文论文的受众可能会更广，但如果论文内容只针对日本国内特有的情况、在日本国内传阅的话，用日语撰写就足够了。

那么要如何撰写论文呢？其实和学生写小论文是一样的。首先要做的就是阅读大量已经发表的文献并进行写作模仿（有些类似于模式化学习，但绝不可以盗用、抄袭）。在开始研究前对检索到的同类型文献进行反复精读，务必学会找出其中与研究主题相关的关键词。论文审稿人都是这一领域的专家，没有使用业内公认术语的论文很难获得较高的评价，所以这一点务必引起重视。

■论文应该从哪部分开始写？

如果在研究起始阶段就能把假设和计划制定好，就相当于完善了引言（introduction）、方法（method）方面的内容。在研究结束阶段会进行学术报告，这部分的内容将以表格（table）或图片（figure）的形式呈现，成为结果（results）的基本框架，然后在这个框架结构中逐步添加内容并最终完善结果（results）。为了避免结果（results）部分逻辑混乱，可以先制定一些如"患者"→"临床结果"→"不良反应"之类的小标题，然后再根据这些模块依次导入数据数据。

最后的讨论（discussion）部分，基本可分为 5~6 个段落论述，首先要拟定需要撰写的大概内容。基本写作格式为：段落 1：研究结果的总结；段落 2~4：研究结果与既往研究的比较；段落 5：研究的局限性；段落 6：结论。首次撰写论文时最容易犯的错误是引言（introduction）部分与讨论（discussion）部分内容的重叠。为了避免出现这种情况，引言（introduction）部分要尽可能简明扼要。另外，有人说在写英语论文前先用日语打草稿这种方法是不正确的，但我认为可以在习惯直接用英语撰写之前，先把大概的内容用日语写一下。缺少条理脉络的讨论（discussion）部分对于反复进行修改并阅读的作者本人来说或许很容易理解，但对于初次阅读的审稿人来说，却会因为难以理解而失去继续阅读下去的兴趣。因此我比较推荐先用日语写好整篇文章的框架。在完成上述内容后，最后再撰写摘要（abstract）部分。

接下来就是投稿的环节了。首先要避开所谓"只为了发表"而进行的投稿，要找到和自己的论文内容相匹配的期刊。最近在线上进行 PDF 格式论文投稿的情况比较普遍。这个 PDF 将会被审稿人和期刊编辑反复阅读，因此一定要多加推敲。我习惯把 PDF 打印出来进行反复检查。因为论文是否被采用是由审稿人和期刊编辑决定的，所以从他们的视角进行阅读和推敲，尽量减少类似拼写错误、语法错误、数据格式错误等一些和研究质量完全没有关系但是会给人留下不好印象的错误。最近我也会接到一些同行评审的邀请，负责论文的审稿工作，虽然既费时又没有报酬，但我还是尽量接受这些工作。因为在这个过程中可以站在审稿人的角度体会期刊审稿人是从哪些方面评价一篇论文的，因而有助于自己的论文撰写及投稿工作。当你收到同行评审的邀请时，也推荐你积极参与。

■如果被拒稿……

那又怎样？很多杂志的投稿论文录用率都只有 10% ~ 20%，第一次投稿就被录用的情况比较少见。就算被拒绝，如果能收到审稿人提出的意见和建议就再好不过了。那些措辞严厉的批评性话语只需要一览而过，如果有建设性的意见，就可以按意见进行修改后再投另外一本期刊。天无绝人之路，就算多次被拒，只要研究的假设站得住脚，总会遇到合适的期刊。我的导师曾经有一句关于内镜诊疗技术的名言："我绝对不会失败，因为直到成功为止我都不会放弃。"论文发表其实也是这个道理。

■小结

由于篇幅有限，这里只能讲一些相对主观的内容，无法涉及具体的方法与技巧。

最近关于临床研究以及论文撰写的各种论著图书大量出版发行，大家可以进行参考。最后我想强调的是，对于临床研究或是论文，不应该纠结于"会还是不会"，而应该思考"做还是不做""写还是不写"。祝大家好运！

■ 参考文献

[1] Garg PK, et al：Infected Necrotizing Pancreatitis：Evolving Interventional Strategies From Minimally Invasive Surgery to Endoscopic Therapy-Evidence Mounts, But One Size Does Not Fit All. Gastroenterology, 156：867-871, 2019

[2] Grimm H, et al：Endosonography-guided drainage of a pancreatic pseudocyst. Gastrointest Endosc, 38：170-171, 1992

第3章

ERCP

（各种治疗性操作的技巧）

1 EST 的基础与技巧

EST 就是"石头剪刀布"！

竹中 完

拨云见日

● 最关键的要点是保持一定的张力进行切开！

● 朝着"只需要踩脚踏板就能顺利切开第一刀"这一目标而努力！

● 通过推出括约肌切开刀使其弯曲，从而产生张力！

● 如果能沿着乳头开口部的胆管方向施加一定张力，则能顺利完成切开！

前言

内镜乳头括约肌切开术（EST）是指将内镜推进至十二指肠，在具有胆管 / 胰管开口的十二指肠乳头部插入 EST 专用切开刀（乳头括约肌切开刀，图 1），并使用高频电流进行切开的手法。

尽管许多书籍都有对 EST 切开手法的论述，但都没有总结出一种固定的方法。我也经常听到参加培训的年轻医生老是抱怨"无论如何也无法顺利切开"或"不知道怎样切开比较好"。那些擅长 EST 的医生或是历代被奉为传奇的大师们，在 EST 手法上也存在微妙的区别，同时他们的指导理念也各不相同。但是，无论是有意识还是下意识的操作，都遵循一个共同点，那就是利用括约肌切开刀在胆管开口顶部施加张力，进行安全可靠的切开。

简而言之，就是"保持一定张力，使得切开操作只需踩下脚踏板便可完成"。为了掌握这种切开手法，本节将对 EST 的基本操作和技巧进行解说。

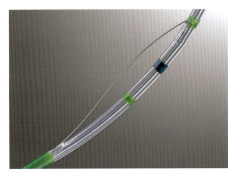

图1 EST 专用切开刀

乳头括约肌切开刀（pull 型刀）

（照片提供：奥林巴斯公司）

Ⓐ 如果不施加张力，即使刀身再用力，也难以完成切开

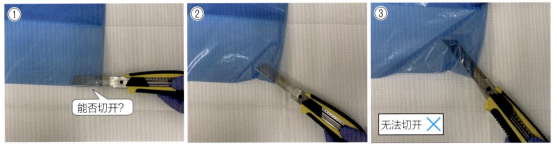

Ⓑ 若施加一定张力，则可不费吹灰之力地完成切开

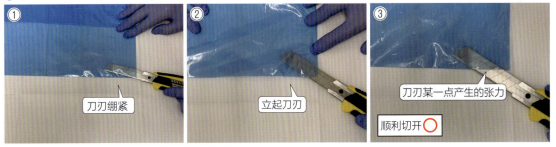

图2 在 EST 中制造张力的模拟演示①

将 EST 括约肌切开刀视作一把美工刀，将乳头视作塑料膜，通过图示就可理解 EST 需要在一定张力下进行切开操作

1 掌握 EST 操作中的"张力"

1）如何体现 EST 操作中的"张力"？

EST 是利用 EST 刀切开乳头的操作。在此做一个类比，在图 2A 所示的情况下，无论多么锋利的美工刀都难以切开塑料膜。而在图 2B 所示的情况下，塑料被美工刀用力撑开，整个美工刀的刀刃处于绷紧状态（图 2B- ①）。此时将刀的刀刃立起（图 2B- ②），刀刃某一点就会产生张力，那么仅在张力本身的作用下，塑料便会很快被切开（图 2B- ③）。EST 操作最好就是在这种具有张力的状态下完成切开。

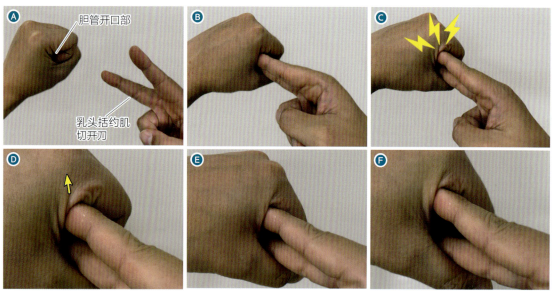

图3　在EST中制造张力的模拟演示②

将"剪刀"（括约肌切开刀）插入"石头"中的洞眼（胆管开口部）中，分开双指时会形成一定张力，通过此过程模拟EST切开操作

2）利用"石头剪刀布"感受张力！

有一种方法可以随时随地模拟并感受EST切开所需要的张力。

①将左手比画成"石头"，右手比画成"剪刀"（图3A）。

➡将"石头"中食指围成的洞眼当作胆管开口，将"剪刀"当作切开刀。

②将"剪刀"的两指并拢，放进"石头"的洞眼中（图3B）。

③然后像打开"剪刀"那样纵向张开双指。

④作为"石头"的左手别轻易松开，要与"剪刀"存在一种"较劲"感（图3C）。

此时左手的食指根部是否感受到一种紧绷感？现在你所感受到的那种张力，正是EST操作所需要的张力！形成这种张力后，术者只需要踩脚踏板，就可以切开乳头（图3D～F）。

前文提到的塑料膜和美工刀之间是如何产生张力的呢？当美工刀向下施力时，塑料膜维持原本的状态以对抗这种向下的力，最终两者之间就形成张力。那么，如何利用括约肌切开刀制造这种张力呢？坦率地说，它是通过对抗牵引实现的。

3）什么是对抗牵引？

括约肌切开刀插入乳头开口部时如图4所示。图4A反映的是切开刀通过导丝固定于乳头的状态。由于刀丝尚未收紧，胆管开口部没有打开，也没有形成任何张力。

而像图4B这样，在刀丝收紧的情况下，切开刀自身就可以固定于乳头。胆管开口部被刀丝撑开，在开口部的顶端形成张力。这里的张力就是由切开刀的弓背固定于乳头肛

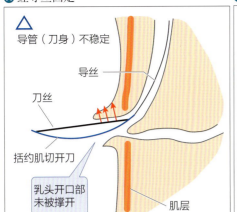

Ⓐ 经导丝固定

△ 导管（刀身）不稳定

导丝

刀丝

括约肌切开刀

乳头开口部
未被撑开

肌层

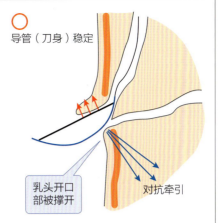

Ⓑ 切开刀自身固定

○ 导管（刀身）稳定

乳头开口部
被撑开

对抗牵引

图 4　形成张力时括约肌切开刀的位置

侧而形成的。这种状态就被称为对抗牵引。这就如同图 2B-②所示的美工刀在塑料膜的某一点上形成张力的状态，也类似于图 3C 所示的"剪刀"在"石头"的洞眼处形成张力的状态。

那么，在实际操作中我们该如何利用括约肌切开刀制造切开的张力呢？

2　EST 的实际操作

图 5 所示的是 EST 的基本手法，可以参照上文中"石头剪刀布"的步骤（图 3）进行学习。

①将括约肌切开刀插入胆管内（图 5A）。

➡取直胆管轴，同时想象胆管轴的走行。

②观察口侧隆起（图 5B）。

➡确认缠头皱襞、环形皱襞等结构并作为标记（切开终点），术者和助手双方达成一致共识。

③回拉括约肌切开刀。

➡此时乳头会随着括约肌切开刀一起运动，镜身往往会靠近乳头 注意。

➡此时上推大旋钮以获得一个良好视野是操作的关键点。在回拉括约肌切开刀的同时使内镜远离乳头，以保证乳头与内镜之间维持一定的距离，使刀丝处于一个最佳的位置。

④收紧刀丝，形成张力 拨云见日。

➡这里关键的操作要点是：松开抬钳器，将括约肌切开刀往前下方推送，使其弯曲（如同胆管插管法的远距离法）。这样一来，收紧的刀丝就能在胆管开口顶部形成张力（图 5C）。

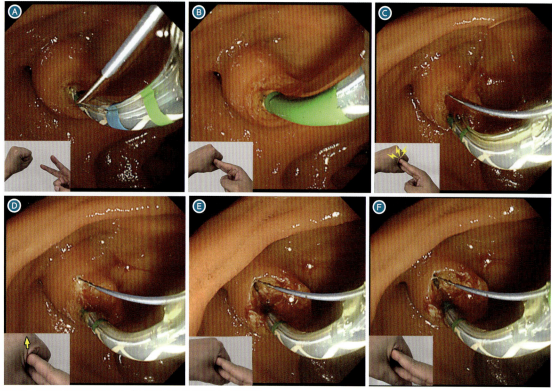

图 5 EST 的实际操作（具有张力地切开）〔视频 1〕

内镜：TJF-260V（奥林巴斯公司）
EST 专用切开刀：括约肌切开刀，Clever-Cut（奥林巴斯公司）
高频电设备：VIO300D（爱尔博公司），EST 模式

⑤到这步时，就要做好踩脚踏板的准备了。

➡请确认括约肌切开刀的电极头是否已连接好。这是基本常识，请避免在这里出错 注意 。

⑥形成张力后，只需要踩脚踏板就可切开乳头括约肌（图 5D ~ F）。

➡在切开过程中刀丝会逐渐难以靠近胆管开口顶部，可尝试下压抬钳器或大旋钮（操作要谨慎轻柔）
追加切开。

扫码获取
配套视频

A 张力切开法

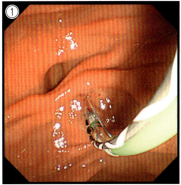
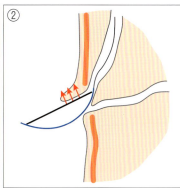
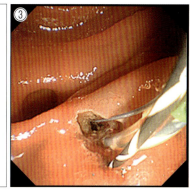

B 外拉切开法

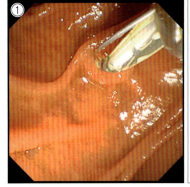
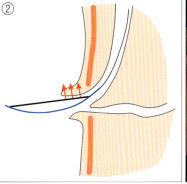
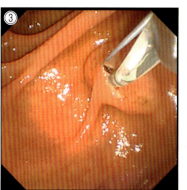

图6 张力切开法和外拉切开法的区别

3 外拉切开法可行吗？

除上文提到的张力切开法（图6A）之外，通过内镜操作（稍稍向外拉内镜的感觉）进行括约肌切开的方法（外拉切开法，图6B）也是EST的一种方法。

图6A-①是将括约肌切开刀往前下方推送，通过收紧的刀丝产生张力的过程（图6B-②为这一过程的示意图）。如果能形成这种状态，则仅需踩脚踏板就可完成切开（图6B-③）。

对于图6B这种状况如何处理？结合图6B-②的示意图可以发现，多数情况下乳头位于内镜画面的上半部分，此时括约肌切开刀处于非常不稳定的状态（图6B-③）。但即使处于这种状态，仍然可以通过内镜操作进行切开。只是这种切开方法难以控制切开方向，同时也难以观察口侧隆起。对于熟练的术者来说可能是一种不错的切开方式，但对于初学者来说，可能会出现弄错切开方向、增加出血和穿孔的风险。

在实际操作中肯定存在无法用张力切开法完成切开的病例，因此有必要掌握这种外拉切开法（许多病例只能选择这种切开方式）。但是在能观察口侧隆起的同时进行安全切开的张力切开法肯定是更为理想的选择。

■参考文献

[1] Kawai K, et al：Preliminary report on endoscopical papillotomy. J Kyoto Pref Univ Med, 82：353–355, 1973.

　　→ EST の動物実験がはじめて報告された歴史的論文.

[2] Kawai K, et al：Endoscopic sphincterotomy of the ampulla of Vater. Gastrointest Endosc, 20：148–151, 1974.

　　→初の EST 臨床応用が日本から発信された. EST は今や世界中の胆膵内視鏡医によって行われる手技となった.

[3] 良沢昭銘，他：EST 診療ガイドライン. 日本消化器内視鏡学会雑誌，57：2721–2759，2015.

　　→ EST を行う内視鏡医は必読.

2 EST 相关并发症的应对策略

出血后应先尝试压迫！始终警惕穿孔的发生！

竹中　完

> **如坐云雾**
>
> - 搞不清楚是否应该停用抗血栓药……
> - EST 术后出血不知该选择哪种止血方法……
> - 如何才能早期识别 EST 术后穿孔？

> **拨云见日**
>
> - 阿司匹林单药口服的情况下可以进行 EST，其他情况必须参照相关指南！
> - 止血操作应从创伤性较小的方法开始尝试！
> - 要时刻警惕穿孔的可能性，透视机的操作人员应该注意有无游离气体产生！

前言

　　根据 EST 诊疗指南，EST 所致的早期并发症的发生率为 3%～11.8%。并发症有出血、穿孔、胰腺炎、胆管炎等。与其关注这些并发症发生后该如何处理，倒不如在检查前就假设它们有可能发生，为此事先准备好相关器械，做好与外科及放射科的合作，这才是应对 EST 并发症最基本、最重要的技巧。在此基础上还要熟知具体的应对策略，掌握处理措施。

　　本节将对出血及穿孔的应对策略及处理技巧进行概述。

1 EST 术后出血的应对策略

　　EST 术后出血的应对策略包括：①防止出血的策略；②出血后的止血处理。

1）防止出血的技巧

　　为了防止出血可采取如下对策：①抗血栓药物的管理；②在每次进行 EST 前就对操作出血风险进行评估，风险较大的病例交由上级医生进行 EST。

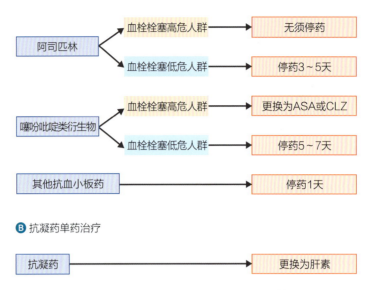

Ⓐ 抗血小板药单药治疗

阿司匹林 → 血栓栓塞高危人群 → 无须停药

阿司匹林 → 血栓栓塞低危人群 → 停药3~5天

噻吩吡啶类衍生物 → 血栓栓塞高危人群 → 更换为ASA或CLZ

噻吩吡啶类衍生物 → 血栓栓塞低危人群 → 停药5~7天

其他抗血小板药 → 停药1天

Ⓑ 抗凝药单药治疗

抗凝药 → 更换为肝素

图 1 抗血栓药单药治疗的患者进行 EST 时的应对策略

CLZ：西洛他唑
ASA：阿司匹林
（引用自文献 1）

《服用抗血栓药物患者消化内镜诊疗指南》指出 EST 属于出血高风险操作，对服用抗血栓药物的患者进行 EST 原则上须遵守《EST 诊疗指南》的要求操作。相关要点包括服用的药物是否为阿司匹林？是单药服用还是联合用药？是抗血小板药还是抗凝药？（详细内容可参考《EST 诊疗指南》）。单药口服时的处理流程图如图 1 所示。在单用阿司匹林的情况下，即使出血风险较高的病例，也允许在继续服药的情况下进行治疗［此时切开应选择混合电流（推荐度 A）］。这与美国和欧洲的指南类似（ASGE 指南，ESGE 指南）。2~3 种药物联用的患者，由于联用药物具有多种组合，应对措施会更加细化，因此需要仔细阅读指南后再进行相应的处理。

在恢复抗血栓治疗的时间窗方面，有报道指出 3 天内恢复抗血栓药物治疗是术后出血的明确危险因素，因此每个病例都要求谨慎处理。此外，缺乏 ERCP 经验也是 EST 术后出血的一个危险因素，故初学者及接受培训的医生必须能识别出高出血风险的病例，事先对风险进行评估，并向上级医生确认能否进行操作。只有做好风险管理，才能预防 EST 的并发症。当自身经验欠缺时，可先学习上级医生如何对高风险病例进行 EST 处理。

2）止血的技巧

EST 术后出血大多比较轻微，大多在后续处理中通过冲洗或喷洒凝血酶进行止血。对出血难以停止或迟发性出血的病例进行止血前，必须充分理解下述止血措施的内容。

这些止血措施需要根据其创伤性大小进行选择。下文的止血措施①~⑥按创伤性由小到大的顺序排列。此外，在 EST 术后出血的止血处理中必须始终考虑胰腺炎的风险。在止血操作中金属夹或 HSE（高张盐水 + 肾上腺素）可能会造成胰管开口部堵塞，由此诱发的胰腺炎较难缓解。因此发生出血时，首先应进行冲洗或喷洒凝血酶，若出血不止，还可尝试压迫，若还是无法止血，可根据创伤性大小依次尝试下述措施。

■ a）球囊压迫

　　EST 术后出血多为静脉性出血，故可通过压迫进行止血。在胆管内留置导丝，在导丝引导下插入球囊导管。然后在乳头外扩张球囊，压迫出血部位。多数病例的出血部位在切开线的顶部，所以止血的要点是采用仰视法伸出球囊导管，使球囊能紧密贴合压迫出血点的位置（图 2A ~ C，图 3，视频 1）。若不加思考盲目用球囊压迫可能无法达到止血的目的。

■ b）电凝法

　　如果在 EST 后立刻发生出血，可以用括约肌切开刀进行电凝止血。

■ c）金属夹止血

　　用金属夹进行止血的关键是要明确出血点。若有血凝块附着，须剥除血凝块，明确出血点，用一把金属夹准确夹闭出血点。这个步骤需要怀揣"一击必杀"的决心，严禁盲目连续地使用止血夹，这样不仅无法起到有效的止血效果，甚至有可能会不小心夹闭胰管开口而引起灾难性的后果。

■ d）留置全覆膜编织型支架

　　遇到无论如何也无法止血的情况可以尝试将自膨式金属支架留置于胆管内，利用支架自我膨胀的径向力（radial force）起到止血作用。明确止血后必须拔除支架，推荐使用全覆膜编织型金属支架，激光雕刻型支架由于难以拔除，故不推荐使用。由于支架没有纳入医保，故可将本手段视为最终手段（图 2D ~ F）。

■ e）高张盐水 + 肾上腺素

　　也有报道指出可利用 HSE 进行止血，但多为暂时性止血，有再发出血的风险，且 HSE 在止血过程中对胰管开口的影响难以控制，因此笔者所在的医院没有开展。

■ f）血管造影止血，外科手术止血

　　若上述方法均无法达到止血效果，或者是凶险的动脉性出血，则不要拘泥于内镜下止血，应迅速联系介入科（放射科）及外科协助诊治。对于预计高出血风险的病例，应事先做好多学科讨论，以防万一。

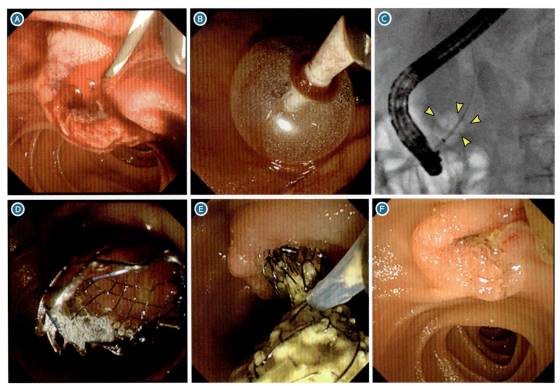

图2 EST 术后出血的对策 视频1

Ⓐ EST 切开上缘的静脉性出血难以控制
Ⓑ 利用球囊导管压迫止血（内镜画面）
Ⓒ 利用球囊导管压迫止血（透视画面：▷）
Ⓓ 利用全覆膜编织型 SEMS 进行压迫止血
Ⓔ 全覆膜 SEMS 由于是编织型支架，几天后（止血后）可予以拔除
Ⓕ 拔除支架后无再发出血

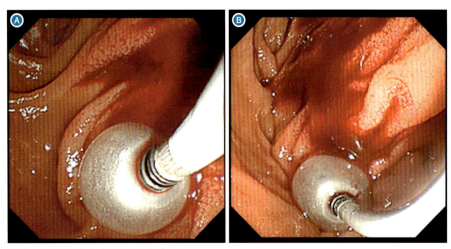

图3 球囊对出血点的压迫方式 视频1

Ⓐ 球囊压迫无法起到止血作用
Ⓑ 弯曲球囊导管，改变导管轴后起到止血作用

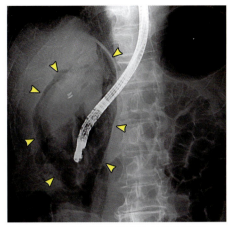

图 4 EST 术后消化道穿孔的透视所见

即使如此明显的穿孔，术者和助手也难以察觉。因此，透视机的操作人员必须时刻保持警惕

2 EST 术后消化道穿孔的应对策略

应对消化道穿孔的关键是"如何尽早识别穿孔"。EST 引起的消化道穿孔，若孔径不大，则难以在内镜画面上发现。在术中，穿孔只能通过透视画面上不正常的游离气体（free air）或造影剂渗到胆管外这些征象进行识别。然而，由于术者及助手往往全神贯注于手术操作，无论多么谨慎，也常常会忽略掉这些征象，**所以透视机的操作人员必须仔细观察有无穿孔发生**（图 4）。有些穿孔只有透视机的操作人员才能注意到。即使过程顺利，看似没有瑕疵的 EST 操作也有发生穿孔的可能，因此在透视画面下确认有无穿孔就显得尤为重要。

一旦发现穿孔，应迅速进行 ENBD（内镜下鼻胆管引流术），并通过平扫 CT 明确腹腔游离气体及腹腔积液等征象。即使发现穿孔，也往往难以确定穿孔的具体位置，所以必须尽快进行 ENBD，以防止胆汁从穿孔部位漏出。多数穿孔经过保守治疗可以得到改善，但对于穿孔较大的病例，或者在保守治疗中腹部症状逐渐恶化的病例须考虑外科治疗。此时应与外科医生密切协作，制定最佳的诊疗方案。

3 小结

为了预防 EST 相关并发症，最重要的是做好术前准备，但这并不意味着能完全避免并发症的发生。因此，要做好 EST 相关并发症的预案，准备好各类器械，并与外科、放射科紧密合作。

■参考文献

[1] 良沢昭銘，他：EST 診療ガイドライン．日本消化器内視鏡学会雑誌，57：2721-2759，2015.
　　http://minds4.jcqhc.or.jp / minds / endoscopic-sphincterotomy / endoscopic-sphincterotomy.pdf

[2] 藤本一眞，他：抗血栓薬服用者に対する消化器内視鏡診療ガイドライン．Gastroenterol Endosc，54：2073-2102，2012.
　　http://minds4.jcqhc.or.jp / minds / gee / 20130528_Guideline.pdf

[3] Anderson MA, et al：Management of antithrombotic agents for endoscopic procedures. Gastrointest Endosc, 70：1060-1070, 2009.

[4] Boustière C, et al：Endoscopy and antiplatelet agents. European Society of Gastrointestinal Endoscopy（ESGE）Guideline. Endoscopy, 43：445-461, 2011.

[5] Freeman ML：Complications of endoscopic retrograde cholangiopancreatography：avoidance and management. Gastrointest Endosc Clin N Am, 22：567-586, 2012.

3 内镜下乳头大球囊扩张术（EPLBD）的技巧

明确球囊位置与"腰"的位置是操作中的关键点

竹中　完

如坐云雾

- 在 EPLBD 之前是否进行 EST？
- 不知道如何确定扩张的直径……
- "腰"无法出现于球囊的正中央……

拨云见日

- 最新的研究表明 EPLBD 之前无须进行 EST！
- 必须测定胆总管的直径。无法测定的情况下可用内镜的直径作为参考！
- "腰"形成的部位应位于乳头深部！

前言

2003 年 Ersoz 等报道了用内镜下乳头大球囊扩张术（EPLBD）治疗巨大结石及多发结石等较为棘手的结石病例，即利用口径较大的球囊（大球囊）对胆管开口部进行扩张，以排出结石。这一术式的出现极大影响了胆管结石的治疗策略。

由于 EPLBD 的出现，单纯 EST 难以治疗、有时需外科开腹手术干预的胆管困难结石也变得容易治疗。在综合多方面研究及报道后，GIE 于 2016 年刊登了 EPLBD 的国际共识与指南，随后在 2017 年日本消化内镜学会也发表了《EPLBD 诊疗指南》。《EPLBD 诊疗指南》中指出 EPLBD 的适应证为：**具有胆管扩张、单靠 EST 或 EPBD 难以取出的大型结石或多发结石**。另外，有报道指出 EPLBD 会增加远端胆管狭窄病例、无胆管扩张病例、急性胰腺炎病例、有出血倾向或服用抗血栓药物病例的穿孔与出血风险，认为这些病例属于 EPLBD 的禁忌证。虽然 EPLBD 是一项极具价值的技术，但与任何其他操作一样，术前应充分评估适应证。

本文将对 EPLBD 操作的技巧进行概述。

首先应进行胆管造影明确有无胆管狭窄，同时测量远端胆管的直径以及结石的直径。难以测定的情况可参考内镜镜身的粗细（约 11mm）进行估计。**若在造影后明确胆管狭窄，或者胆总管较细没有扩张，那么就不适合进行 EPLBD。**

完成测量后，就要根据病例选择在低压下就可进行扩张的 EPLBD 专用球囊导管。如胆管直径为 15mm，为了使扩张压尽可能低，应从 15mm 规格的扩张球囊开始逐级选择（如 15～18mm 等）。

目前已有大量研究（包括 meta 分析）涉及 EPLBD 之前是否需要进行 EST 这一问题，日本最新的多中心前瞻性 RCT 研究指出有无进行 EST 对 EPLBD 的治疗效果没有显著影响。因此，目前认为即使不做 EST 也可进行 EPLBD，但最好根据每个机构的实际情况制定具体的诊疗方案。笔者所在医院出于预防术后胰腺炎、确定扩张方向等目的，在条件允许的情况下就会进行 EST。

2 操作的实际情况

①沿着导丝向胆管内插入 EPLBD 专用器械。

➡ 现在各个公司都有自研的 EPLBD 大球囊，种类繁多。由于不同球囊之间的特性各异（**尤其是球囊的命名各不相同**），因而在使用前应仔细确认。

➡ 虽说大球囊是顺着导丝插入的，但还是要像插入直径较大且质地较硬的器械那样，**采用接近法缓缓插入**。需要注意，此时若将整个 EPLBD 球囊往外拉出，则可能会连同导丝也一并带出，有导致导丝从胆管滑脱的风险（图 1） 注意 。如果插入过于随意，则球囊的前端无法进入胆总管，这

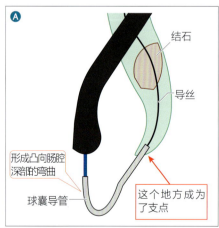
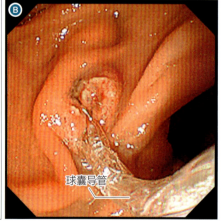

图 1 球囊导管形成凸向肠腔深部弯曲的原因

Ⓐ 球囊导管难以进入的原因是，球囊前端成为支点（➡），导致球囊容易形成凸向肠腔深部的弯曲

Ⓑ 发生弯曲的球囊导管

种情况下若前推球囊导管，则球囊会以其前端为支点，形成凸向肠腔深处的弯曲。因此要小心缓慢地插入球囊。插入球囊至其近端出现在视野中时，开始选择适合进行扩张的球囊位置。

②确定适合进行扩张的球囊位置。

➡ 如图 2B 所示，球囊导管轴与胆管轴相匹配的位置就是适合进行扩张的球囊位置。如图 2A 所示的位置，由于球囊导管轴与胆管轴不匹配，扩张时无法有效分散扩张压，就有穿孔的风险。随着扩张的进行，球囊会向着从胆管脱出的方向移动。为了构建合适的球囊位置，需要上推大旋钮，使内镜前端朝着趋向于日语假名"し"的形态摆动，同时稍稍前推内镜取直胆管轴，将球囊稍稍推出内镜，使球囊与导管之间成 90°夹角，以获得合适的球囊位置。

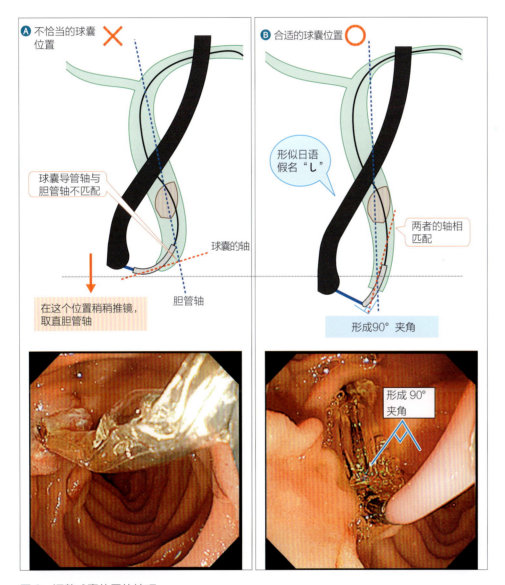

A 不恰当的球囊位置　✕

球囊导管轴与胆管轴不匹配

球囊的轴

胆管轴

在这个位置稍稍推镜，取直胆管轴

B 合适的球囊位置　◯

形似日语假名"し"

两者的轴相匹配

形成 90°夹角

形成 90°夹角

图 2　调整球囊位置的技巧

胆管轴与球囊导管轴不匹配（**A**）。使内镜形成类似日语假名"し"样的形态，稍稍前推，从而取直胆管轴。同时将球囊稍稍推出内镜，使其与连接段之间成 90°夹角，这样一来球囊导管轴便与胆管轴相匹配（**B**）

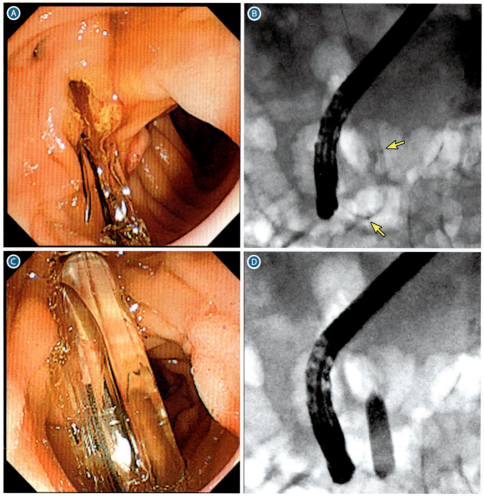

图3 球囊位置过浅导致 EPLBD 失败的病例 视频1

Ⓐ 从内镜画面上看似乎没什么问题，实际上这种情况扩张的是乳头的开口部
Ⓑ 透视下可见球囊的标记（➡），乍一看球囊似乎也处于合适的位置
Ⓒ 进行扩张时却发现球囊滑出
Ⓓ 透视下可见球囊位于十二指肠内

③透视下球囊的"腰"应处于合适部位。

➡ 在进行球囊扩张这个步骤上，最关键的一点就是透视下**球囊的凹槽（腰）不在乳头的开口处，而应该在更深一点的地方**。很多术者会下意识地将球囊的中央置于乳头的开口部，但透视下球囊形成的"腰"实际上是在乳头开口的深处。图3所示的就是将球囊的中央置于乳头开口处进行扩张的病例。在注入造影剂进行扩张后却发现"腰"出现在球囊的前端，同时球囊从乳头开口处滑出（视频1）。

那么球囊中央与乳头开口部之间的位置关系如何调整比较合适呢？近年来随着壶腹部解剖研究的深入，学界提出了远侧环结构/近侧环结构（distal ring/proximal ring）这一对概念（图4）。这个概念强调在扩张操作时，除了乳头开口（distal ring），还必须对肌层内的胆管口（proximal ring）进行扩张。回顾图3的病例，其失败的原因就是将球囊中央置于远侧环结构处。因此，要先预估近侧环结构所在的位置，然后将球囊往深处再插入一部分进行扩张，同时确认透视下"腰"的位置，这与 EPLBD 的成功密切相关（图5，视频1）。

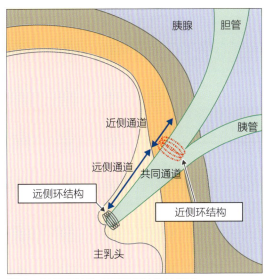

图4 远侧环结构 / 近侧环结构的概念

意识到形成"腰"的部位处于乳头更深处这一特点后，将球囊往深部推入少许，缓慢往球囊内注入造影剂使其充盈。这种情况下即使进行轻微扩张，"腰"部分也能清晰可见。明确"腰"结构后回抽造影剂使球囊收缩，再次调整位置后充盈球囊，反复调整后就可使形成"腰"的部位正好位于球囊中央 **拨云见日** 。

④进行球囊扩张。

➡ 当球囊处于合适的位置后，缓慢往球囊内注入造影剂充盈球囊，首先加压至2atm。如果选择的球囊直径与胆总管直径一致，则2atm的压强足以使"腰"消失。若"腰"没有消失，则意味着狭窄程度比较高。这种情况下，笔者所在医院会根据结石直径决定是否需要进一步扩张。也就是说，如果结石很大，接近于胆管的直径，那么扩张可能会不充分，所以笔者所在医院会将所选球囊继续充盈到爆破压为止。若"腰"仍未消失，就不再继续充盈。关于扩张的时间目前还没有一个明确的规定。国际共识指南推荐30~60秒。笔者所在医院一般在球囊"腰"消失后再维持扩张30秒左右。若在收缩球囊的过程中发现出血，则再次充盈球囊压迫止血1分钟。此时一定要拍摄整体的X线透视影像图片，明确无穿孔后，再进行后续的结石治疗。止血困难或出现消化道穿孔时，可进行血管栓塞止血或外科手术止血，**因此与外科、放射科保持密切联系与合作是非常重要的。**

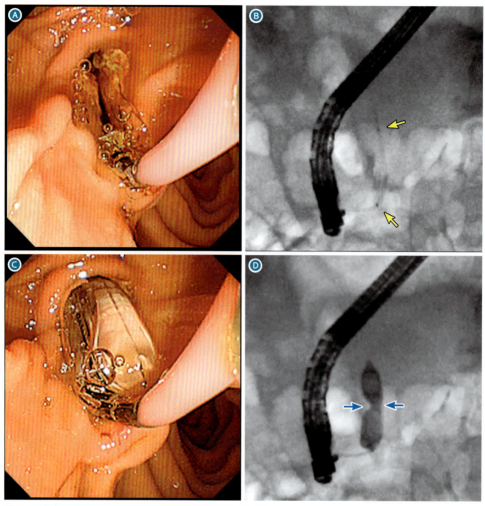

图 5 关注近侧环结构的情况下进行 EPLBD 视频1

Ⓐ 预估近侧环结构的位置，对球囊进行调整
Ⓑ 透视下可见球囊的标记（→）更靠近胆管侧
Ⓒ 即使进行扩张，球囊也不会从胆管滑脱
Ⓓ 明确"腰"结构（→），顺利完成 EPLBD

3 小结

EPLBD 是一项极具价值的治疗手段。"术前对适应证及禁忌证进行充分评估""理解近侧环结构的概念，将球囊调整至最佳扩张位置"是 EPLBD 操作中的两个关键点。希望本文所概述的各类技巧能有助于安全地进行胆管结石治疗。

■ 参考文献

[1] Ersoz G, et al：Biliary sphincterotomy plus dilation with a large balloon for bile duct stones that are difficult to extract. Gastrointest Endosc, 57：156–159, 2003.

[2] Kim TH, et al：International consensus guidelines for endoscopic papillary large・balloon dilation. Gastrointest Endosc, 83：37–47, 2016.

[3] 糸井隆夫，他：EPLBD 診療ガイドライン．Gastroenterol Endosc，59：337–365，2017.
https://www.jstage.jst.go.jp/article/gee/59/3/59_337/_pdf/-char/ja より閲覧可能

[4] Park SJ, et al：Factors predictive of adverse events following endoscopic papillary large balloon dilation：results from a multicenter series. Dig Dis Sci, 58：1100–1109, 2013.

[5] Kim JH, et al：Endoscopic papillary large balloon dilation for the removal of bile duct stones. World J Gastroenterol, 19：8580–8594, 2013.

[6] Kogure H, et al：Multicenter randomized trial of endoscopic papillary large balloon dilation without sphincterotomy versus endoscopic sphincterotomy for removal of bile duct stones：MARVELOUS trial. Endoscopy, 52：736–744, 2020.

[7] Sakai Y, et al：Endoscopic papillary large balloon dilation for bile duct stones in elderly patients. World J Clin Cases, 3：353–359, 2015.

4 胆管结石内镜下取石的基本操作

小瞧石头，吃尽苦头！伸展胆管，取直胆管轴！

竹中 完

如坐云雾

● 不太理解将结石从乳头取出的操作……（不就是直接拉出来的吗？）

● 网篮和球囊，哪个利于取石？它们种类繁多，该如何选择？

拨云见日

● 操作的关键就在于充分下压大旋钮＋推镜！

● 问题不在于网篮和导管本身，而应根据结石大小、形态、个数以及胆总管的直径、弯曲程度等因素进行选择！

前言

胆总管结石的治疗有"切石""除石""排石"等若干种名称。本文沿用《消化内镜学会术语集第4版》的内镜下结石取出术这一术语。另外一些相关术语如"除去（removal）""排出（extraction）""碎石（lithotripsy）"等也收录在术语集内。

1 成功取石的技巧

内镜下取石的效果如何，取决于能否在术前制定出"适合该病例的结石治疗作战方案"。

这里举个例子，假设必须要取出某个壶里的石头，但是又没有石头大小及数量等相关信息，那么首先该如何处理？恐怕大家首先会尝试摇晃壶体来确定石头是单颗还是多颗。接着通过窥视壶内的情况来明确结石的大小。若壶体较大也可将手直接伸入进行触摸；若石头大小适中且仅有1颗，则可用手直接取出；若石头过大无法取出时可以将其粉碎；若石头细碎繁多时可用手扒开分次取出；若石头过小从指缝中漏走，可将壶内石头倒出，用勺子在下方承接；若壶口过窄无法进入的就要想办法将壶口拓宽。

胆总管结石取石也类似！只不过与大小及形态各异的壶相比，胆总管的解剖基本上如同一条管道。首先要对其中的结石的形状、数量、大小进行评估，再根据结石的具体情况选择最合适的治疗方案。养成思考术前策略的习惯非常重要。

如果不在单一结石的取石诊疗过程中养成这样的思考习惯，那么遇到困难结石病例时一定会束手无策。在结石取石术中战无不胜的秘诀就是每次都一丝不苟地践行"术前结石评估"以及"结石治疗作战方案"。

总结起来一句话："小瞧石头，吃尽苦头。"

因此本文将对"术前结石评估"的方法及"结石治疗作战方案"的内容进行论述。

2　术前结石评估

前文列举的壶，其内部的情况难以预测，但胆总管结石的数量、大小、形态可以在术前评估。

1）腹部超声检查

约 98% 胆囊结石可以被腹部超声检查出来，但腹部超声对胆总管结石的诊断准确性只有 25%～75%，相对较低，约半数的病例无法得到明确诊断。但是超声检查可以判断有无胆管扩张及初步判断是否存在结石。

2）CT 检查

CT 检查可获得横断位（axial 断面）及冠状位（coronal 断面）成像。对于评估胆总管有无扩张、胆总管结石数量、胆总管结石大小等极具价值。但是利用 CT 评估结石时必须要充分考虑到结石成分这一影响因素。胆管及胆囊的结石，根据其组成成分不同，可分为以胆固醇成分为主的胆固醇类结石，以及以胆色素成分为主的胆色素类结石（胆色素钙结石、黑色素石）。胆固醇类结石又根据钙化的程度及样式，进一步分为纯胆固醇结石及混合性结石。

这些结石当中，不含钙成分的胆固醇类结石、胆色素类结石在 CT 上呈低密度的黑色，并非高密度的白色，与胆汁无法区别，故难以诊断。当怀疑胆总管结石，而在 CT 检查上却没发现结石时，就需要考虑有没有纯胆固醇类结石或胆色素类结石的可能，这一点相当重要（顺带一提，这种含有胆固醇成分的结石适合熊去氧胆酸的溶石疗法）。

表1　几种诊断胆总管结石的辅助检查的比较

	腹部超声	CT	MRCP	EUS
胆总管扩张	○	○	◎	○
胆总管结石	△	○	○	◎
胆囊结石	○	○	○	◎
注意点	可探查的范围比较有限	难以诊断胆固醇类结石及胆色素类结石	难以诊断大小不足3~4mm的结石	必须镇静

"○"表示该检查对该疾病敏感；"◎"表示该检查对该疾病极其敏感；"△"表示该检查对该疾病不太敏感。

3）MRI（MRCP）检查

结石在 MRCP 下呈现为胆总管内的充盈缺损像，也可用于诊断上述的纯胆固醇类结石及胆色素类结石，诊断价值极高，准确性达 95%。但是对于大小不足 3~4mm 的胆总管结石，MRI（MRCP）往往难以发现，诊断较为困难。

4）超声内镜检查（EUS）

EUS 可对乳头至肝门部的胆总管进行评估，可识别出体积非常小的结石。胆囊结石患者反复腹痛，在腹部超声、CT、MRCP 等检查均未发现结石而胆系酶谱出现异常改变时，部分病例通过 EUS，也可发现小结石，进而进行内镜下结石取出术。

临床医生需要根据实际情况灵活运用上述辅助检查，以达到诊断目的（表1）。

3　结石治疗作战方案

在术前评估结石的基础上，充分分析"如何拓宽胆管出口？"以及"选择哪种器械？如何取石？"这两个问题，并制定结石治疗策略。对于"如何拓宽胆管出口"，根据结石的大小和胆总管的直径，选择上述的 EST、EPBD 或 EPLBD。详情可**参照第3章第1、3节**，本文主要对"选择哪种器械？如何取石？"这一问题进行阐述。

取石的器械主要分为 2 种：球囊导管及网篮导管。必须充分了解它们各自的优势及局限性（图1）。

1）球囊导管

球囊导管最大的特点就是操作方便。将球囊置于结石上游并使其膨胀，然后只需将球囊外拉即可进行取石。

虽然不同公司生产的球囊导管的形状及性质各不相同，但根据球囊与注射腔的位置关系可分为 above 型以及 below 型 2 种款式（图2）。被问到在胆总管取石术中应该选择哪一款球囊时，笔者更倾向于选择 above 型，原因是**使用 below 型对胆管进行封堵造影时难以获得没有结石残留的影像学证据**。

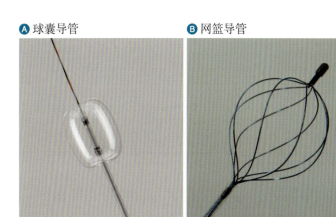

Ⓐ 球囊导管　　　　Ⓑ 网篮导管

图 1　取石时用到的导管

Ⓐ Fusion® Quattro® Extraction Balloon（图片提供：Cook Medical 公司）

Ⓑ 照片提供：Medico's Hirata

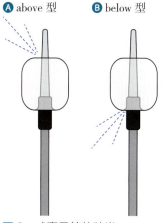

Ⓐ above 型　　　　Ⓑ below 型

图 2　球囊导管的种类

Ⓐ 开口位置位于球囊前端
Ⓑ 开口位置位于球囊后方

　　取石结束后须进行胆管造影，以明确有无结石残留，这一步非常重要。若选择 below 型球囊进行胆管造影，则要将球囊送至肝门部附近，经由球囊后方的注射腔对胆总管进行造影。若见到可疑残留结石的充盈缺损像，则可外拉球囊进行清理。然而在取石之前，大多病例往往已经进行了 EST、EPLBD 等针对乳头的处理，致使肠腔内的空气非常容易进入胆总管，尤其经过 EPLBD 操作后的病例，胆总管可在一瞬间充满空气。此时，上述的充盈缺损究竟是残留的结石还是空气就变得难以判断。另外，由于 below 型球囊头端无注射腔开口，球囊上游是否有结石残留也无法评估（图 3B）。

　　若使用 above 型球囊，将球囊送至肝门部附近，通过头端注射腔注射造影剂，同时将球囊沿着胆总管外拉，这样就可明确球囊上游有无结石残留（图 3A）。就算乳头进行过 EST、EPLBD 等处理，使用这种球囊也可排除空气干扰。

　　对于胆总管管径变化比较明显的的病例，可在维持球囊适当大小的情况下采用"缠绕法"取出结石（图 4，视频 1）。将球囊拉至胆管末端之后，就只需要从乳头取出球囊即可。

　　从这一步开始，就需要进行**"伸展胆管、取直胆管轴，确保器械顺利从乳头取出"**这一操作，这个操作技巧极为重要。由于球囊导管本身并没有抓取结石的功能，因此如果操作不当，结石很容易从球囊边缘逃逸并残留（详见下文）。

　　这种球囊导管虽然使用方便，但如果遇到直径超过 2cm 的大型结石，或结石较小但胆总管走行扭曲，或胆总管远端形成囊袋样结构的病例，则球囊取石较为困难，此时可考虑利用网篮导管取石（**参照第 3 章第 5 节**）。

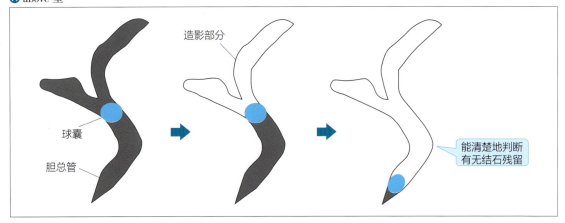

A above 型

造影部分

球囊

胆总管

能清楚地判断
有无结石残留

B below 型

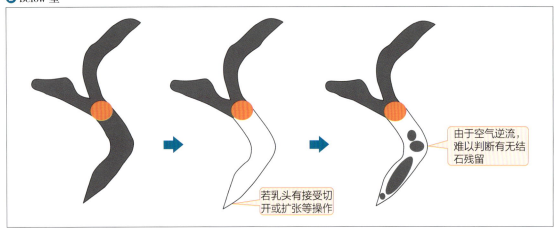

若乳头有接受切
开或扩张等操作

由于空气逆流，
难以判断有无结
石残留

图3　通过球囊导管确认有无结石残留

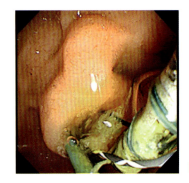

图4　缠绕法 视频1

选择哪种球囊导管？

尽管市场上各个制造商生产的球囊导管琳琅满目，但是球囊的选择取决于操作医生的个人喜好。但如果被问及在选择时应关注哪些地方，我的回答是球囊的特性及前端的形状。这些特点在每个公司的产品之间都不一样。了解自己所在机构的球囊导管的特性也相当重要。

笔者所在医院选择前端粗细与导丝比较接近的圆筒形球囊。

2）网篮导管

网篮导管最大的特点是对结石的"抓持"能力较强。网篮能否顺利地"抓持"结石取决于以下几项操作要点：

- 在合适的位置打开网篮。
- 在胆总管内旋转（取决于具体型号）。
- 取直胆总管。
- 在胆总管内变形以增大网篮金属丝之间的间隙。

首先要确保"在合适的位置打开网篮"。许多操作者或许没重视这一点，实际上，如果在不恰当的地方打开网篮，可能导致原本简单易取的结石变得极其难以处理。**最适合打开网篮的位置是结石的上游，将网篮置于结石上游是操作的关键。**

如图 5A 所示，如果网篮在打开前其中央（×部分）位于结石下方，那么在这个高度打开网篮，网篮就有可能将结石往上推挤。若结石体积较大，即使其受到网篮推挤，也不会被推到肝门部胆管，反而有可能顺利进入网篮内。但若结石体积偏小，打开网篮抓持结石的操作反而会将结石不断推向上游，一旦出现这种情况，结石治疗会立刻变得十分困难。

如果将网篮置于图 5B 所示的位置，即未打开状态下的中央部位位于结石上方，那么在打开网篮后，通过回拉网篮导管就可抓持结石。当然此时需要借助一些技巧使结石进入网篮，如通过内镜操作改变网篮的朝向或旋转网篮等。**如果不假思索地外拉网篮导管，则结石有可能会从网篮中滑脱。**此时应尽快关闭网篮，将其置于合适的位置后再重新打开。

就算是球囊导管取石失败的结石也可通过网篮抓取进而取出。但这种对于结石出色的抓持性能也意味着：**一旦结石进入网篮，若因为某种原因想要暂时将结石从网篮中释放出来，就会变得极为困难。**

如果前期没有根据结石大小对乳头进行充分预处理（如 EST 等），在遇到装有结石的网篮嵌顿在乳头处时，就会陷入极为被动的情况（相应对策可**参照第 3 章第 6 节**）。

因此，对于较大的结石，要充分做好 EPLBD，并首先尝试能否用球囊导管轻松地取出结石，若选择网篮，则推荐选择 EML。将网篮导管拉至胆总管末端后也仅需将其取出乳头即可，此时也要像球囊导管那样**"伸展胆管、取直胆管轴"**，从而经乳头取出器械。在使用球囊导管时，结石偶尔会从球囊旁间隙逃逸，而在使用网篮球囊时这种情况通常不会发生，但也正因如此，使用网篮导管更容易出现结石嵌顿，甚至穿孔等情况。

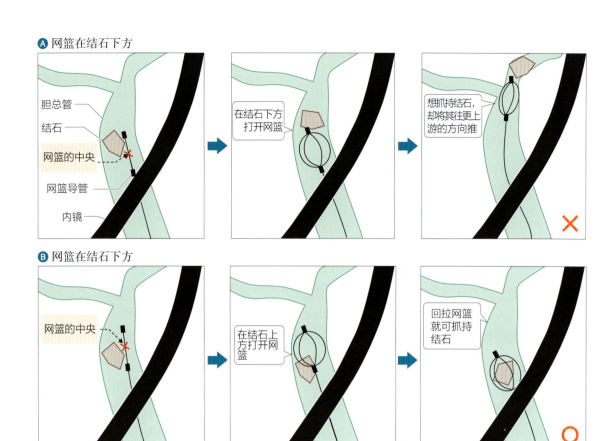

图5 打开网篮的位置

选择哪种网篮导管？

市面上也有各个公司生产的网篮导管（表2）。选择时应考虑网篮金属丝的数量、网篮材质以及形状。

网篮金属丝的数量越多，对结石抓取力越强，抓持的结石可以更可靠地取出，但也导致被抓持的结石难以从网篮中"释放"出来。金属丝数量较少时，网篮对结石的抓取力偏弱，但较容易"释放"结石。选择哪种类型的网篮有时候会让术者左右为难。若机构内提供多种型号的网篮，可根据结石的性质分别选择使用不同特性的网篮。对于只配备一种型号网篮的机构来说，多数情况下不得不选择四丝网篮，但无论如何都要避免结石的嵌顿。从这一点来看，熟悉自己所在机构的网篮导管的特点也相当重要。

4 伸展胆管、取直胆管轴，确保器械（结石）顺利从乳头取出的技术～理解2个关键手法的"含义"～

"从乳头取出结石"的操作有两个手法要点需要我们理解，即"取直胆管轴的同时将内镜连同结石一并拉出"与"上推大旋钮（down angle）的操作"。在这个过程中要求

表2　不同种类的网篮导管

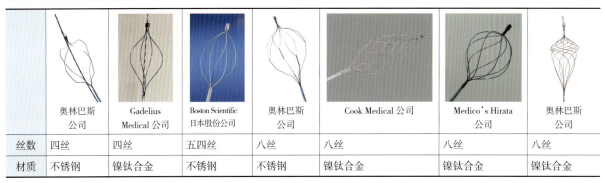

	奥林巴斯公司	Gadelius Medical 公司	Boston Scientific 日本股份公司	奥林巴斯公司	Cook Medical 公司	Medico's Hirata 公司	奥林巴斯公司
丝数	四丝	四丝	五四丝	八丝	八丝	八丝	八丝
材质	不锈钢	镍钛合金	不锈钢	不锈钢	镍钛合金	镍钛合金	镍钛合金

这两个操作有机结合。只有充分理解**"小幅度右旋镜身配合上推大旋钮，使镜身连同结石一并拉出"**这句话的精髓，才能成功取出结石。

1）容易混淆的要点

　　首先，你是否仔细揣摩过"镜身连同结石一并拉出"这句话？以图6A为例，单纯将镜身连同结石一并外拉貌似能将结石从乳头捞出。但这样做会使胆管扭曲，乳头开口所在的轴与胆管轴并不平行，在拉捞过程中会形成较强的阻力（图6B），穿孔风险极大，因此难以将一定大小的结石从乳头拉出。

　　其次，由于结石从乳头娩出的运动方向与胆管轴不匹配，仅通过上推大旋钮（down angle）的操作无法将结石取出（图6C）。即使强行取出结石，也可能因为轴没匹配或由于内镜头端顶到十二指肠壁，导致穿孔风险大大增加。因此本操作也难以使一定大小的结石排出胆管。

2）适宜的取石操作

　　下面将详细叙述从乳头取出结石的具体操作。

■ a）网篮导管的操作（视频2）

①尽可能将网篮导管往镜身内回拉。

➡注意到图7A、B之间的差别了吗？只要内镜与网篮之间还存在一点距离，即使往里送镜也无法取出结石。因此，需要将网篮充分拉入内镜，直到其近端的透视标记不可见为止。

②充分下压大旋钮及抬钳器

➡下压大旋钮有两方面原因。其一是，可以让内镜接近乳头，当镜身靠近乳头，同时将网篮尽可能拉近内镜时，内镜前端、网篮、结石三者可以形成一个牢固的"整体"。其二是，下压大旋钮可以为后续"上推大旋钮"的操作做铺垫。此时下压大旋钮的幅度越大，后续上推大旋钮的幅度也可以越大。假设你向上跳跃时，在没有蹲地的情况下能获得足够的离地高度吗？很显然，只有充分蹲地才能大幅度提升跳跃的高度。这里的下压大旋钮操作就如同后续上推大旋钮操作的一个"蹲地阶段"（图8）。最后，充分下压抬钳器可以使上述三者形成的整体更加稳固（图9）。

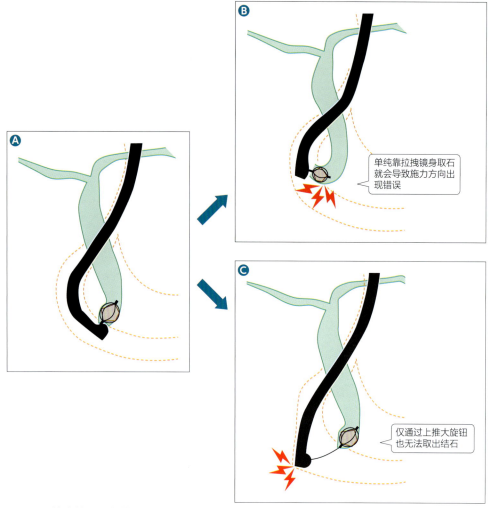

图6　不恰当的取石操作

③右旋镜身的同时将内镜往肛侧推送可取直胆总管。

➡到了取出结石这一步，为了使结石娩出的方向与胆管轴相匹配，需要取直胆管。多数病例可采用小幅度右旋镜身联合推镜的操作取直胆管。

➡即使这样还是无法取出结石，该怎么办？此时前文提到的"充分下压大旋钮"的潜在作用就开始显现出来了。即使内镜已经无法再向肛侧推镜，若此时将大旋钮上推，则可以获得一段移动距离，从而将结石取出（图10）。

若结石还是无法取出，就要考虑乳头处理是否不充分、结石是否过于坚硬、结石形态是否不规则等可能性，这时可调整下操作姿势休整一下。有时将镜身复位，准备将结石从网篮中释放，结果却发现无法释放，这就意味着结石可能嵌顿于网篮，一旦发生这种情况，处理起来就会非常棘手。为了避免出现这种情况，就需要仔细斟酌我在前文中所阐述的"结石治疗作战方案"里的内容。

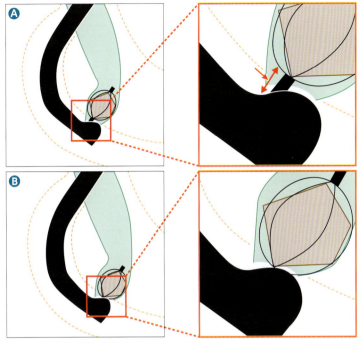

图 7　网篮与内镜的距离

Ⓐ 哪怕还留有一点距离，结石也难以取出
Ⓑ 使网篮充分靠近内镜，就可取出结石

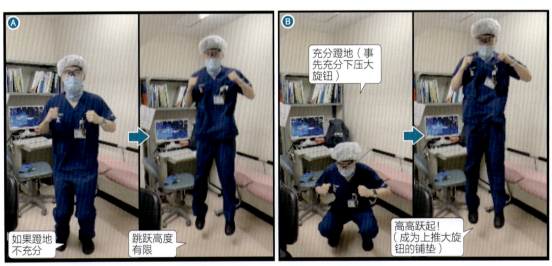

图 8　下压大旋钮操作就如同跳跃前的蹬地动作

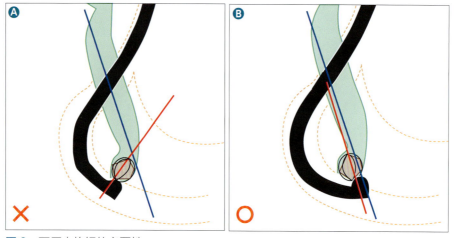

图9 下压大旋钮的必要性

Ⓐ 胆管轴（——）与向外拉网篮的运动方向（——）不匹配
Ⓑ 下压大旋钮并向肛侧推镜后，两者的轴相匹配

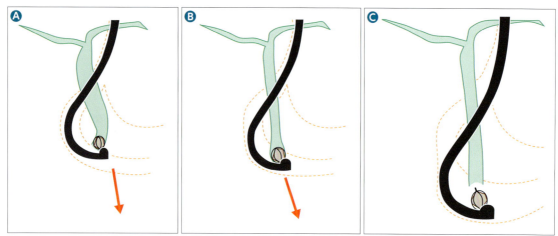

图10 利用网篮导管取石的基本操作

Ⓐ 将结石收入网篮，并外拉至胆管末端，尽可能将网篮拉近并贴紧内镜，然后下压大旋钮
Ⓑ 在透视下往肛侧推镜，使胆管朝着红色箭头（➔）方向"伸展"
Ⓒ 若上述步骤无法取出结石，可稍微上推大旋钮进一步取直胆管轴，这也属于基本操作

■ b）球囊导管的操作（视频3）

用球囊导管取石的操作要领也与网篮类似（图11）。即：

①要将球囊尽可能拉近、紧贴内镜（直至近端透视下标记不可见）。

②大幅度下压大旋钮。

③右旋镜身，同时推镜以取直胆管轴，从而取出结石（也需要适时地配合上推大旋钮操作）。

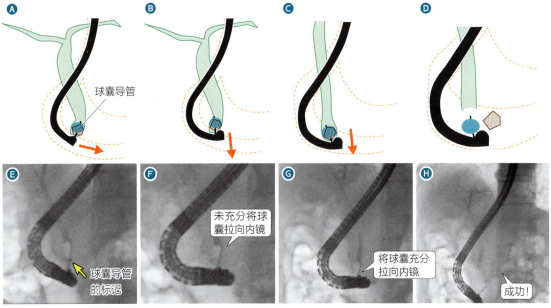

图11　利用球囊导管取出结石的基本操作

5 小结

　　本节从"小瞧石头，吃尽苦头！"切入，论述了胆总管取石术的基本操作。熟练掌握基本操作，从术前准备开始认真对待每个病例，这样就一定能提高取石的成功率。了解操作中每个动作背后的意义尤为重要，如为什么要通过操控内镜取直胆管、上推大旋钮的意义是什么等。

■参考文献

[1] Lauri A, et al：Endoscopic extraction of bile duct stones：management related to stone size. Gut, 34：1718-1721, 1993.

[2] Chang WH, et al：Outcome of simple use of mechanical lithotripsy of difficult common bile duct stones. World J Gastroenterol, 11：593-596, 2005.

[3] Siegel JH, et al：Mechanical lithotripsy of common duct stones. Gastrointest Endosc, 36：351-356, 1990.

[4] Jakobs R, et al：Fluoroscopically guided laser lithotripsy versus extracorporeal shock wave lithotripsy for retained bile duct stones：a prospective randomised study. Gut, 40：678-682, 1997.

[5] Neuhaus H, et al：Endoscopic lithotripsy of bile duct stones using a new laser with automatic stone recognition. Gastrointest Endosc, 40：708-715, 1994.

[6] Schreiber F, et al：Endoscopic intracorporeal laser lithotripsy of difficult common bile duct stones with a stone-recognition pulsed dye laser system. Gastrointest Endosc, 42：416-419, 1995.

[7] Kalaitzakis E, et al：Diagnostic and therapeutic utility of single-operator peroral cholangioscopy for indeterminate biliary lesions and bile duct stones. Eur J Gastroenterol Hepatol, 24：656-664, 2012.

[8] Maydeo A, et al：Single-operator cholangioscopy-guided laser lithotripsy in patients with difficult biliary and pancreatic ductal stones（with videos）. Gastrointest Endosc, 74：1308-1314, 2011.

[9] Seelhoff A, et al：Single operator peroral cholangioscopic guided therapy of bile duct stones. J Hepatobiliary Pancreat Sci, 18：346-349, 2011.

[10] Tsuyuguchi T, et al：Long-term follow-up after peroral cholangioscopy-directed lithotripsy in patients with difficult bile duct stones, including Mirizzi syndrome：an analysis of risk factors predicting stone recurrence. Surg Endosc, 25：2179-2185, 2011.

5 困难结石的应对策略

有备无患！时刻分析可能的原因及应对策略！

竹中　完

如坐云雾

● EML 网篮难以插入……

● 有时会漏看小结石……

拨云见日

● 利用"接近法"小心轻柔地插入 EML 网篮！

● 小结石可通过谨慎的造影进行定位，利用"啾啾"吸引法进行取石！

前言

　　尽管存在不少内镜下治疗难度较大的胆管结石，但它们可通过各式各样的胆胰内镜操作技术得到相应的解决。内镜下治疗困难的原因多种多样，大致可分为以下两类：①可以经乳头插管至胆管内，但由于结石原因（巨大结石，小结石、嵌顿结石）而无法完成治疗的病例；②肠道重建术后难以经乳头插管的病例。本节主要针对巨大结石、小结石的特点及相应的处理技巧进行解说（结石嵌顿请参照第 3 章第 6 节）。

1 结石太大无法取出！

1）针对巨大结石的策略

　　结石直径越大，就越难以通过取石网篮进行抓持，也就提高了内镜治疗的难度。为了避免术者仅凭经验进行操作，结果却发现结石比预期的要大，从而导致后续一系列问题的情况，最好每次都测量结石直径。若透视设备没有测量功能，可以十二指肠镜软性部的直径（11～12mm）为参照进行估测。

　　针对巨大结石的对策有 EPLBD（参照第 3 章第 3 节）、内镜下机械碎石术（EML）、ESWL、胆道镜下液电碎石术（EHL）/ 激光碎石术等，本文主要对最基础的 EML 进行概述。

2) EML

　　EML 网篮比普通的网篮导管强度更高，抓持住结石后，配合专用的碎石手柄，利用金属碎石鞘管就可以绞住结石并将其粉碎。这也是在 EPLBD 技术出现之前针对巨大结石的首选治疗方法。现在一些没有开展 EPLBD 的机构仍会选择 EML 进行治疗。即使在 EPLBD 之后使用网篮时，也建议使用 EML 网篮，**这样万一发生结石嵌顿也能对其进行碎石。**

■ a）实际操作

　　如果在 EST 或 EPLBD 之后仍无法插入 EML 网篮或难以插入，那么这种情况会比较危险。由于 EML 网篮前端强度较高，非常坚硬，所以即使按照与普通造影导管或网篮相同的插管感觉进行尝试也可能无法将 EML 网篮插入胆管内，而暴力插入则可能会由于 EML 网篮轴与胆管轴不一致而导致穿孔或诱发胰腺炎。需要注意的是，**EST 后发生的消化道穿孔大多不是 EST 本身造成的，而是 EST 后插入器械的手法不当造成的**（EPLBD 也是如此）。插入 EML 网篮的要点是"采用胆管插管的接近法"（参照第 2 章第 5 节）。

① 首先将 EML 网篮的前端稍稍从钳道口伸出，下压内镜大旋钮使其接近乳头，在轻轻贴近开口部上缘附近的同时使鞘管的轴与胆管轴相匹配，接着一点点将 EML 网篮插入胆管内。

➡ 正如**第 2 章第 7 节**中所述的那样，如果从一开始就使乳头"叼"住 EML 网篮前端，由于网篮轴与胆管轴不匹配，此时下压内镜大旋钮，产生的巨大压力就可能会造成穿孔。保证网篮前端处于尚未贴住乳头的位置开始接近是本方法最关键的要点（**图 1A**）。

② 往胆管内插入一定距离后，在某一点就不会再有阻力。如果到达这个位置，即使将视线转移到普通的内镜画面上继续操作也没有问题。

➡ 再次强调，像常规胆管插管那样与乳头保持适当距离（即处于所谓的中距离法镜身位置）进行插管是难以成功的，必须认识到这一点。
　EML 碎石器械中也含有导丝引导式的款式，但无论是否为导丝引导式，如果不谨慎操作就容易导致穿孔及术后胰腺炎（**图 1B**）。
　另外，EML 的插入手法与一些前端粗且硬的器械（活检钳、胆道镜、金属支架等）的插入方法有许多共同之处，所以请务必掌握。

③ 顺利插入 EML 网篮后，反复进行"抓持结石并碎石"这一操作。

➡ 成功抓持住结石的诀窍就是将网篮在结石上方展开。如果网篮在结石下方展开并上推就有可能会导致结石嵌顿于胆管，因此需要避免。如果反复碎石操作后 EML 网篮出现变形，则需进行手动塑形复位。

■ b）疗效与并发症

　　有报道指出 EML 治疗的成功率为 84% ~ 98%，器械导致的穿孔是一个常见且需要引起重视的并发症。乳头旁憩室及出血倾向明显的病例应该考虑 EPLBD。

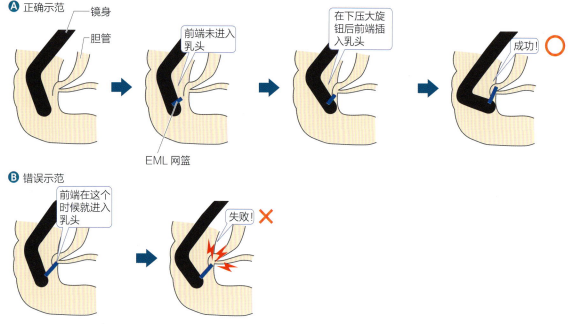

图1 EML 网篮（包括其他前端较硬的器械）的安全插管方法

Ⓐ 将网篮前端稍微伸出内镜钳道口，下压大旋钮接近乳头，轻轻贴近胆管开口上缘附近，使鞘管的轴与胆管轴匹配后一点点往胆管内插入

Ⓑ 如果一开始就将网篮导管前端抵在乳头附近，那可能就会因轴不匹配而导致穿孔。在前端未触及乳头的位置开始接近乳头是最关键的要点

2 结石太小，无法取出

胆总管内的小结石有时处理起来也会异常棘手。即使胆总管结石的体积很小，也有引起梗阻性胆管炎或胆源性胰腺炎的可能，因此小结石也需要得到确切妥当的治疗。

1) 无法辨认结石，已经确认的充盈缺损表现又消失不见

小结石有时会悬浮在胆总管内，而造影可能有导致其往肝侧移动的风险。为了确认结石的位置而无意识地从远端胆管末端进行逆行造影可能会使病情进一步复杂化，因而必须避免。多数情况下应从肝门部慢慢开始造影，但即便如此，在检查过程中有时也会出现原来可见的结石充盈缺损消失而无法定位的情况。

■ ＜对策＞

首先要牢记的是，虽然 ERCP 检查采用俯卧位，但患者的实际体位通常会稍稍偏向于左侧卧位，受重力影响，结石可能会向左肝内胆管末梢移动，由于结石处于末梢，造影就可能无法显示充盈缺损。有时可以通过将网篮导管插至胆管末梢来抓取结石，但脑海中要有"结石可能会向末梢移动"这一概念，即必须意识到这一隐患的存在（图2）。

此外，可以将肝脏侧已展开到一定程度的球囊导管快速回撤至乳头侧，形成的负压

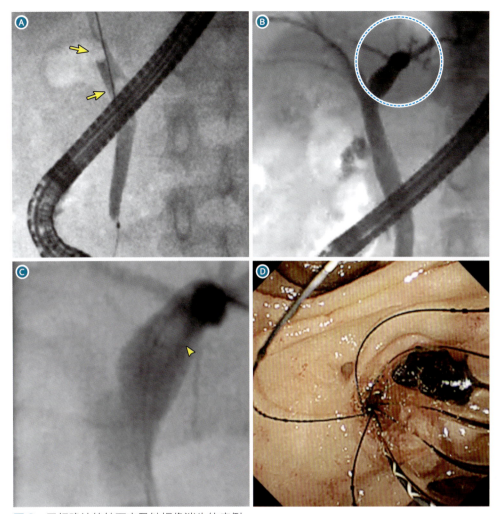

图2 已经确认的结石充盈缺损像消失的病例

Ⓐ 开始胆管造影时，可在胆总管内看到结石的充盈缺损像（⇨）

Ⓑ 然而在检查过程中充盈缺损消失，反复使用球囊进行造影及清理都未见结石排出，且无法明确结石位置。考虑到结石可能卡在左肝内胆管的末梢，于是就向该部位（◌）插入网篮导管并旋转网篮

Ⓒ 考虑到结石可能受重力影响往左肝内胆管末梢移动，将网篮导管插入末梢，并在该部位展开、抖动网篮，随后见到结石的充盈缺损表现（▷）。与此同时用网篮抓取到结石

Ⓓ 将网篮外拉到十二指肠肠腔内，可观察到小结石随之排出

会使已向末梢侧移动的结石重新向下游移动并显露出来。这个方法值得一试，但要避免粗暴操作。

2) 结石掉入囊袋，网篮难以套取

有些病例在远端胆管末端会存在类似憩室的空腔，这种空腔被称为囊袋，如果有小结石落入囊袋内，则有可能会加大治疗的难度（图3A）。如果用球囊导管反复清理仍未见结石排出，则需要考虑到该胆管存在囊袋、结石掉入囊袋中的可能性。

当囊袋处于胆总管切线方向时，在透视画面上较难辨认，因此当小结石无法取出

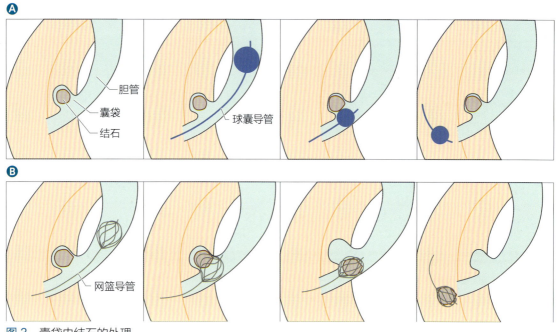

图 3　囊袋内结石的处理

Ⓐ 球囊导管反复清理也未取出结石
Ⓑ 网篮导管成功取石

时，要警惕有囊袋存在的可能性，这一点非常重要。

■ 对策

对于囊袋内结石，网篮导管的治疗效果优于球囊导管（图 3B）。能在胆管末端呈球状扩张且具有旋转功能的 Medi-Globe 八丝镍钛合金网篮（Medico's Hirata 公司，图 4A）是能够有效套取囊袋内结石的器械。另外，专门针对囊袋内结石的 VorticCatch V（奥林巴斯公司，图 4B）也是一款效果优良的网篮。

此外，利用网篮最大横径处将胆管开口部撑开，反复进行吸引可将小结石不断从被撑开的胆管开口吸入十二指肠肠腔内。笔者将这种方法命名为"啾啾"吸引法（"啾啾"为按压吸引按钮时的象声词）。这种方法有时能派上用场，作为一种可供选择的治疗手段，请务必掌握（图 5）。

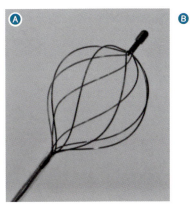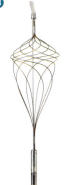

图4　有利于套取囊袋内结石的网篮导管

Ⓐ Medi-Globe 八丝镍钛合金网篮（图片提供：Medico's Hirata公司）

Ⓑ VorticCatch V（图片提供：奥林巴斯公司）

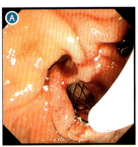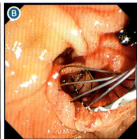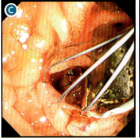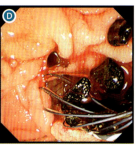

图5　"啾啾"吸引法

ⒶⒷ 在 EPLBD 扩张后的远端胆管末端展开网篮并缓缓外拉，不断进行调整，使得网篮最大横径部位处于胆管开口部

ⒸⒹ 在这种状态下，反复进行吸引（"啾啾"为吸引操作的象声词）可将小结石不断从被撑开的胆管开口吸入十二指肠肠腔内

3 小结

　　本节介绍了内镜下困难结石病例的特点及其处理的基本方法。了解形成困难的原因，掌握相应的处理方法，则大多困难结石病例都可以得到妥善处理。

■ 参考文献

[1] Lauri A, et al：Endoscopic extraction of bile duct stones：management related to stone size. Gut, 34：1718-1721, 1993.

[2] Chang WH, et al：Outcome of simple use of mechanical lithotripsy of difficult common bile duct stones. World J Gastroenterol, 11：593-596, 2005.

[3] Siegel JH, et al：Mechanical lithotripsy of common duct stones. Gastrointest Endosc, 36：351-356, 1990.

6 结石嵌顿的应对策略

要经常进行针对结石嵌顿的模拟演练！

竹中 完

如坐云雾

● 万一发生结石嵌顿该怎么办？

● 如何使用碎石器？

拨云见日

● 使用专门针对结石嵌顿的碎石器！

● 由于碎石器的使用频率较低，对术者而言较为陌生，故需经常进行模拟演练！

前言

结石嵌顿是一种棘手的状况，**在某些情况下可能需要外科手术干预**。结石嵌顿有两种类型：①三管汇合部的胆结石或 Mirizzi 综合征等解剖学原因所致嵌顿；②内镜操作过程中发生的医源性嵌顿。

解剖学因素所致的嵌顿结石基本上都属于外科手术的适应证，但这类手术的风险也比较高，最近有报道指出胆道镜下进行 EHL/ 激光碎石术对这类疾病有一定疗效。

内镜医生平时最常遇到的医源性结石嵌顿是由于胆管开口部的扩张程度相对结石而言不够充分所致，常见的情况是在网篮套住结石后尝试外拉，却因为结石嵌顿于胆管末端的开口部而无法将结石从乳头拉出。换句话说，无论结石大小如何，**如果所有病例都在乳头部进行 EPLBD，并使用能够在发生嵌顿时就可进行碎石的 EML 网篮，那么嵌顿风险会显著降低**。不过，EPLBD 也有风险，而且 EML 网篮的操作并没有想象的那么容易，所以要根据结石的大小和胆总管的直径来选择相应器械。有时候嵌顿可能会发生在术者随口一句"没有必要尽善尽美到那种程度……"的瞬间，即结石嵌顿往往发生在意想不到的时候，然而几乎没有内镜医生有过多次遇到结石嵌顿的经历，因此当遇到结石嵌顿时，术者可能会不知所措（如果您经历过多次结石嵌顿，那么其中一定有什么原因，您当务之急应该是找找这些原因）。

本文将对发生医源性结石嵌顿时的应对策略进行讲解。

1 基本对策

首先尝试是否能将结石推回胆总管，此时应调整内镜的镜身位置，使推动网篮的力的方向与胆管轴相互匹配。若能将结石推回胆总管，则尝试将结石从网篮中解套。如果能将结石上推至肝门部，然后充分张开网篮，将其压在肝脏侧胆管壁上使其变形，那么结石就有可能从中释放出来。一旦释放结石，那么就在顶住胆管壁的状态下缓缓将网篮收回鞘管内，如果顶在胆管壁上的力度不够，那么释放出来的结石可能会有再次落入网篮内的风险，所以务必要使网篮导管处于顶在胆管壁的状态下将其收回鞘管内。

如果无论如何也无法将结石推回胆总管内，或者即使推回了也无法将结石从网篮中释放出来，那么这种情况就称为网篮嵌顿，可以尝试用碎石器解除嵌顿。

2 使用碎石器（Lithotriptor）解除嵌顿

常规的网篮导管无法解除嵌顿，或者说无法碎石，其原因在于**网篮导管的外壳不够坚硬，无法与结石的硬度抗衡**。如果将原来的外壳替换成更加坚硬的材质，并且拧紧网篮的金属丝，那么就能粉碎结石，从而解除嵌顿。碎石器（Lithotriptor）就是为解除嵌顿而生产的专用器械（图 1，图 2）。

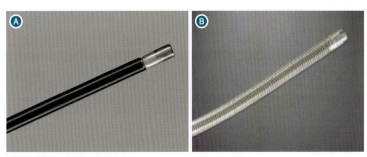

图 1 两种不同的碎石器

Ⓐ 可以经内镜钳道插入的碎石器（Conquest TTC®）

Ⓑ 经口插入的碎石器（Soehendra®）

（ⒶⒷ 照片均由 Cook Medical 公司提供）

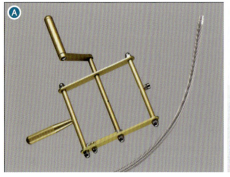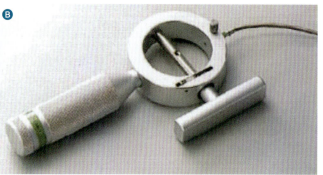

图 2 碎石器配备的手柄

Ⓐ Soehendra® Lithotriptor handle（照片提供：Cook Medical 公司）
Ⓑ BML–110 A–1（照片提供：奥林巴斯公司）

①剪断网篮导管。

➡ 在网篮导管连接把手之前先用尖嘴钳或斜口钳将其剪断（图 3），然后将网篮的外壳剥离，裸露出内部的金属丝，由于后续需要将金属丝缠绕在手柄上，因此在剪断导管时要尽量留有充分的长度。

②将金属丝穿过碎石器的鞘管，再将碎石器鞘管插入内镜钳道孔，将其送到嵌顿部位（图 4）。

➡ 内镜直视下插入的碎石器相对比较安全，如果是经口型碎石器则需要在透视下边观察边插入。

③将金属鞘管固定在把手上，转动手柄的把手收紧金属丝并碾碎嵌顿结石（图 5）。

简而言之，**碎石器就是将普通的网篮导管"变身"成能够粉碎坚硬结石的器械，它装配有可以碾碎坚硬结石的硬质鞘管以及可供网篮金属丝缠绕的手柄**（图 6）。如果充分理解上述内容，就不会在发生结石嵌顿时不知所措。换句话说，要想套上坚硬的鞘管，就必须将网篮的金属丝暴露出来，这就是步骤①的程序，插入坚硬的碎石鞘管就是步骤②、转动把手收紧金属丝就是步骤③的程序。

碎石器的种类

日本目前使用的碎石器有 3 款，分别是 Conquest TTC®（图 1A，长 170cm，鞘管外径 2.6mm，Cook Medical 公司），Soehendra®（图 1B，长 82cm，鞘管外径 4.2mm，Cook Medical 公司），BML–110A–1（长 90cm，鞘管外径 3.9mm，奥林巴斯公司）。碎石器有经内镜钳道与经口插入两种类型。

ConquestTT® 可在内镜直视下进行碎石处理，相对于经口插入型碎石器更为安全，但碎石效果略逊一筹。Soehendra® 以及 BML–110A–1 虽然具有足够的碎石力度，但由于属于经口插入碎石器，需在透视引导下谨慎插入而无法在内镜直视下插入，因此在穿过乳头时要格外注意。

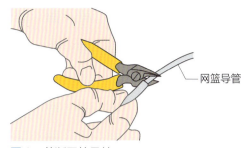

图 3 剪断网篮导管

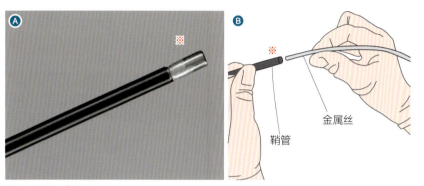

图 4 插入碎石器

🅐 碎石器鞘管（Conquest TTC® 图片提供：Cook Medical 公司）

🅑 将金属丝穿过鞘管

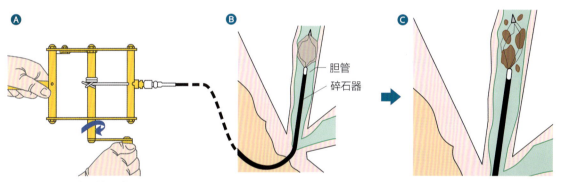

图 5 碎石器碎石的示意图

将鞘管固定在手柄上，旋转把手（🅐），形成强劲的拉力回拉网篮，进而顶到金属鞘管粉碎结石（🅑🅒）

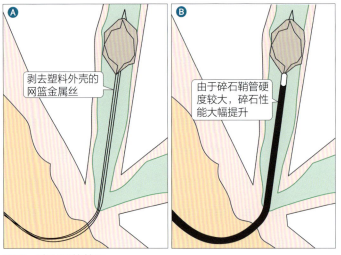

图6 碎石器的效果

3 小结

　　本节概述了医源性结石嵌顿的处理对策。重要的是，要明确自己所在机构的碎石器的种类，为了应对将来可能发生的网篮嵌顿，需要在平日里就掌握这种处理方法并定期复习，说不定下一个结石病例就有可能是嵌顿病例！只有抱着"为了避免失败而不懈怠每一天的练习"的态度，才能自信地喊出电视剧中"绝对不会失败"这样的豪言壮语。

■参考文献

[1] Tsuyuguchi T, et al：Long-term follow-up after peroral cholangioscopy-directed lithotripsy in patients with difficult bile duct stones, including Mirizzi syndrome：an analysis of risk factors predicting stone recurrence. Surg Endosc, 25：2179-2185, 2011.

7 关于塑料支架选择、留置的基础知识

你能说出自己机构中 PS 的全部特点吗？请结合实际病例进行选择！

竹中 完

如坐云雾

- 猪尾巴型和直型 PS 哪个较好？
- 无法顺利地留置猪尾巴型 PS······

拨云见日

- 不是纠结于"选哪个 PS 较好"，而应该考虑"这个病例适合哪种 PS"！
- 留置猪尾巴型 PS 是由其卷曲部长度和胆管形状共同决定的！

前言

1980 年，Sohendra 等首次提出了在梗阻的胆管中置入塑料支架（plasticstent；PS）进行引流的概念。令人惊讶的是，当时报道的 PS 前端已经设计成猪尾巴型，回头看看40 年后的现在，主流的 PS 也就只有猪尾巴型和直型两种，这里不得不佩服前人的伟大。目前我们主要根据疾病的类型选择这两种类型的 PS。

直型与猪尾巴型各自的优点、缺点见表 1。本文将对这些 PS 的特点进行介绍。

1 直型 PS

直型 PS 可以较为容易地笔直插入，且能够回拉，这是它最大的优点。但是要提前预估 PS 长度，在开始留置 PS 后才意识到支架长度不合适的情况不应该发生。

在已经留置直型 PS 的情况下，当接近胆管拔出 PS 时，可采用"圈套器跨越导丝（Snare over the guidewire；SOG）"法。圈套器跨越导丝是一种将导丝穿过待拔除 PS 的管腔，留置在引流区域（图 1A、B，视频 1），然后使圈套器前端打开的环沿着导丝插入并套住 PS，从而拔除 PS 而使导丝留在原位的手法（图 1C、D）。这种手法尤其适用于那些好不容易将 PS 留置在某个引流区域，且想要死守该引流路径的病例。笔者研究发现本手法特别适用于肝门部狭窄的病例。

表 1　直型与猪尾巴型 PS 的特点

	直型	猪尾巴型
	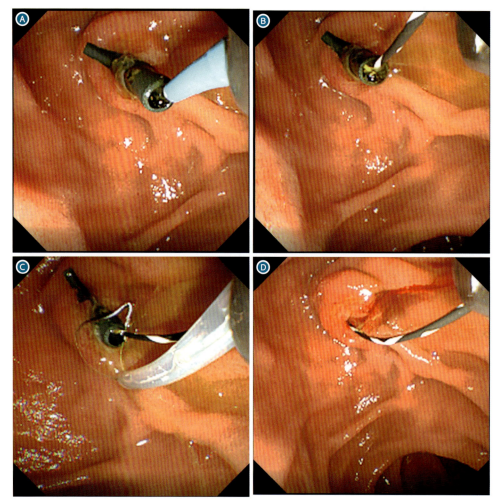	
优点	●容易插入 ●能够回拉 ●可反复操作	●不会异位 ●与对侧肠壁接触较为柔和
缺点	●有脱落风险 ●有异位风险 ●前端有损伤肠道风险	●留置支架需要一定技巧 ●厂商间生产的支架的襻曲长度各不相同 ●多无法回拉

图 1　圈套器跨越导丝法 视频 1

Ⓐ 将导丝穿入直型 PS 的管腔
Ⓑ 将导丝留置于引流区域
Ⓒ 将圈套器前端的环顺着导丝插入，套住 PS
Ⓓ 将导丝留在原位，仅拔除 PS

而直型 PS 具有脱落、异位的风险（图2），当 PS 的十二指肠侧出现大幅度脱出时，PS 的前端有可能会造成肠壁溃疡或穿孔。尤其在**狭窄程度较轻的良性狭窄病例中，更应警惕这一风险**。

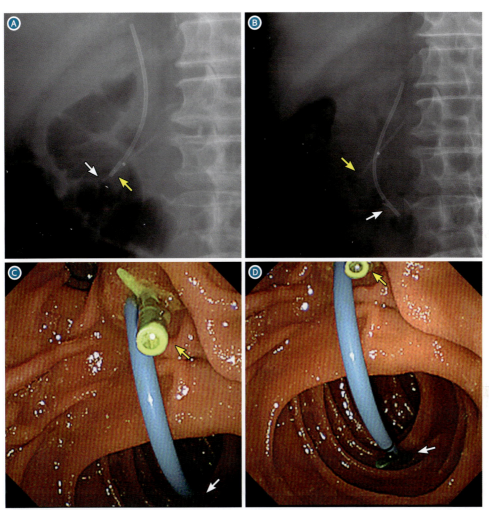

图2　直型支架的脱出

⇨：胆管 PS；⇨：胰管 PS
Ⓐ 胆管 PS 与胰管 PS 的前端处于同一位置（留置时）
Ⓑ 1 个月后，胆管 PS 脱出（两者前端处于不同位置）
ⒸⒹ 胆管 PS 的前端脱落到水平部

2 猪尾巴型 PS

猪尾巴型 PS 发生脱落、异位的风险较低，与对侧肠黏膜的接触也相对柔和。虽然无法回拉是传统猪尾巴型 PS 的缺点，但近几年也有开发出可供回拉的猪尾巴型 PS，笔者所在的医院也在使用。

与直型 PS 相比，猪尾巴型 PS 在留置时需要一定技巧，因此必须掌握。首先需要充分理解"经由导丝插入内镜的猪尾巴型 PS 是通过内套管强行取直的"这一关键点。猪尾巴型 PS 有自发卷曲的倾向，在其内部置入内套管后可强行使其处于伸展取直的状态。在 PS 插入胆管进行留置时，首先要拔出内套管，**此时支架中就只剩导丝，取直支架的力度也随之减弱，因而支架会有自行卷曲的倾向**，但是导丝硬性部分的硬度仍强于猪尾巴型 PS 自发卷曲的力度，因此支架并不会明显卷曲（图 3A，视频 2）。然而一旦导丝的软性部分经过此部位时，支架卷曲的力度就会占据上风，于是支架就会自发卷曲（图 3B）。理解这个要点后猪尾巴型 PS 的留置就会容易许多，否则就可能难以按照预期留置猪尾巴型 PS。

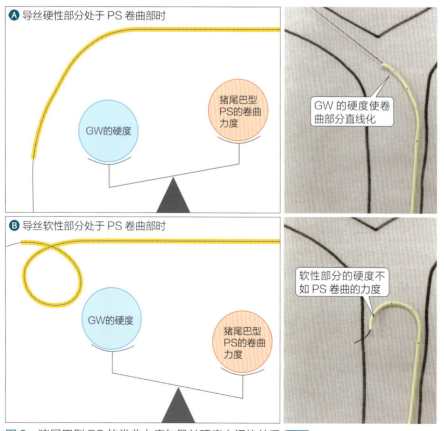

图 3　猪尾巴型 PS 的卷曲力度与导丝硬度之间的关系 视频2

GW：导丝

不同厂商的猪尾巴型 PS 卷曲部分的长度、半径、强度各不相同，也就是说不同厂商的猪尾巴型 PS 发生卷曲的力度也各有差异，因此在选择不同卷曲力度的猪尾巴型 PS 方面也大有学问。若在明显弯曲的胆管中置入卷曲力度较大的 PS，则有可能会导致 PS 与胆管"打架"或错位，若在无明显弯曲的胆管内置入卷曲力度较小的 PS，则有可能会因为无法形成有效襻曲而致使支架脱出。

如果选择不当，就无法达到满意的引流效果，因而必须根据病例的具体情况选择合适的 PS。例如图 4A 的病例要求将支架留置于胆总管内，此时应该选择卷曲部分较小的 PS，以图 4B 这样的状态留置于胆管内，如果选择半径较大的型号，那么 PS 就难以顺利在胆总管内形成襻曲（图 4C）。而对于像图 4D 这样的病例，需要将支架跨过狭窄段，以大圆弧的形态留置于肝内胆管末端，此时就要像图 4E 那样选择半径较大的型号，若选择半径较小的型号，则因支架有形成小襻曲的倾向而无法在胆管内形成大圆弧（图 4F）。

在确定支架长度时必须考虑到卷曲部分的长度。同样是 7Fr 7cm 的猪尾巴型 PS，其伸展后的长度也大不相同。**你能说出自己机构所使用的猪尾巴型 PS 卷曲部分的长度吗？若说不出来则意味着你可能并没有真正根据病例选择合适长度的支架。**

在选择 PS 时，脑海里就要想象出支架最终放置后的形态，并据此选择合适的型号。如果自己所在机构并没有太多型号的猪尾巴型 PS（或者仅有一种型号），那么事先熟悉支架弯曲部分的大小及长度等参数，以及这种猪尾巴型 PS 适合怎样的留置方法等信息就显得极为重要。

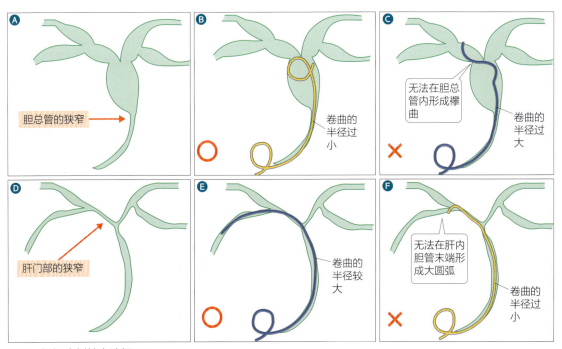

图 4　根据病例特点选择 PS

Ⓐ ~ Ⓒ 远端胆管狭窄
Ⓓ ~ Ⓕ 肝门部胆管狭窄

3 内置型支架 (inside stent)

近年来，除了直型 PS 与猪尾巴型 PS 之外，内置型支架（inside stent）也成为一种选择。内置型支架采用以保留乳头功能为目的的留置方法，具有防止十二指肠液反流进入胆管以及避免食物残渣附着、能够取出 / 交换、易于多根留置等优点。

内置型支架起初用于临床研究，是由各个机构独立研发的器械，但现在已经商品化。内置型支架与猪尾巴型 PS 类似，其工作长度及形状的评估较为烦琐，并且取出支架的难度较大，需要掌握一定的技巧。内置型支架的弯曲角度与长度这些参数是固定的（图 5）。每个产品在出厂时其肝侧的长度就已经固定。因此，对于狭窄段较长的病例来说，可能会出现无法将内置型支架留置到待引流区域的情况，这一点需要引起关注。

与猪尾巴型 PS 一样，内置型支架在选择前也要先在脑海里想象出支架最终留置后的形态。

此外，内置型支架内留有长线以用于取出支架。虽然在更换时只需夹住长线就能取出支架，但由于线本身长且细，有时会出现难以拔出支架的情况。此时可尝试旋转法，即使用具有旋转功能的钳子夹住长线，旋转钳子使线缠绕于钳子前端，这样就能较为容易地取出支架。

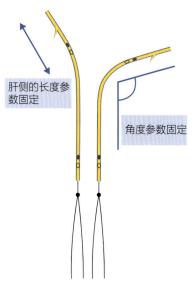

肝侧的长度参数固定

角度参数固定

图 5 内置型支架的特点

4 小结

再次强调，为了合理使用 PS，要充分了解自己所在机构 PS 的性状及特点。这些 PS 在什么情况下能发挥最佳性能，在什么情况下难以发挥作用，这些情况都要了然于心，这是顺利留置 PS 的诀窍。

■ 参考文献

[1] Soehendra N & Reynders-Frederix V：Palliative bile duct drainage- a new endoscopic method of introducing a transpapillary drain. Endoscopy, 12：8-11, 1980.

[2] Fujita N, et al：Snare-over-the-wire technique for safe exchange of a stent following endosonography-guided biliary drainage. Dig Endosc, 21：48-52, 2009.

[3] Yoshida A, et al：Usefulness of the Novel Snare-over-the-Guidewire Method for Transpapillary Plastic Stent Replacement (with Video). J Clin Med, 10：2858, 2021.

[4] Liu Q, et al：Feasibility of stent placement above the sphincter of Oddi（"inside-stent"）for patients with malignant biliary obstruction. Endoscopy, 30：687-690, 1998.

[5] Hisatsune H, et al：Endoscopic management of biliary strictures after duct-to-duct biliary reconstruction in right-lobe living-donor liver transplantation. Transplantation, 76：810-815, 2003.

[6] Kurita A, et al：Endoscopic stent placement above the intact sphincter of Oddi for biliary strictures after living donor liver transplantation. J Gastroenterol, 48：1097-1104, 2013.

[7] Sasahira N, et al：Endoscopic management with inside stent for proximal benign biliary stricture after laparoscopic cholecystectomy. Dig Endosc, 24 Suppl 1：59-61, 2012.

8 异位塑料支架的应对策略

具备一定知识，就一定能回收异位支架！

竹中 完

如坐云雾

● 不知道该如何取出异位 PS……

● 就算已经"抓住"PS，有时也无法将其从乳头中取出来……

拨云见日

● 总之要想办法先使 PS 前端从乳头中出来！

● 若条件允许，可事先对乳头进行 EST 或 EPLBD！

前言

在对胆管 / 胰管狭窄的病例留置塑料支架（plasticstent；PS）时，往往会遇到支架发生异位脱落甚至异位进入胆胰管内等情况。支架脱落时，可以尝试再次留置。

异位进入胆胰管的支架会向着狭窄部位的上游移动，因而会导致支架的下端（近端）也进入胆胰管内，导致内镜下无法辨认。如果不及时处理，异位支架可能会导致感染、穿孔，甚至可能会成为异物残留于体内，因此需要回收支架并重新留置。然而，目前用于回收异位支架的专用器械非常少，往往只能依靠其他非专用的器械进行处理，因此常常会遇到不少困难。

笔者将结合自身经验以及既往研究报道，阐述异位进入胆胰管的 PS 的处理方法。

1 胆管内异位支架的处理

1) 异位的发生率与原因

PS 异位进入胆管的原因，可归纳为**术者方面的原因和患者方面的原因**。

只有根据病例特点选择与之对应的器械（**参照第3章第7节**），并利用娴熟的技术插入 PS，才能使其成功留置。如果没有事先对这些因素进行分析讨论，仅凭操作中的判断进行器械选择，就有可能造成 PS 留置不当，出现 PS 异位等情况，这就是术者方面的原因。

有报道指出胆管内 PS 异位的发生率为 1.7%～10%，有报道指出，PS 在恶性胆管狭窄中多向胆管内发生异位，而在良性狭窄中则多向十二指肠肠腔侧异位，也有报道表明支架异位多见于胆管癌，其原因是恶性狭窄的狭窄程度比良性狭窄更高。虽然这些属于患者方面的因素，但对于预计发生异位风险较高的病例，在术前就应对选择哪种 PS 进行充分讨论，最应该避免的是术者方面因素导致的 PS 选择错误。每次术前都请问问自己"选择这个 PS 是否合适？"。如果遇到难以把握的情况，选择可以回拉的 PS 也是一种办法。

另外，在回收异位 PS 后，重新留置的 PS 若与前次完全一样，则有可能会再次出现异位（见后文）。若是因为 PS 长度不够而发生的异位，则重新留置时应选择长度更长的 PS；若直型 PS 发生异位，则应选择猪尾巴型 PS。此时还需考虑胆管解剖学结构，以及 PS 应留置在胆总管还是肝内胆管内，并据此选择合适大小及形态的 PS。

2）胆管内异位 PS 的回收方法

胆管内异位 PS 内镜下回收成功的关键取决于以下 4 点：

①不同病例的胆管的狭窄程度及其与 PS 之间的位置关系。

②针对狭窄远端的胆管直径选择合适的回收器械。

③术者是否能掌握各种回收方法的理论与技术要点。

④是否有对乳头进行处理。

下面将对具体的回收器械及使用方法进行说明。其中最重要的一点在于，即使无法完全取出 PS，也要尝试各种方法，使"PS 的近端尽可能移动到内镜下可以辨认的地方（哪怕移动一点点），这样才能为活检钳取出支架创造可能"（图 1）。当然如果事先通过 EST 或者 EPLBD 扩张乳头开口部，则取出成功率会更高。

抱着"不管怎样，只要能让 PS 从乳头出来哪怕一点也好"这样的态度尽量尝试吧。

■ a）使用球囊导管回收异位 PS

最可靠的方法是将导丝穿过 PS 内腔，随后在导丝引导下使球囊通过 PS 内腔，在 PS 上端或其腔内充盈球囊，然后连同 PS 一起往十二指肠肠腔侧拖拽（图 2A、B）。应选择前端尖细，穿透性较强的球囊导管。球囊前端有时会卡在 PS 内无法拔出，这种情况不用充盈球囊，只需直接拖拽导管就可以实现 PS 回收，操作难度反而有所下降。

对于 7Fr 的异位 PS 来说，如果它处于明显狭窄的胆管中，或者与胆管轴偏离较为明显，则导丝会难以通过 PS 内腔。这种情况下可尝试在 PS 下端附近充盈球囊后将其往十二指肠肠腔内拖拽，往往会有一定效果（图 2C），但这要求 PS 下端所处的胆管存在一定空间可供球囊充盈。

若胆管空间不够或 PS 下端位于胆管狭窄部，则可将球囊导管插入上游扩张的胆管中，在 PS 上端充盈球囊后再往十二指肠侧拉拽（图 2D）。若 PS 上端异位到肝内胆管分支的深部或狭窄部位难以通过时，球囊导管就不再适用，可以考虑使用下文中其他的器械。

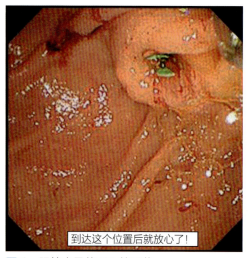

到达这个位置后就放心了!

图 1　胆管内异位 PS 的回收

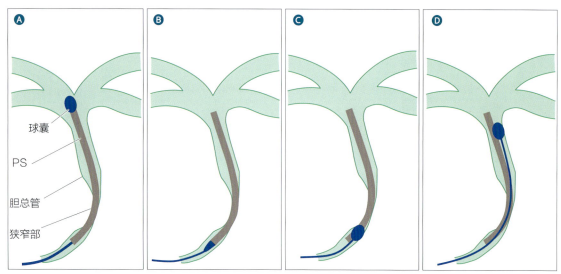

图 2　利用球囊回收胆管内异位 PS 的不同形式

Ⓐ 在 PS 的远端充盈球囊回收 PS
Ⓑ 在 PS 内充盈球囊回收 PS
Ⓒ 在狭窄部的近端充盈球囊回收 PS
Ⓓ 在狭窄部的远端充盈球囊回收 PS

■ b）使用网篮导管或圈套器回收异位 PS

　　网篮导管或圈套器多用于球囊导管难以完成回收的情况，它们可直接"抓持"PS 完成回收。在综合考虑异位 PS 的位置、狭窄程度、PS 下端区域的胆管直径等因素后，再判断器械的抓取位置是在 PS 的上端还是下端。

　　网篮导管因为其形状记忆的特性，具有良好的扩张力及旋转功能，导丝引导下插入的八丝网篮（参照第 3 章第 7 节），能够有效地套取异位 PS（图 3，视频 1）。在 PS 下缘再偏下一点的位置展开网篮也是一个重要的技巧。胆管直径较大时可将网篮导管抵在

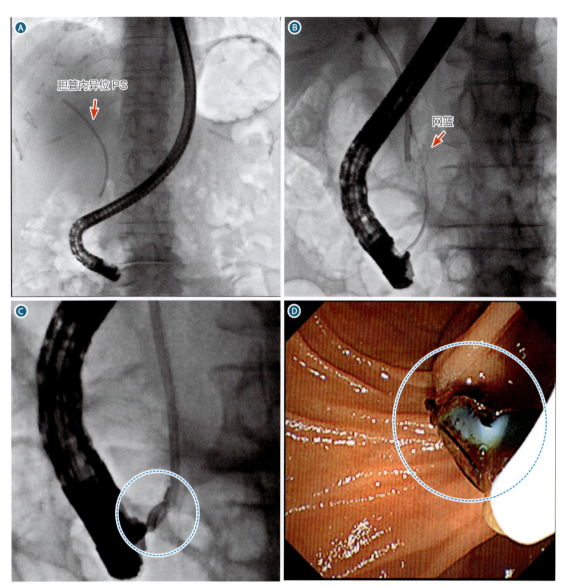

图 3　利用网篮导管回收异位 PS　视频 1

Ⓐ 直型 PS 发生异位
Ⓑ 将八丝网篮导管插入 PS 下端，旋转网篮使 PS 进入其中
Ⓒ 将网篮向外拉拽，从而回收异位支架
Ⓓ 在内镜画面上再次确认

胆管壁上，使网篮部分变形从而套取 PS。

在使用圈套器回收 PS 时，尽管半月形圈套器或徒手塑形的圈套器能较为容易地套取 PS，但由于整个套取过程在 X 线透视画面上难以辨认，因而笔者所在医院几乎不怎么使用。

■ c）使用异物钳或活检钳回收异位 PS

对于直径较粗的 PS（8.5Fr 或 10Fr），往往可选择异物钳或活检钳进行回收。使用钳子直接夹住 PS 下端或支架侧翼就可回收，虽然看起来非常简单，但即使 PS 下端和钳子在透视画面上看起来处于同一高度或者位置相匹配，实际上两者的位置或多或少也都存

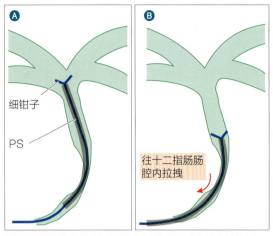

图 4　用细钳子回收胆管内异位 PS（8.5Fr/10Fr）

Ⓐ 使细钳子从 PS 内部通过，在支架上端打开

Ⓑ 保持这种状态轻柔地向十二指肠侧外拉

在偏离，所以这种回收方法操作难度较大。钳子在太粗的胆管内会难以与 PS 保持准确的位置关系，而在较细的胆管内又无法充分打开，难以夹持住 PS。

一种比较可靠的方法是使用胆管专用的细钳沿着 PS 内腔直接插入，并在其上端打开，然后以这种状态将 PS 向十二指肠肠腔侧拉出（图 4）。

但是要将细异物钳或细活检钳穿过 PS 内腔就无法依靠导丝，只能在 X 线透视下进行，对于 7Fr 的 PS 来说就非常困难，如果强行操作可能会将 PS 推往更深处，导致情况进一步复杂化，必须引起注意。对于 8.5Fr 或 10Fr 等直径较粗的异位 PS 或者胆管与 PS 同轴的病例，如果能顺利往 PS 内腔插入钳子，则可尝试这种方法，否则应考虑其他回收方法。

■ d）使用 Stent Retriever 回收异位 PS

Stent Retriever 是经导丝引导，从 PS 下端以钻头螺旋运动的形式钻入 PS，使其与 PS 形成较为牢固的整体后进行回收的专用器械。如果 PS 内腔能通过导丝，那么这种方法是一种不错的选择。

但请注意，必须根据 PS 的直径选择不同尺寸的 Stent Retriever。例如，**选择 7Fr 的 Stent Retriever 就无法与 10Fr 的 PS 实现一体化**。

Stent Retriever 的优势在于器械本身不需要完全通过 PS 内腔，但如果它与异位 PS 的轴不匹配，无论如何转动都无法使它像钻头一样前进，只会在原地打转，而且有可能将 PS 推向更上游的地方，因此需要谨慎操作。

■ e）其他回收方法

其他方法还包括利用 EPLBD 扩张乳头，在内镜下确认 PS 下端，然后使用活检钳或异物钳夹取 PS 并将其拉出（图 5）。特别是用小肠镜进行 ERCP 的病例，由于镜身较细，内镜操作比较困难，能使用的器械也相对有限，所以在能将导丝插入胆管的情况下，可

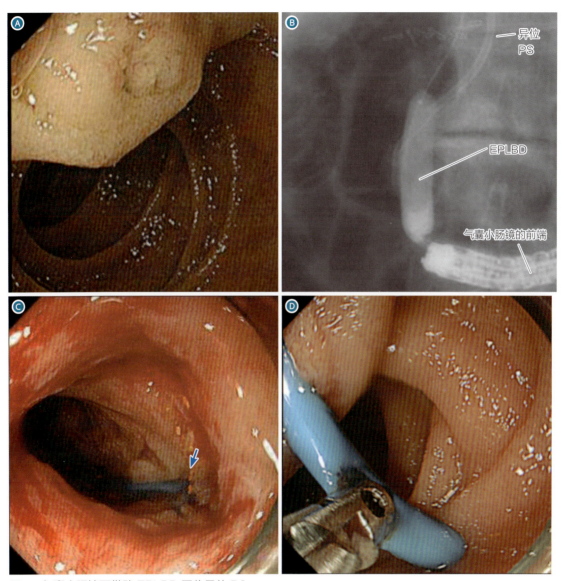

图 5　气囊小肠镜下借助 EPLBD 回收异位 PS

Ⓐ 内镜下无法辨认异位 PS
Ⓑ 胆管插管后进行 EPLBD
Ⓒ 内镜下可辨认异位 PS 末端
Ⓓ 异物钳成功回收 PS

考虑 EPLBD。但球囊充盈可能会导致 PS 下端压迫胆管，因此应小心谨慎地操作。

此外，还有其他各种各样的回收方法，但它们都需要特殊的操作技术，而且可重复性较低，所以还是要尽可能掌握前面所提及的 5 种方法。

即使无法回收异位的 PS，但如果能够留置第二个支架，梗阻症状也会得到改善，这属于操作的基本原则。在回收困难时快速留置第二个支架，以便日后在做好充分准备后再尝试回收，这种灵活的应对方式也相当重要。**在合并胆道感染的情况下，最好也仅先留置第二个支架以快速结束操作。**

2 胰管内异位支架的处理

1）异位的发生率与原因

报道指出胰管内 PS 异位的发生率为 4% ~ 10%。与胆管相比，胰管管径更细，且走行较迂曲，故用于胰管的器械相对有限，因此胰管内异位 PS 的回收往往难度较大。在迂曲的胰管内留置 PS 时不仅要考虑狭窄状况，也需要根据尾侧胰管的情况选择合适长度的 PS。有时即使想留置较长的 PS 到最后也不得不选择较短的。PS 的长度难以事先确定是异位发生的原因之一。

与胆管支架类似，为了防止胰管内异位 PS 发生，也要事先对 PS 的长度、PS 前端留置的位置、PS 有无侧翼等内容进行充分讨论，这一点最为重要。

2）胰管内异位 PS 的回收方法

用于胰管内异位 PS 回收的器械与胆管内所使用的基本相同。

但是，胰管比胆管细，在慢性胰腺炎等胰腺实质较硬的情况下，往往无法像胆管那样顺利插入器械。

另外，器械在胰管内操作有诱发急性胰腺炎的风险，所以要求操作比在胆管内更加轻柔。如果能在胰管内留置导丝，可选择较细的球囊导管及 Stent Retriever；若导丝留置困难可选择网篮导管及圈套器。对于难以取出的病例也可以考虑外科手术取出。近年来，EUS 引导下胰管引流术也成为一种选择，但是并发症较多，目前还不能成为外科手术的替代治疗，需要慎重考虑是否符合适应证。

3 小结

本文对胆管内或胰管内异位 PS 的内镜下回收方法进行了阐述。为了防止 PS 异位，最重要的是术前应讨论选择合适的支架。也就是说，是否发生支架异位，很大程度上取决于术者自身的因素。当然，即使做了充分的准备，也有可能发生支架异位。为了应对这种情况的发生，有必要经常对本文中提及的手法进行模拟演练。另外，回收异位 PS 后再次留置的 PS 尽量避免采用同样的直型，而应选择不易发生异位的猪尾巴型 PS（图 6）。当然，在炎症比较严重的情况下，可先考虑置入第二个支架。

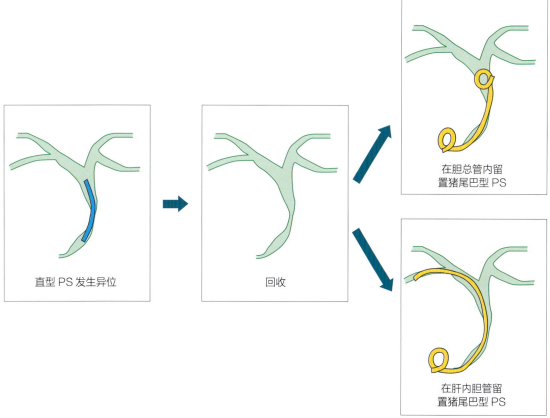

直型 PS 发生异位　　　　回收　　　　在胆总管内留置猪尾巴型 PS

在肝内胆管留置猪尾巴型 PS

图6　第二次留置 PS

■ 参考文献

[1] Johanson JF, et al：Incidence and risk factors for biliary and pancreatic stent migration. Gastrointest Endosc, 38：341–346, 1992.

[2] 単施設後ろ向きの追跡調査では胆管 PS 留置 322 例のうち 16 例で胆管内迷入が生じ，胆管癌症例に迷入が多いとし．

[3] Mueller PR, et al：Biliary stent endoprosthesis：analysis of complications in 113 patients. Radiology, 156：637–639, 1985.

[4] Tarnasky PR, et al：Proximal migration of biliary stents：attempted endoscopic retrieval in forty-one patients. Gastrointest Endosc, 42：513–520, 1995.

[5] 高岡　亮，他：胆管内逸脱プラスチックステントの内視鏡的回収．胆と膵，19：1149-1154，1998.

[6] Devière J, et al：Endoscopic biliary drainage in chronic pancreatitis. Gastrointest Endosc, 36：96–100, 1990.

[7] McCarthy J, et al：Preliminary experience with endoscopic stent placement in benign pancreatic diseases. Gastrointest Endosc, 34：16–18, 1988.

[8] Siegel JH, et al：Effectiveness of endoscopic drainage for pancreas divisum：endoscopic and surgical results in 31 patients. Endoscopy, 22：129–133, 1990.

[9] Coleman SD, et al：Endoscopic treatment in pancreas divisum. Am J Gastroenterol, 89：1152–1155, 1994.

[10] Johanson JF, et al：Incidence and risk factors for biliary and pancreatic stent migration. Gastrointest Endosc, 38：341–346, 1992.

[11] Omoto S, et al：Case of endoscopic ultrasonography-guided pancreatic duct rendezvous stenting in which initial contrast medium injection was useful for the second puncture. Dig Endosc, 31：e20–e21, 2019.

9 ENBD/ENPD

不要因为不了解这类操作就对其抱有偏见！

竹中　完

如坐云雾

- 引流管的种类实在太多了，对它们不太熟悉，所以无法顺利留置……
- 在向留置着 ENBD/ENPD 引流管的患者插入内镜时，引流管会立刻从胆管内脱出……

拨云见日

- α 型引流管易于留置但自由度低！
- 非 α 型引流管自由度高但留置时需要一定技巧！
- 留置引流管时，退出内镜的要点在于左旋内镜操作部而非用手拔镜！
- 在向留置着 ENBD/ENPD 引流管的患者插入内镜的过程中必须对引流管进行推、拉调整！

前言

内镜下鼻胆管引流术/内镜下鼻胰管引流术（ENBD/ENPD）可以将胆汁、胰液引流至体外，这两种技术的优点是能在急性胆管炎时把握胆汁的量与性质，在怀疑恶性疾病时可以反复利用胆汁及胰液进行细胞学诊断，此外还能进行冲洗及造影。

另外，将引流管插入鼻腔会给患者带来痛苦，而且老年患者和痴呆症患者有自行拔管的风险。我们必须在充分了解这些优缺点的基础上适当地应用这些技术。

本文将对年轻医生所关注的 ENBD/ENPD 引流管的选择、留置的技巧、对已留置引流管的患者插入内镜的进镜技巧进行解说。

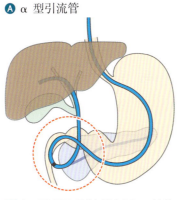

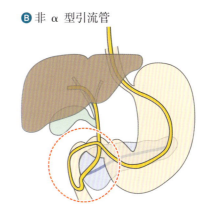

Ⓐ α 型引流管　　　　　Ⓑ 非 α 型引流管

图 1　ENBD 引流管有无 α 结构

1　ENBD/ENPD 引流管的种类

在正确留置 ENBD/ENPD 引流管后，引流管会在乳头到胃腔的区域（图 1 的⭕部分）形成类似希腊字母 α 的形状（图 1）。预设 α 结构的引流管被称为 α 型引流管，不具有该结构的笔直的引流管称为非 α 型引流管。

1）　α 型引流管

α 型引流管上有一个黑色标记，只要在留置过程中关注这个标记，就能较为容易地构建出良好的 α 形状。**在这个过程中，黑色标记不能紧贴乳头，应如图 2 所示那样大致位于 α 结构的最底部。** 在留置引流管前请确认黑色标记的位置。

α 型引流管的优点在于，预定型的 α 环结构不容易变形，这可以使引流管难以自行脱出（当然，如果患者自行拉拽，则引流管会很容易被拉出）。

然而，α 型引流管最大的缺点在于 α 结构的位置事先已经固定，**所以进入胆管、胰管那部分的长度也是固定的**（图 3）。若狭窄位于胆管末梢侧（肝侧），为了使引流管跨过狭窄部，就必须往深处留置足够的长度，而 α 型引流管却无法调节长度。换句话说，无论具体情况如何，都只能按照设定好的参数进行留置。

因此，α 型引流管根据其在胆管、胰管侧的形态可进一步分为长 α 型、短 α 型、反 α 型等多种类型（从解剖学因素考虑，左肝内胆管的 ENBD 或 ENPD 应选择反 α 型）。这些引流管在 α 部分具有相同结构，但插入胆管、胰管内部的长度和形态各不相同（图 4）。

在使用 α 型引流管时，要考虑到引流管留置后的状态，且必须根据实际病例选择最合适的引流管，因此在选择上没有很大的自由度。

2）　非 α 型引流管

非 α 型引流管是一根没有任何预设结构的直型长引流管，因此可以在任何部位，

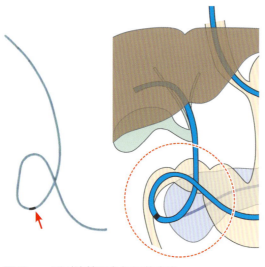

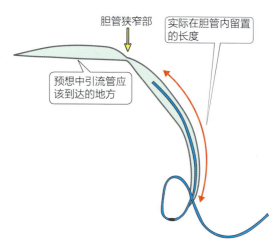

图3　α 型引流管能够插入胆管内的长度已经固定

图2　α 型引流管黑色标记的意义

标记并不在乳头的位置，而是在 α 结构的下端。如果标记紧贴乳头，则 α 结构的一部分会处于胆管内（照片提供：Gadelius Medical 公司）

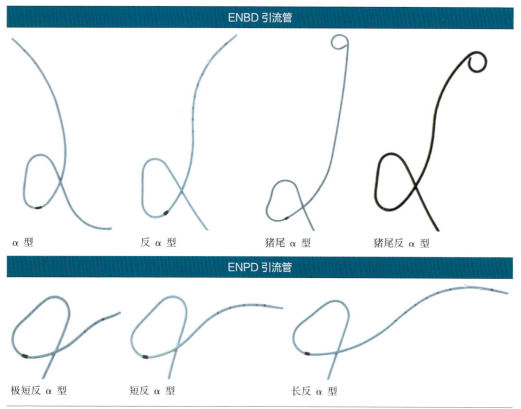

图4　α 型 ENBD/ENPD 引流管一览

（照片提供：Gadelius Medical 公司）

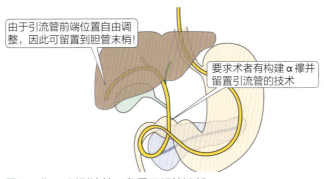

由于引流管前端位置自由调整，因此可留置到胆管末梢！

要求术者有构建 α 襻并留置引流管的技术

图 5　非 α 型引流管可留置于胆管深部

以任意长度进行留置（图 5）。然而这就要求术者具有能够使其形成 α 襻并准确留置的技术。我相信也有部分医生可能因为自身技术提升不明显，或者未参透操作技巧，从而选择 α 型引流管，或者直接放弃 ENBD/ENPD 并敬而远之。

2　ENBD/ENPD 引流管留置的技巧（左旋技巧）

1）　插入引流管的难点

　　ENBD/ENPD 引流管常用的留置方法为双人法，即助手或者护士在患者嘴边将内镜一点点外拉，同时术者一点点将 ENBD/ENPD 引流管往里推送，双方步调一致地完成引流管的留置。然而这种手法最大的缺点在于，如果双方的速度和距离感不同步的的话，就无法顺利进行。经常遇到的困境是，当将内镜从球部退向胃腔时，镜身会突然一下子滑到胃窦，这种大幅度的滑动会导致引流管前端从胆管内脱出。而且，由于术者本身并没有握住内镜，因此对内镜滑落到胃内这一过程无法感知。此外，双人法操作起来会比较费时。

　　其实这种手法也可以由术者一个人完成，就是术者在一点点退出内镜的同时将引流管往里推送，如此反复就可完成。但是在退镜的时候术者的手需要抵近患者的嘴边，这就会导致操作姿势发生改变，有可能会造成内镜大幅度移动。同时这种方法也较为费时。

2）　有效、安全、快速地留置引流管

　　这里将介绍一种名为"左旋技巧"的手法，可保证术者一人就可安全且快速地留置 ENBD/ENPD 引流管（图 6）。笔者所在科室所有的病例都采用这种手法。

　　这里需要理解的是"左前臂的内外旋会影响内镜的镜身位置"。这在 ERCP 操作中是非常关键的要点。

　　ERCP 操作在取直镜身获得乳头正面视野后，术者基本上会收紧左侧腋窝，采用左

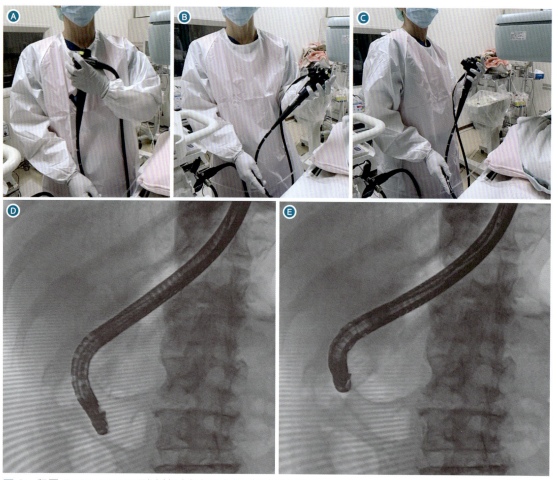

图6　留置 ENBD/ENPD 引流管时术者的姿势（左旋技巧）

Ⓐ 通常是采用收紧左侧腋窝正面朝向显示器的姿势
Ⓑ 左手外旋会使内镜朝着向外脱出的方向运动（Ⓓ→Ⓔ）
Ⓒ 左转身体也可以使内镜朝着向外脱出的方向运动（Ⓓ→Ⓔ）
Ⓓ 常规操作时镜身位置
Ⓔ 向外脱出时的内镜

手指甲正面朝向躯干的姿势进行操作（图 6A）。甚至有些上级医生会特地叮嘱你要夹紧左侧腋窝，我所熟知的 ERCP 专家也都会采用这种姿势。虽然许多医生都是下意识地采用这种操作姿势，但我觉得必须理解这种姿势对内镜镜身位置的影响。从图 6A 这种姿势出发，如果将握持着镜身的左前臂朝外侧外旋（图 6B），则内镜会发生怎样的变化？如图 6E 所示，内镜会向外脱出。这就意味着如果左旋镜身，那么内镜就会处于比较容易向外脱出的镜身位置。另外，即使像图 6C 那样收紧腋窝，但由于术者身体左转，内镜也同样容易脱出。

在常规操作情况下，术者前臂必须始终保持内旋状态，同时正面朝前，这些因素就共同导致其左侧腋窝处于收紧状态。

显示器的位置与术者姿势

过去，ERCP 的显示器位于术者的右侧。无论是在我进修的淀川基督教医院，还是在被誉为"ERCP 圣地"的京都第二红十字医院，显示器的位置都位于右侧（我的老师向井秀一医生来自京都第二红十字医院，所以这种布局可以理解）。我认为这种布局应该是前辈们长期积累总结下来的经验智慧，因为如果当术者要观看处于右侧的显示器画面时，势必会带动身体右转，此时内镜就会处于一个难以向外脱出的稳定镜身位置。

如今，显示器的位置多处于术者正对面。在本院 ERCP 诊疗室的设计上，显示器并没有安装在术者正对面，而是放在稍稍偏离正中的位置（参照第 1 章第 2 节），但不管显示器位于哪里，术者的身体轴都应该保持一致，这一点很重要。

无论显示器的位置在术者右侧还是正对面，术者面对患者的姿势都是一样的。如果不能理解这一点，只根据显示器位置移动身体就会使内镜镜轴不稳定。术者的姿势是由患者决定的，配合显示器位置变动的运动必须限制在脖子以上。

留置 ENBD/ENPD 引流管其实就是"一边拔出内镜，一边推送引流管"的过程，但这个拔出内镜的操作应该由"前臂向外侧外旋"或"向左侧转动身体"这类动作完成。即不要用手去拔镜，**而要巧用身体运动"带出"内镜。**

在与患者保持距离的同时，通过保持透视画面上的 α 形状，可以在无需助手的情况下，安全、快速地留置引流管。内镜从球部脱出的感觉可以直接反馈给身体，这也能让术者更加放心。左手握住内镜操作部，右手只需往里推送引流管，而基本不需要握住镜身。请务必掌握这种"左旋技巧"，以确保可靠安全地留置 ENBD/ENPD 引流管。

3 向留置着 ENBD/ENPD 引流管的患者插入内镜的操作技巧（经引流管引导内镜插入法）

ENBD/ENPD 引流管有时是临时留置的，后续会过渡到塑料支架的内引流。此时需要向留置着引流管的患者插入内镜，而插入内镜就有可能会造成引流管脱出。发生这种情况的主要原因有 2 个。一个原因是"引流管与内镜紧贴缠绕在一起"，特别是当内镜通过食管胃结合部时，侧视镜的镜身会挤压引流管，两者间摩擦增大导致引流管发生移位而脱出。另一个原因是"胃腔的延展"。当推进内镜时，胃腔在内镜作用下会被动向躯体尾侧伸展（胃下垂的患者更明显），此时引流管前端就有可能脱出。

针对这些情况的处理遵循一个基本原则，即在内镜进镜的同时必须推、拉引流管进行调整。**而引流管通过胶带固定于鼻子上就直接插入内镜的操作是不合理的。**

可以说引流管的脱出几乎都是和操作者的麻痹大意有关。

如果需要尽力保证上一次留置于某一胆管分支的引流管不发生脱落，那么此次在插入内镜时就需考虑经由引流管引导的"经引流管引导内镜插入法"，掌握这种操作手法也意味着掌握了针对留置有 ENBD/ENPD 引流管的患者的内镜插入技巧。

● 经引流管引导内镜插入法（图7）

①将从鼻腔出来的 ENBD/ENPD 引流管交换到口腔（图7A ~ C）。

➡ 如果在此处交换引流管的动作太过粗暴、潦草可能会导致引流管脱出，请小心谨慎地调整。

②将用于插管的导管插入钳道，使其稍微露出于内镜前端（图7D）。

③接着将导丝穿出导管，并插入 ENBD/ENPD 引流管中（图7E）。

④在透视下沿着引流管继续将导丝插入胃窦部附近，然后在引流管引导下插入内镜（图7F）。

➡ 由于 ENBD/ENPD 引流管内通过了导丝，所以引流管本身会变得"坚硬"，也不会和内镜缠在一起。

⑤内镜进入胃腔后进一步前进会使胃腔延展拉长。

➡ 内镜进入胃腔后继续往前推镜，则引流管有脱出的风险。此时关键的操作是将引流管也往前推进一段距离以维持其 α 结构。若进一步推镜，或者胃腔因胃镜前进而延展，此时就需要将引流管稍稍往外退出一段距离以维持 α 结构。只有在引流管内存在导丝的前提下，这种推拉操作的力才能精准地传导到引流管上。

⑥为了保持引流管的 α 结构，需要在透视画面下推拉引流管（图8）。

➡ 这个操作也贯穿于取直镜身到获得乳头正面视野的过程。获得乳头正面视野后，就可以方便地向上次操作时费尽九牛二虎之力才获得超选的胆管分支中留置导丝，这样一来后续的操作也能够快速完成。

若无法理解或掌握这种技术，那么一旦 ENBD/ENPD 引流管脱出，就又要从头开始进行胆管插管，且要像上次一样费力地进行胆管分支的超选，甚至有可能连操作都无法完成。因此请务必掌握这种经引流管引导的内镜插入技术。

从 ENBD/ENPD 引流管旁插入内镜，原理也是相同的。

- 首先将引流管由鼻腔交换到口腔。
- 在引流管内插入导丝。
- 进镜的同时在透视下推、拉引流管以维持其前端的 α 结构。

习惯这些技巧后能获得极高的操作成功率，因此请务必掌握。

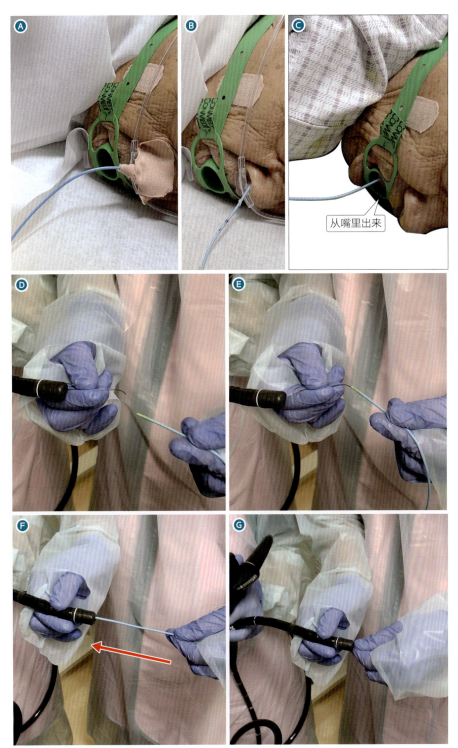

从嘴里出来

图7　经引流管引导内镜插入法的步骤

Ⓐ～Ⓒ 首先必须撕开固定胶带，将从鼻腔出来的引流管交换到口腔

Ⓓ 在造影导管等引导下，将导丝从内镜钳道口插入，并抓住导丝头端

Ⓔ 将导丝插入引流管内，在透视下将其送到胃内

Ⓕ 接着将引流管插入内镜钳道里

Ⓖ 若引流管从操作部的钳道口（即活检帽处）出来，则需要将其扶住

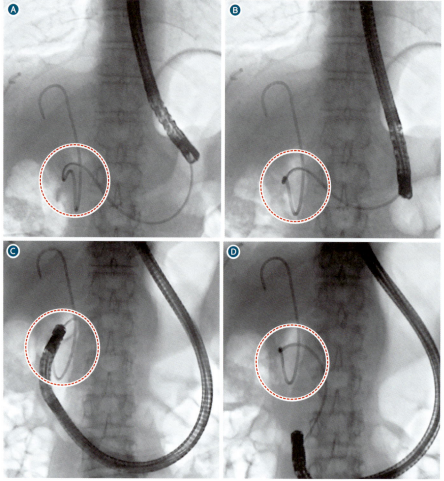

图8 经引流管引导内镜插入法中内镜的运动轨迹

Ⓐ 内镜经由 ENBD 引流管引导下插入。引流管外拉距离不足时 α 结构无法维持
Ⓑ 此时暂停内镜插入，往外拉引流管，重新形成 α 结构
Ⓒ 内镜进一步推进时 α 结构也无法维持
Ⓓ 此时稍稍外拉内镜并调整引流管，在确认 α 形状的同时继续进镜

4 小结

本文对 ENBD/ENPD 的相关内容进行了解说。如果对这项操作抱有偏见或者敬而远之的医生在阅读、参考本文后能受到启发并喜欢上 ENBD/ENPD，那我将不甚欣喜。

■ **参考文献**

[1] Takenaka M, et al：Endoscopic nasobiliary drainage tube-guided scope insertion technique for internal drainage in a case of difficult selective biliary duct guiding. Dig Endosc, 31：e1-e2, 2019.
  →ENBD ガイドスコープ挿入の報告（動画あり）

10 影响 MS 留置的因素

不熟悉支架的性质就绝对无法成功留置！

竹中　完

> **如坐云雾**
>
> - AF、RF 是什么？
> - 编织型支架与激光雕刻型支架最主要的区别是什么？

> **拨云见日**
>
> - AF 是使支架保持直线状态的力，RF 是支架横向扩张的力。
> - 短缩现象只发生于编织型支架。这是两者间最主要的区别。

前言

在对恶性胆道狭窄进行胆管引流时，需要选择通畅时间较长的支架。报道指出，与塑料支架（PS）相比，金属支架（metallic stent；MS）具有更长的通畅时间。随着药物治疗的发展，无法手术切除的恶性胆道梗阻病例的预后已经得以改善，为了避免再发胆道梗阻而导致药物治疗中断，对于这类患者应考虑选择金属支架。

金属支架根据其结构可分为编织型（braided type）和激光雕刻型（laser cut type）两种类型，且进一步分为覆膜（covered）型和非覆膜（uncovered）型。为了使患者从 MS 中获益，要充分了解这些 MS 的性质及留置方法，同时要根据病例的实际情况选择相匹配的 MS，并将其留置于合适的位置。

本文将对影响金属支架留置的因素进行说明。

1 影响 MS 留置的因素

在留置 MS 的实际操作中，必须牢记图 1 所涉及的各种影响 MS 留置的因素。

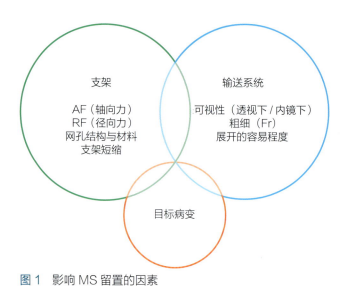

图 1　影响 MS 留置的因素

1）AF 与 RF

MS 因其材料与网孔结构的不同，在性质上也有较大差异。其中，轴向力（axial force；AF）和径向力（radial force；RF）这两种性质对于支架留置具有重要影响，因此需要理解这些概念。

■ a) AF

AF（轴向力）就如其字面意思一样，是指留置后的支架试图保持直线状态的力（图2）。如果这种力过强，支架会难以拟合胆管的弯曲度。适当的 AF 可以使支架与胆管的曲度较好地匹配，并且支架可以通过自身的扩张力卡在适当的位置。如果 AF 过强，则支架会因为自身直线化的倾向从胆管滑出（图3），而 AF 过弱的支架则会显得"软趴趴"，与胆管贴合不紧，也容易脱落。

虽然实际临床操作中几乎不会遇到 AF 过弱导致支架脱落的情况，但一些 AF 较强的MS 是存在的。AF 较强的 MS 在一些胆管弯曲程度较高的病例中容易出现脱落或异位，需要引起注意。

■ b) RF

RF（径向力）是留置后的支架横向扩张的力（图4）。如果 RF 较弱，则 MS 对狭窄的扩张程度将不够显著，因此适当强度的 RF 是比较理想的。然而如果 RF 过强，也可能会增加脱落或异位的风险。

Isayama 对当时市面上不同制造商生产的 MS 的 AF 与 RF 进行对比，并将对比结果进行报道。如图5 所示，即使是相同的 MS，由于制造商不同，其 AF 和 RF 也不同。认识到 MS 因编织方式及材料不同而具有不同特性、熟知自己所在机构使用的 MS 的 AF 与RF 情况是非常重要的。虽然制造商可能不会提供具体数值，但操作者可以凭感觉确认某一 MS 在设计生产时采用的是怎样的 AF 和 RF。熟知 MS 的性质对于顺利留置 MS 是极其必要的。

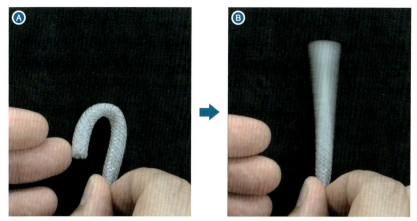

图 2　AF 的示意图

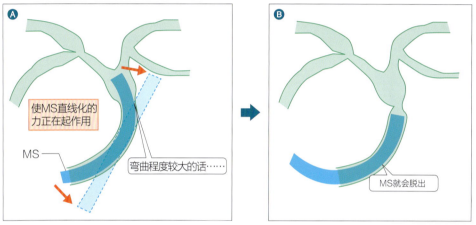

使MS直线化的力正在起作用

MS

弯曲程度较大的话……

MS就会脱出

图 3　在 AF 影响下脱出的 MS

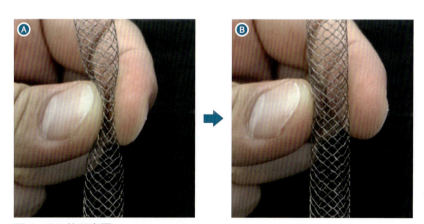

图 4　RF 的示意图

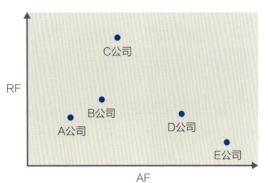

图 5　不同制造商 MS 性质的差异

（参考 Isayama 的研究后绘制）

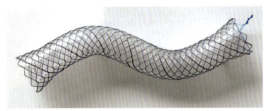

图 6　编织型 MS

BONASTENT
（图片提供：Medico's Hirata 公司）

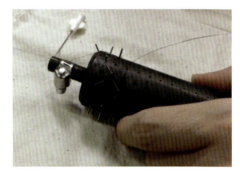

图 7　手工编织支架的情形

2）网孔结构与材料

MS 根据网孔结构和编织方式可分为编织型和激光雕刻型两种类型。

■ a）编织型（图 6）

编织型即英语的"braided type"。图 7 展示的是通过手工作业将金属丝编织成筒状 MS 的过程。

如图 8 所示，编织方式分为 hook 型编织和 cross 型编织，多数支架采用 hook 型编织与 cross 型编织组合的方式进行设计。hook 结构占比较多时会使支架更容易弯曲，因此 AF 会变弱。另外，通过改变编织方式，还可以设计出网孔面积更大的支架。

编织型支架的主要特点可归纳为如下 3 点：

- 支架内面相对较平整，凹凸较少，内侧结构不容易发生堆积。
- 与激光雕刻型相比，释放后短缩程度较大。
- 支架输送系统直径较大。

■ b）激光雕刻型（图 9）

激光雕刻型如其字面意思所示，主要是镍钛诺管经由激光切割镂空，多次均匀切割形成网孔后成型。可以将其想象为锯齿状的王冠，在这个王冠中，每 3 ~ 4 个锯齿被特定结构（即"桥"）所固定（图 10）。因此，与编织型相比，激光雕刻型支架无论好坏

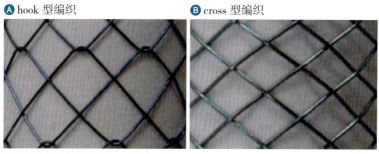

Ⓐ hook 型编织　　　　　Ⓑ cross 型编织

图 8　编织型支架编织方式的差异

（图片提供：Medico's Hirata 公司）

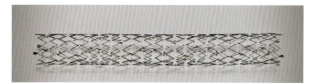

图 9　激光雕刻型 SEMS

ZEOSTENT
（图片提供：Zeon Medical 公司）

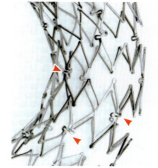

图 10　激 光 雕 刻 型 MS 的
"桥结构"

（图片提供：Zeon Medical 公司）

都具有较大的网孔结构。

　　激光雕刻型支架的主要特点可归纳为如下 3 点：

- 几乎不会发生短缩，即不会出现所谓的"跳跃现象"（**参照第 3 章第 11 节**）。
- 支架输送系统的直径比编织型的小。
- 支架内面凹凸不平，内侧结构容易发生堆积。

　　上述这些支架还可进一步分为覆膜支架和非覆膜支架。覆膜支架的优势在于可以防止肿瘤从支架网孔外长入内部。

3）支架短缩

　　"短缩"表示支架在实际留置后其长度会相较于原先收纳在外鞘管内时缩短约 1/3 的现象。这种现象只出现在编织型支架中。如前所述，编织型支架是由手工编织而成的。制成的支架会被收纳在外鞘管中，在此过程中支架会被牵拉，使其变得较细。因此，**展开前的支架长度约为实际展开后的 1.5 倍**。在留置编织型支架时，需要考虑到这一点，并据此确定适当的支架长度。然而，由于物理上的限制，即使编织型支架再细，收纳它的外鞘管也会粗于激光雕刻型。

　　如图 11 所示，实际上在胆管内留置支架后，狭窄部分的支架并没有立刻完全展

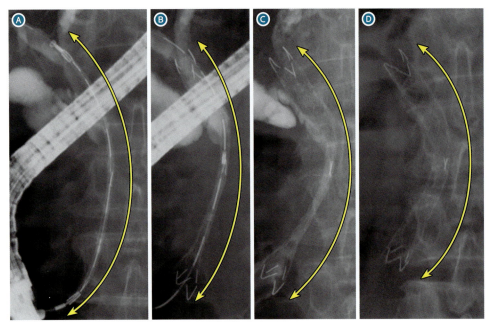

图 11 支架短缩的实际情况

Ⓐ 展开前：编织型 MS 被牵拉开来后收纳于外鞘管内
Ⓑ 展开的最后阶段：MS 开始发生短缩
Ⓒ 展开后：可以看到短缩现象
Ⓓ 展开 3 天后：进一步短缩，回到支架原本的长度

开，因此需要留置一段时间。数天后，当支架在狭窄处完全展开时，可能会发生轻微的缩短。

与此相反，激光雕刻型支架在受到牵拉时，其结构不会受到拉伸，支架也不会变细。因此，需要利用特殊的压缩技术在不改变其长度的同时使其变细，在这种技术的加持下支架可以变得非常细，从而可以收纳进较细的外鞘管。虽然前文提到的支架锯齿结构的连接方式和数量上多少存在一些误差，但激光雕刻型支架基本上不会发生缩短。因此，与编织型支架相比，激光雕刻型支架在选择时，其长度更容易确定。

2 小结

本文对影响 MS 留置的相关因素进行了解说。根据解说的知识，在面对不同病例时，需要按图 1 所示的内容对 MS 进行"适当的选择"及"适当的留置"。

对于不同疾病，远端胆管和肝门部胆管 MS 的选择和留置方法有所不同。在接下来的篇章中将对这些内容进行详细论述。

■ 参考文献

[1] Isayama H, et al：Measurement of radial and axial forces of biliary self-expandable metallic stents. Gastrointest Endosc, 70：37-44, 2009.

11 远端胆管狭窄留置 MS 的技巧

充分理解支架短缩这一特性！

中井 敦史，竹中 完

如坐云雾

- 该如何确定支架的长度？

- 支架展开时，到底是前推还是后拉？

拨云见日

- 根据到肝门部的距离与十二指肠的管腔来决定长度！

- 编织型 MS 在展开的最初阶段是看不到黄色标记的！

- "助手前推，术者后拉"是展开支架的基本操作。彼此之间要相互沟通进行微调整！

前言

当在远端胆管狭窄的病例中留置金属支架（MS）时，需要结合实际病例仔细考虑以下因素：MS 的下端是否伸出乳头，选择编织型（braided type）MS 还是激光雕刻型（laser cut type）MS，选择覆膜（covered）型支架还是非覆膜（uncovered）型支架。

虽然在经过充分的研讨和选择后就会开始胆管内留置 MS 的实际操作，但在此之前还是需要对"MS 展开的基础知识"有充分的理解。如果只有一些模糊的概念，则不建议进行 MS 的留置，因为这样很容易导致失败。本文将对从 MS 选择到实际留置这部分的内容进行解说，如果没有领会这些内容，就无法掌握 MS 展开操作的正确要领。

在编织型和激光切割型 MS 中，由于编织型 MS 需要计算短缩长度（**参照第 3 章第 10 节**），因此需要更多的技巧。在这里，首先介绍编织型 MS 的展开方法。

远端胆管恶性梗阻可能由多种疾病引起，包括胰腺癌、胆管癌、胆囊癌、壶腹部癌、以及其他器官的恶性肿瘤的淋巴结转移等。但需要理解的是，不同疾病引起的胆管狭窄的性质是不同的。

大多"胰腺癌所致的胆管狭窄"并非癌组织本身浸润到胆管内，而是由于胰腺癌引起的癌周纤维化（desmoplasia）导致胆管受到牵拉而发生的狭窄。因此，狭窄部位会向胰腺侧弯曲，使胆管发生轴向移位（图 1A）。有时引起胆管狭窄的原因是胰腺癌还是胆管癌会难以诊断，但若在 ERCP 的胆管造影图像中看到胆管的轴向移位，那么就可以大致推断是胰腺癌的癌周纤维化所致的牵拉。在这种情况下，选择具有轴向力（AF）较大的 MS 会导致支架难以与胆管的弯曲拟合，从而具有脱落、异位的风险（参照第 3 章第 10 节）。

另外，由胆管癌引起的胆管狭窄是由肿瘤本身导致的梗阻，由于肿瘤不仅会向腔内生长，同时也会在胆管壁内浸润，因此往往会沿着胆管长轴方向浸润延伸（图 1B）。故在狭窄的上游胆管中也存在着肿瘤进展的可能，需要进行谨慎的术前评估并预估支架的长度。

对于远端胆管的恶性梗阻，围绕覆膜型 MS 和非覆膜型 MS 哪种治疗效果更好这一问题，各国已开展了多项对照试验，但都没有得出确切结论。其中一个原因是，所有的研究都是将远端胆管恶性梗阻作为研究对象，这其中就包括上文提到的所有可以引起远端胆管梗阻的疾病，如胰腺癌和胆管癌等。

而日本则主要以胰腺癌引起的远端胆管狭窄为研究对象，并开展多中心前瞻性对照

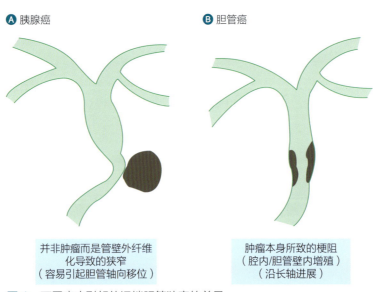

Ⓐ 胰腺癌　　　　　　　　　　　Ⓑ 胆管癌

并非肿瘤而是管壁外纤维　　　　　肿瘤本身所致的梗阻
化导致的狭窄　　　　　　　　（腔内/胆管壁内增殖）
（容易引起胆管轴向移位）　　　　　（沿长轴进展）

图 1　不同疾病引起的远端胆管狭窄的差异

试验，研究结果表明覆膜型 MS 的通畅时间更长。然而，其他国家研究结果则得出相反结论，更推荐使用非覆膜型 MS，这可能是由于胰腺癌引起的远端恶性胆管狭窄，胆管弯曲度较大，使用覆膜型 MS 容易导致支架异位或脱落。目前，在日本正在进行"具有适当 AF 及防异位设计的覆膜型 MS"与"非覆膜型 MS"的多中心前瞻性 RCT，研究结果尚未公布。

基于日本国内上述研究报道及支架内生长（肿瘤浸润到 MS 腔内）的观点，笔者医院对远端恶性胆管梗阻首选覆膜型 MS。

2 MS 留置的技巧

下面将对 MS 留置的步骤及技巧进行说明（图 2，视频 1）。

①插入内镜。

➡ 首先将十二指肠镜插入乳头处。但对于胰腺癌引起梗阻性黄疸的病例，由于肿瘤向十二指肠浸润，可能会引起十二指肠狭窄，这种情况下需要谨慎进镜。近年来推出的 TJF-Q290V（奥林巴斯公司）可能更适用于十二指肠狭窄的病例（参照第 1 章第 3 节）。

➡ 在没有配备或无法使用 TJF-Q290V 的情况下，可尝试使用以下措施来通过狭窄部位。

• 考虑使用 JF-240 或 JF-260V（奥林巴斯公司）等较细的内镜。

• 向狭窄部位送入导丝，随后沿导丝插入造影导管，以此为标记插入内镜。

• 使用消化道扩张球囊对狭窄部位进行扩张，将球囊当作内镜的前端往前插入。

• 难以取直镜身时不要强行操作，就使内镜处于推镜状态下完成后续的操作。

遇到难以完成操作的情况不要勉强，应考虑及时更改为 PTBD 或 EUS-BD，保持这种清醒的认知是极其重要的。为此，术前最好通过腹部超声或 EUS 明确这些备选操作的可行性。

②远端胆管狭窄病例的插管。

➡ 到胆管插管这一步时，若乳头附近存在因肿瘤所致的胆管狭窄，则其插管难度可能会较大。特别是胰腺癌导致的胆管梗阻，由于存在胆管轴向移位，同时镜身位置也难以保持，因此必须做好随时陷入困难插管这个泥潭的心理准备，并具备在这种情况下的应对措施（详见第 2 章）。

③设置最合适的支架长度（图 2A）。

➡ 支架长度取决于实际测量所需的支架长度以及留置过程中支架展开后的长度之间的平衡
拨云见日。

图 3 是一例胆管癌引起的远端恶性胆管狭窄。将导管前端置于乳头处，测量导管透视标记至越过狭窄段而未到肝门部的距离。若无法在透视下直接测量，也可外拉导管，测量其在导丝上移动过的距离。本病例测定的长度为 6cm，由于乳头侧还要多留置 1cm，故理想的长度为 7cm。乳头侧额外的 1cm 往往会被操作者忽略，需要引起注意 注意。然而也存在着展开后长度并非 7cm 的MS，此时长度有可能是 6cm 或 8cm，经常遇到的情况是 6cm 的支架可能刚好够到狭窄段的下缘，而 8cm 的支架又可能会覆盖到肝门部，此时应优先考虑支架上缘与肝门部的距离。如果是编织型MS，即使其乳头侧略长一些，也可以通过短缩效应来调整长度，因此在选择时也要考虑这一点。而太短的支架由于短缩效应反而可能会使其无法完整覆盖狭窄段而失去引流效果。

④插入 MS（图 2B ~ D）。

➡ 到了 MS 插入胆管这个步骤。首先对选择的 MS 的鞘管前端形状、黄色标记、透视下标记进行确认（图 4）。黄色标记在内镜视野下有时会因为胆汁或晕光而难以辨认，所以需要事先确认。同样鞘管前端也会因晕光而变得难以辨认，这个时候推荐将内镜的光亮度模式（平均 / 自动 / 峰值）

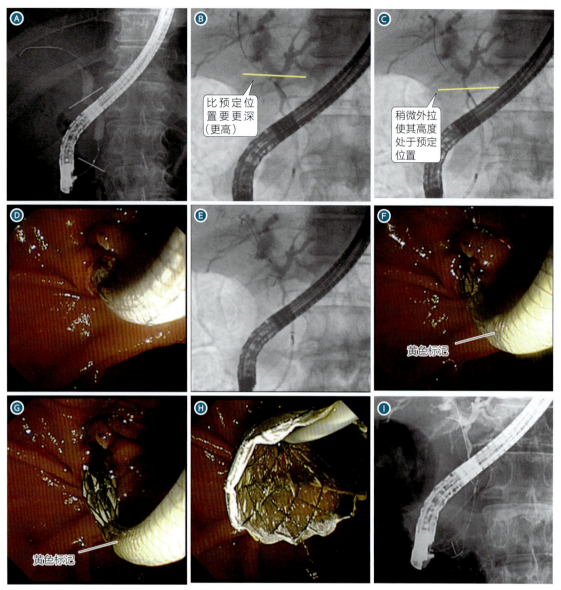

图2 编织型 MS 留置的实际操作 视频1

Ⓐ 根据乳头部的位置及肝门部的位置确定 MS 的长度
Ⓑ 将整个支架都伸出内镜并插入胆管深处
Ⓒ 不要管视野前方的黄色标记，将支架的跳跃现象考虑在内，外拉调整支架，使其前端下降到预计高度
Ⓓ 此时黄色标记处于内镜钳道内
Ⓔ 支架出现跳跃现象并逐步展开
Ⓕ 不久后就可看到黄色标记从内镜钳道伸出
Ⓖ 此时在保持黄色标记位置不变的情况下展开支架
Ⓗ 支架得以充分展开
Ⓘ 支架上端也处于合适高度

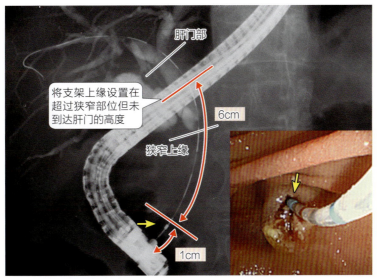

图 3 支架长度的确定方法

⇨：导管前端

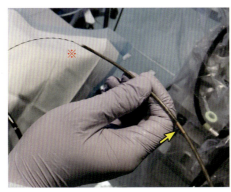

图 4 确认使用的 MS

在插入内镜前，先仔细辨认 MS 的内套管前端（※）与黄色标记（⇨）

依次调试以获得最容易观察的视野亮度（图 5）。

➡然后开始将 MS 插入胆管内，虽然 MS 鞘管前端逐渐变细，但总体仍然较粗且硬。这里必须要依照"**前端粗且硬器械的插入技巧**"进行操作。即通过下压大旋钮，利用接近法谨慎地插入。由于存在狭窄，有时即使用力插入也可能无法越过狭窄部位，如果狭窄明显，可以考虑进行球囊扩张。

➡由于编织型 MS 在展开前处于拉伸状态被收纳于外鞘管之中，因此 7cm 的编织型 MS 在展开前长度可达 10cm 左右（图 6A）。也就是说，对于编织型 MS，透视上将其插到预定位置时，支架的黄色标记仍处于内镜钳道内。如果没有了解这一点，在支架展开前为了在视野中看到黄色标记而不断将支架输送系统往胆管插入，最终会导致 MS 插入过深。

➡激光雕刻型 MS 由于不存在短缩，因此黄色标记在支架展开前就可出现在内镜视野中（请注意图 6B 未展开 MS 近端的透视标记）。

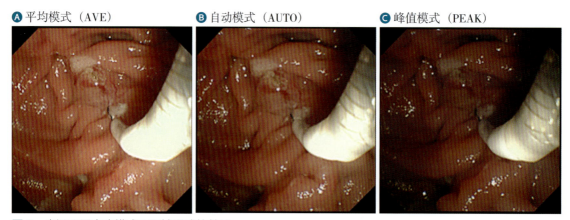

Ⓐ 平均模式（AVE）　　　　Ⓑ 自动模式（AUTO）　　　　Ⓒ 峰值模式（PEAK）

图 5　光源不同亮度模式下器械观感的差异

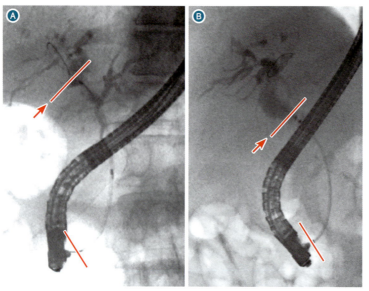

图 6　编织型 MS 与激光雕刻型 MS 在展开前长度的差异

Ⓐ 7cm 编织型 MS 展开前的状态。在短缩前支架被拉伸至 7cm 以上

Ⓑ 7cm 激光雕刻型 MS 展开前的状态。不存在短缩效应，展开前的长度

　　也为 7cm

➡：支架上端

⑤展开 MS（图 2E ~ I）。

➡ 到了展开 MS 这个步骤，此时要像图 7A 所示那样，右手握住支架输送系统末端抵在腹部进行固定，左手缓缓将外鞘管往外退。这样一来，收纳在外鞘管内的支架前端就会一点点显露出来。像 MS 这种具有扩张特性的器械一旦显露出来后就会自发向四周膨开，如同郁金香绽放一样。因而在此之前要谨慎地估计"郁金香"的位置，并将其置于胆管内合适的位置。支架在显露的瞬间就会急剧膨开，而这朵"绽放的郁金香"会急速从鞘管内弹出（图 8）。这就是所谓的"跳跃现象"。因此术者必须在一开始的时候就要考虑到"跳跃现象"的影响，并据此将鞘管外拉一段距离后再进行展开操作。

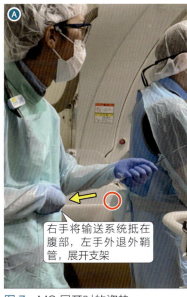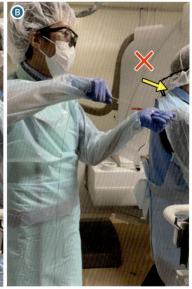

右手将输送系统抵在
腹部，左手外退外鞘
管，展开支架

图 7　MS 展开时的姿势

➡ 在确认"郁金香"结构后，将其调整到适当位置，接着让助手缓慢外退外鞘管，这样支架就会一点一点展开。而这股使支架展开的力也会使支架具有往深部移动的倾向，因此术者需要同时给外鞘管施加一个向外拉拽的张力以限制支架的移动。

这个操作是 MS 展开中最关键的要点。

在此期间，术者会在透视下确认"郁金香"（即支架上端）的位置，并尽可能避免其位置发生偏移。如果助手退外鞘管的速度太快，或者术者给予外鞘管的拉力太弱，支架上端的位置就会发生变化。因此，在展开支架时，术者与助手需要同步配合，在注意保持支架上端位置的同时展开支架。不久之后，黄色标记就会出现在内镜画面中。随后继续展开支架，直到黄色标记移动到距离乳头约 1cm 的位置为止。支架在狭窄处展开并卡牢后，它的位置就不会发生改变。最后展开剩余部分的支架，完成操作。

激光雕刻型 MS 的留置也与编织型类似，但由于不存在短缩效应，因此支架位置更容易确定，这也是激光雕刻型 MS 的优点（视频 2）。

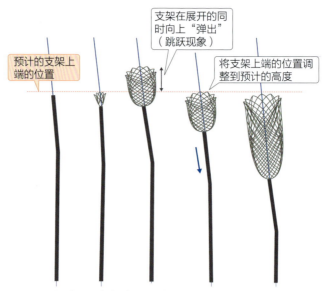

支架在展开的同时向上"弹出"（跳跃现象）

预计的支架上端的位置

将支架上端的位置调整到预计的高度

图 8　理解跳跃现象带来的影响并以此调整支架上端

3　小结

本节对远端胆管狭窄留置 MS 的相关内容进行了阐述。以下 3 个因素是成功留置的关键：①选择合适的 MS；②十二指肠镜插入技术、胆管插管技术、EST 等胆胰基本操作技巧；③有关展开 MS 的知识点。其中花了大量笔墨着重阐述第 3 点。希望本节内容能帮助更多的同行提高远端胆管狭窄金属支架留置操作的成功率。

■参考文献

[1] Kitano M, et al：Covered self-expandable metal stents with an anti-migration system improve patency duration without increased complications compared with uncovered stents for distal biliary obstruction caused by pancreatic carcinoma：a randomized multicenter trial. Am J Gastroenterol, 108：1713-1722, 2013.

12 肝门部胆管狭窄留置 MS 的技巧

根据病例的实际情况分别使用 SIS 和 SBS！

竹中　完

如坐云雾

- 不清楚 SIS 和 SBS 哪种方式更好……

- 新型专用器械层出不穷使人难以做出选择……

拨云见日

- 分别理解 SIS 与 SBS 各自的优势与劣势！

- 了解肝门部狭窄的特点后就能理解为什么这些专用器械要采用这样的设计！

前言

　　肝门部恶性胆管狭窄的引流治疗涉及许多因素（表1）。充分考虑这些因素，并确定引流区域、选择支架与留置方式，同时还要考虑到是否进行药物治疗等因素，每个病例都需要内科与外科一起协商后决定诊疗方针。

　　本节将介绍经由金属支架（MS）进行双侧引流的代表性方法，即**支架内套支架**（stent in stent，SIS）留置法和**支架 - 支架并排**（side by side，SBS）留置法。

表 1　影响肝门部恶性胆管狭窄引流治疗的相关因素

患者相关因素	支架相关因素
●疾病本身	●单侧还是双侧
●解剖学因素	●金属支架（MS）还是塑料支架（PS）
●因药物治疗发展而改善的预后所带来的影响	●跨乳头留置还是胆管内留置
	●SIS 还是 SBS

1 SIS 与 SBS 哪种更好?

虽然已有许多论文报道了 SIS 和 SBS 的有用性，但目前仍未发现两者在引流成功率、通畅时间和支架堵塞率之间存在显著差异。虽然药物治疗的发展使疾病的预后有所改善，但生存时间的延长也会导致支架堵塞的概率增加。也就是说，许多病例需要再次进行支架置入。有关这方面的研究也非常多，但各个研究得出结论都不一致，目前各个机构仍然根据术者自己的判断进行选择。

无论是 SIS 还是 SBS，在留置时都存在各种"陷阱"，需要术者对这些"陷阱"有充分的认知并采取措施应对。

2 SIS 的相关内容

SIS 是指将一个金属支架插入另一个金属支架的网眼进行留置的方法（图 1），因此被称为"支架内套支架"。

1）两个支架的留置顺序

SIS 留置最核心的要点在于"从哪一边的胆管开始留置，不要搞错顺序"。因为第一个支架通常可以顺利留置，而问题往往出在第二个支架上。

第二个支架经由导丝通过第一个支架的金属网眼完成留置。然而，导丝和内套管前端之间存在一小段间隙，有时这段间隙会卡住金属网眼（图 2）。**一旦卡住，就无法使第二个支架通过网眼**，而且狭窄部分的弯曲程度越强，就越难通过。因此，首选的策略是**将第一个支架留置于弯曲较强且难以插入的一侧胆管，而在狭窄弯曲相对不明显的一侧胆管进行第二个支架的留置。**

其次必须要考虑到右肝内胆管和左肝内胆管哪一侧扩张更明显，哪一侧的引流需求更为迫切。再次强调，由于在 SIS 中，第二个支架的留置难度很大，所以必须要考虑到最糟糕的情况（即只能留置一个支架的可能）。从稳妥的策略出发，第一个支架须留置于迫切需要引流（扩张明显，或者怀疑有感染）的一侧胆管。

如果某侧胆管弯曲较明显，而引流迫切性较低，那么应该选择留置第一个支架还是第二个支架呢？由于这种情况最为棘手，因此需要内科和外科共同进行讨论并制定留置策略（在这种情况需要视个体的实际情况而定，此外也有不拘泥于 SIS 而选择 SBS 的策略）。

2）留置第二根导丝的要点（视频 1）

在进行 SIS 留置时，必须确保第二根导丝穿过第一个支架的金属网眼。因为 SIS 使用的是非覆膜型支架，所以如果不假思索就直接用导丝盲探，则很容易从第一个支架的网眼外部，也就是从支架的外部穿过肝门部。

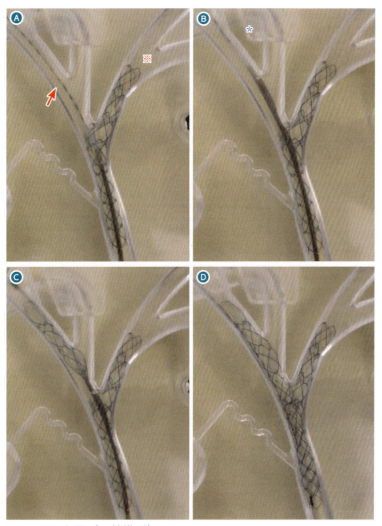

图 1　SIS 留置（胆管模型）

Ⓐ 在左侧或右侧的胆管中留置非覆膜型 MS 以跨越狭窄部分（※）。然后通过该 MS 的网眼向对侧胆管插入一根导丝（➔）

Ⓑ 导丝引导下将另一个非覆膜型 MS 的外鞘管穿过第一个 MS 的网眼（＊）

Ⓒ 第二个支架展开后就形成了支架内套支架的结构

Ⓓ 完成留置后的形态

　　若经由图 3A 中的第二根导丝引导留置，不仅无法形成支架内套支架的结构，如果强行留置第二个支架反而会使第一个支架变形。所以理想状态下应像图 3B 那样，确保第二根导丝从支架网眼内侧通过后，再引导第二个支架。

　　然而，在透视图像中无法确认导丝是在第一个支架的内部还是外部。因此，笔者所在医院使用 Uneven 导管（PIOLAX MEDICAL DEVICES 公司）来确保从支架内部留置第二根导丝。首先向左右侧待引流的区域插入导丝，在充分评估后留置第一个金属支架（图 4A）。在该支架展开后其内部一定是存在着导丝的（图 4A：GW ①）。通过这根导丝将 Uneven 导管插入支架内（图 4B）。这样一来，Uneven 导管就进入第一个支架内。在

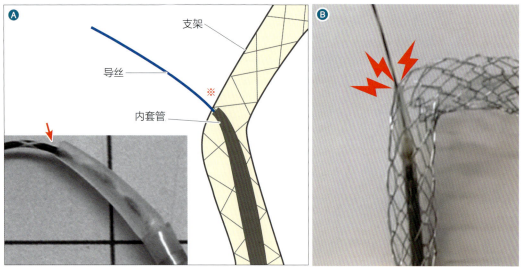

图2　SIS 中支架套管被网眼卡住

Ⓐ 内套管前端与导丝之间存在的微小间隙（➡）导致其卡在网眼处（※）
Ⓑ 一旦发生卡顿，无论怎么推进都无法通过金属网眼

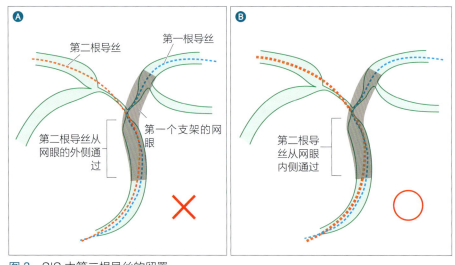

图3　SIS 中第二根导丝的留置

这种情况下，利用 Uneven 导管的另一个管腔留置第二根金属支架，这里需要另一根导丝探查右肝内胆管（图4C），此时可以将先前已经留置的导丝（图4：GW ②）作为标记进行探查。等第三根导丝（图4：GW ③）成功留置于右肝内胆管后，可以确定它是从第一个金属支架内部穿出的（图4D），而第二个金属支架也就可以通过第三根导丝完成 SIS 留置（图4E、F）。

　　笔者所在医院常规通过这种方法进行 SIS 留置。但是，此方法需要用到 3 根导丝。如果想要使用 2 根以内的导丝来完成操作，可以在插入 Uneven 导管后，利用留置第一个

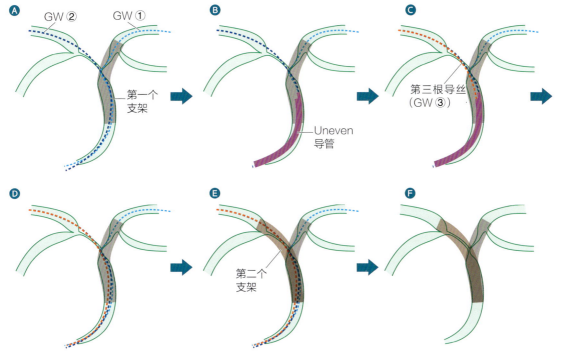

图 4　利用 Uneven 导管完成 SIS 的第二个支架的留置

GW：导丝

支架的导丝进行重新探查，但是由于许多病例很难插入，在操作一段时间后就很有可能无法确定导管是在支架内还是支架外，所以笔者所在医院始终使用 3 根导丝，当然这样也就增加了操作成本。

3）支架方面的改进

近年来陆续开发了几款用于 SIS 的金属支架。开发的重点集中于两个方面，一个是 **"易于器械通过的支架网眼"**，另一个是 **"不易被网眼卡住的内套管前端形状"**。这里我们将介绍具有代表性的新型编织型 MS。

但是，大家首先要知道，相比编织型 MS，激光雕刻型 MS 具有更容易让第二个支架通过的空间。激光切割型 MS 中每 3 ~ 4 个锯齿都会被特定结构所固定（**参考第 3 章第 10 节**）。因而在弯曲时会形成**图 5** 所示的空间。所以在 SIS 中，也可以选择使用激光雕刻型 MS 进行操作。

以 SIS 为目的而开发的编织型 MS 包括以下几种。

- BONASTENT® M-Hilar（**图 6**）仅在支架中央部分（约 25mm）采用 cross 结构，该部位的网眼单元不具有 hook 结构所形成的突起，这种设计可降低第二个支架套管通过时发生卡顿的概率。

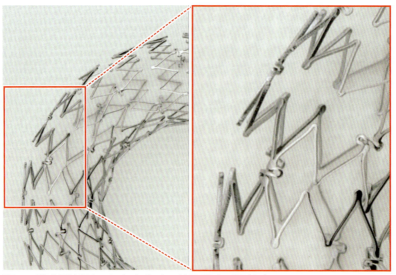

图 5　激光雕刻型 MS 在弯曲时，其网眼会明显扩大

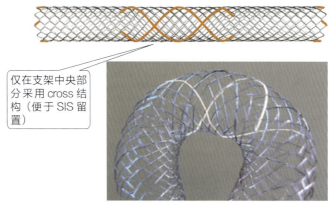

仅在支架中央部分采用 cross 结构（便于 SIS 留置）

图 6　BONASTENT® M-Hilar

（照片提供：Medico's Hirata 公司）

- HILZO "moving cell" STENT（图 7）是采用特殊编织工艺，将 cross 结构与 hook 结构按一定比例排布生产而得的支架。它的网眼单元可根据通过套管的粗细程度发生扩张（因而称为"移动单元"），因而有助于 SIS 中第二个器械的成功通过。
- Niti-S Large Cell SR Slim（图 8）就如它英文名称"Large Cell"所形容的那样，网眼单元非常大，有利于第二个支架通过。此外，它仅与 0.025in 的导丝相适配（不适用于 0.035in 导丝），并且在设计时尽量缩小输送系统的套管和导丝之间的间隙，以改善导管在网眼中的通过性（因此被命名为"Slim"）。

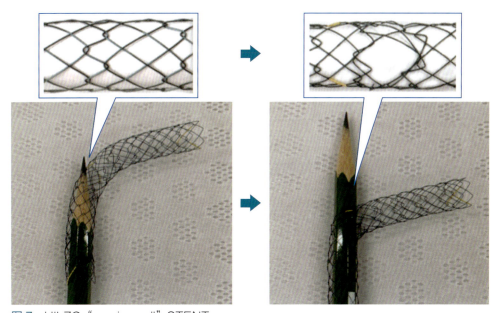

图 7　HILZO "moving cell" STENT

随着套管通过而扩大网眼面积，更有利于器械通过

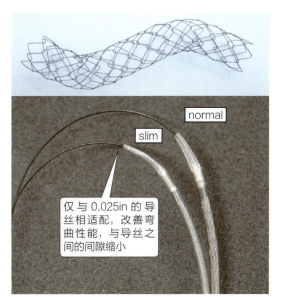

仅与 0.025in 的导丝相适配，改善弯曲性能，与导丝之间的间隙缩小

图 8　Niti-S Large Cell SR Slim

（照片提供：Century Medical 公司）

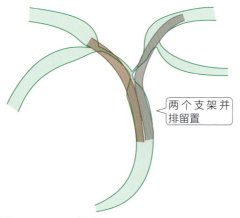

图 9　SBS 示意图

两个支架并排留置

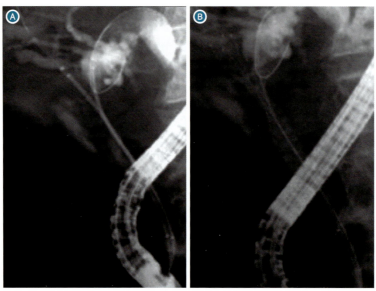

图 10　SBS 的留置方法
Ⓐ 不进行展开的前提下将两个支架分别插入相应的胆管
Ⓑ 将两个支架同时或依次展开

3　SBS 的相关内容

SBS 就如其字面意思一样，是一种将支架并排留置的方法（图 9）。与塑料支架（PS）的留置方式相似，无须像 SIS 留置那样烦琐复杂。

在每个待引流区域留置导丝，然后再分别留置 MS，但若像留置 PS 那样一个一个依次留置 MS 的话会有一定的难度。原因是如果第一个支架在狭窄部位充分释放扩张后，就会增加第二个支架鞘管通过的难度。因此，SBS 中推荐将两个支架同时插入而不事先进行展开（图 10）。

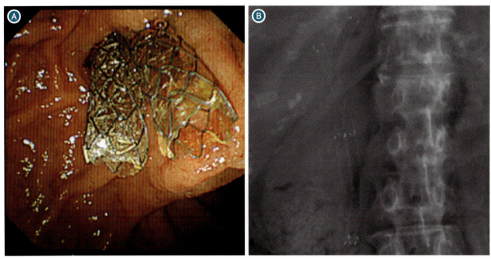

图 11 利用 6mm 全覆膜型 MS 进行 SBS 留置

Ⓐ 全覆膜型 MS 跨乳头留置，更换支架较为容易
Ⓑ 透视影像所见
使用支架：HANAEOSTENT Biliary Full Cover Benefit（Boston Scientific 公司）

　　SBS 中代表性的支架是 Zilver635（Cook Medical 公司）。该支架的输送系统直径为 6Fr，两个支架合计为 12Fr，如果使用 TJF 内镜，就可以同时插入两个支架。这里的重点在于，要在两个支架展开之前分别将它们留置在相应的胆管内。留置后的支架可以同时展开或逐一展开。由于该支架属于激光雕刻型，所以不必担心短缩现象，因而同时展开两个支架也不是太难，但若考虑到工作人员数量或技术不娴熟等因素，逐一展开支架也没有问题。近年来也有报道使用直径 6mm 的全覆膜型 MS 进行 SBS 留置。希望将来随着病例的积累能有更进一步的研究（图 11）。

4　小结

　　本节介绍了肝门部胆管狭窄的 MS 留置的相关内容。与远端胆管不同，无论从解剖学角度还是操作技术角度来看，肝门部区域的 MS 留置都更为复杂。对于某些病例，还可以选择 EUS-BD 对肝左叶的肝胆管进行引流。对于肝门部区域的相关操作，术前评估与诊疗方针的讨论是非常重要的环节。为了确保 MS 妥善留置，一定要在术前进行充分讨论。

金属支架秘史

伊佐山　浩通

● 开启作为"胆胰人"的人生新篇章及与 C-SEMS的相遇

使用自膨式金属支架（self-expandable metallic stent；SEMS）进行治疗及从事相关的开发研究是我倾注毕生热情的事业。我曾在日本红十字医院内科进修，并进入该医疗中心的消化内科工作。在成为医生第三年的下半年，一位名叫小松裕的老师从东京大学前来教授我们胆胰内镜技术，这位老师在 EPBD 和运动医学领域小有名气，之后当选为众议院议员。也就是在这个时候，我开启了自己作为"胆胰人"的生涯。

那个时候我有过已经放置好的网状支架（Wallstent；WS）由于肿瘤向内生长而很快发生堵塞，之后又不得不进行 3 次支架内套支架的操作经历，那种痛苦的经历至今仍历历在目。不久之后，我获知有覆膜自膨式金属支架（covered-SEMS；C-SEMS）这种设备，觉得它可能会更有效，然而当时该设备还没有商品化，只能使用手工制作的设备，因此无法立即付诸实践。

● 自己制作的C-SEMS

进入东京大学的第六年，当时的小俣政男教授的查房非常严格，即使前一天晚上准备到深夜，也经常会被责备。顶头组长也会要求你作为专业人士给出一些诊疗建议，因此每次查房都会笼罩在一股提心吊胆、战战兢兢的氛围中。在一次查房中，我向教授表达了希望为一位胰腺癌梗阻性黄疸的患者进行 C-SEMS 操作的意愿，教授对此颇有兴趣，并问道："你打算具体怎么操作？"我回答道："会向滋贺的老师请教。"这引发了教授的不满。教授质问我为什么不自己开发，并批评我缺乏挑战精神、自尊心过低，我足足花费了 30 分钟才平息了他的气愤。

于是我变更了从教授那里拿取推荐信的时间，利用自己的暑假悄悄拜访了滋贺县友仁山崎医院的矩照幸医生（现任该院理事长），并向他请教。对于矩医生的帮助，我至今仍心存感激，有时在学会报告时也会特意对着矩医生的照片进行介绍。矩医生教我用玻璃管制作聚氨基甲酸酯膜的方法，帮助我首次完成了覆膜式网状支架（covered-Wallstent；CWS）的制作。制作出的 CWS 需要重新装入支架输送系统，但前端的金属丝总是很尖锐，往往卡住输送系统中而使得支架无法顺利装入其中。另外，由于输送系统过于纤细，而支架被覆的膜又非常厚实，两者之间常常难以调整。此外我也有过支架在展开时因金属丝被卡住输送系统而动弹不得，不得不整体取出，将造成卡顿金属丝进行修剪，最终成功留置的经历。

● 随机对照试验与轴向力

一切都在慢慢步入正轨。小俣教授在一次查房中问道："最近因为支架堵塞而住院的患者好像有所减少，是你下了什么功夫吗？"我惊讶于教授在并没有听到针对C-SEMS详细介绍的情况下就察觉到了病患的减少。于是便战战兢兢地进行说明，没想到却获得了教授"干得漂亮"的赞扬。但这种赞扬对我来说却是一种不详的预感，而这种预感马上就变为了"你去做一下随机对照试验"的现实。这个试验在当时从来没有人做过，就算询问了临床试验部也无法得到满意的答复，因此在第二周的查房中被问到是否已经开始实验时，我就像根木头一样杵在那里。从此之后我便开始多方面学习，并开展了随机对照试验。此时使用的是网支架输送系统较粗、覆膜较厚、前端的金属丝也弯曲成环的菱形支架。我认为将覆膜做厚是成功的重要原因。随后，Boston Scientific 公司开始着手研发制作 CWS，并提出了各种建议，让最初问世的产品获得了好评。

从此之后，我便投入和 C-SEMS 并发症的战斗，在研究中我逐渐发现 SEMS 留置后的绷直状态是引发诸多问题的根源，随后我便将这种使支架绷直的力命名为"axial force"（轴向力），同时对其进行测定并着手论文撰写。本来沾沾自喜地认为自己的想法很不错，没想到在命名上出现了问题。原本的英语表述应该是"lateral force"（侧向力）。后来可能是因为读起来语感比较好，现在美国学者也已经习惯将其称为"axial force"，这对于身为研究者的我来说非常幸运。今后我也会在 SEMS 的研发之路上继续前行，希望它能够一直被称为"支架之王"。

13 气囊小肠镜胆管插管的操作技巧

首先可尝试通过"反转位"获得良好的乳头视野！

谷坂 優樹

如坐云雾

- 一开始就无法到达乳头……

- 如何使用外套管？

- 乳头位于切线方向，难以进行胆管插管操作……

拨云见日

- 插入内镜前请务必确认患者既往手术史！

- 安装前端帽，利用腹部手法压迫完成进镜！

- 在推进外套管的同时以相同速度外拉内镜！

- 胆管插管前，首先可尝试通过构建"反转位"获得良好的乳头视野！

- 熟知运用胰管辅助胆管插管的技巧，并加以尝试！

前言

　　近年来，双气囊小肠镜（double balloon enteroscopy；DBE）及单气囊小肠镜（single balloon enteroscopy；SBE）逐渐用于术后重建肠道（表1）的 ERCP 相关操作。术后重建肠道往往走行弯曲、乳头所处部位的距离较远，由于肠道吻合口的部位分叉角度过于锐利及粘连等原因的影响，有时会导致内镜无法到达乳头，更别提后续的插管操作了。即使好不容易到达乳头并尝试插管时，也可能会遇到乳头处于切线方向而难以插管的情况。此外，内镜上缺少抬钳器，也不利于顺利完成插管。

　　本文将对单气囊小肠镜的进镜技巧以及胆管插管技巧进行概述。

表1　术后重建肠道的种类

- Billroth-Ⅱ法
- Roux-en-Y
- 胰十二指肠切除术（pancreatiduodenectomy；PD）后重建的肠道

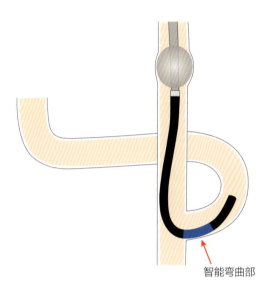

智能弯曲部

图1　SIF-H290S 搭载的智能弯曲功能

内镜跨越肠道弯曲部位时智能弯曲部（→）发挥作用，使内镜能顺应肠道的走行发生弯曲，进而能向前方继续进镜
（Olympus Medical Systems 公司生产）

1 到达目标部位的方法

● 安装前端盖，合理应用外套管

　　用于术后重建肠道 ERCP 相关操作的 SBE 也历经了从长型（long-type）到短型（short-type）的变迁。笔者所在机构目前使用的是短型的 SIF-H290S（Olympus Medical Systems 公司生产）。这款内镜的钳道口直径为 3.2mm，内镜的有效长度为 152cm，且能与目前市面上绝大多数的 ERCP 器械相适配。此外，该内镜也同样具有结肠镜上搭载的智能弯曲功能。当内镜跨过肠道弯曲部位时智能弯曲部就会发挥作用，使内镜能顺应肠道的走行发生弯曲从而向前方继续前进，有利于内镜插入操作（图1）。

　　在插入内镜之前，请务必确认患者既往的手术记录。如果没有任何背景资料支持就盲目进镜，可能会在途中遇到意想不到的分叉路（如 Braun 吻合等），并因此陷入混乱。在操作前要充分了解重建术式、分支长度、胰十二指肠切除术后胆管及胰管的吻合情况，这些都是非常重要的。

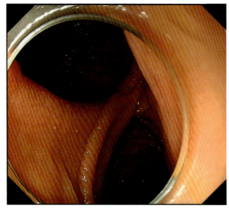

图2 笔者所在机构使用的前端盖在安装后的效果

（D‒201‒10704：Olympus Medical Systems 公司生产）

①将内镜注气模式改为 CO_2，将患者体位从俯卧位改为半俯卧位。此外，在内镜前端安装前端盖。

➡注气模式改为 CO_2可减轻腹胀感，在穿孔时也能减小气腹的影响。在外套管前端进入输入襻后，为了防止空气栓塞，不要进行过度注气。安装前端盖后可较为容易地辨认前方的管腔，有利于内镜进镜，同时也有利于确定乳头及胆管插管操作 **拨云见日** 。笔者使用的前端盖（D‒201‒10704）在完成安装后的情况如图2所示。

②按结肠镜进镜中"轴保持短缩法"的要领插入内镜。

➡不要一股脑地推镜（尤其是在弯曲角度锐利的部位），遵循"轴保持短缩法"的要领，通过拉镜操作钩住肠腔、拨开皱襞进而插入内镜。为了顺利完成进镜，需要在平日里不断提高结肠镜的插入技术。

③在外套管及气囊的辅助下插入肠道深处。在对肠道进行短缩操作前，先用内镜的前端钩住肠道的弯曲部。

➡通常是通过下压大旋钮钩住肠道的弯曲部。

④充盈气囊，同时关注透视画面及内镜画面，在保证内镜前端固定（不会向外脱出）的前提下，在微调旋钮及旋镜的同时将内镜及外套管一并外拉。

➡通过这样的操作就可完成肠道的短缩。

⑤将外套管气囊放气，将已经外拉的外套管沿镜身向前滑入。

➡这是最重要且最困难的一步。当滑入外套管时，内镜也会自然而然地受到向前的作用力，因此单纯滑进外套管的操作有可能仅使内镜前进成襻，而无法将外套管滑进到目标部位。为了顺利地滑进外套管，需要配合外套管的推进速度，给内镜镜身施加一个向外的拉力以保持其位置相对不变（图3，视频1） **拨云见日** 。这与 ERCP 操作中插入器械时导丝的状态非常相似。理想状态是内镜不动，只有外套管在向前滑进。若术者在操作过程中无法维持稳定的镜身位置，则可由助手协助滑进外套管。

⑥如果进镜困难，应适时通过体位变换及腹部手法压迫来完成进镜。

➡腹部手法压迫仍然是有效的辅助方法，笔者所在的医疗机构中也经常使用该手法。

⑦在操作结束后退出内镜时，可在分叉部的输入襻侧进行墨汁标记或留置金属夹。

➡这样做可以防止下次插入时迷失方向。

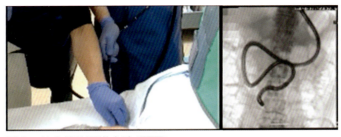

图 3　外套管的滑进方法 视频 1

将气囊放气，配合外套管的推进速度，给内镜镜身施加一个向外
的拉力以保持其位置相对不变，从而仅仅使外套管向前滑进

在插入内镜或缩短肠管时，脑海中始终要对术后肠道存在粘连的可能性保持警惕，避免强行插镜或缩短操作。如果在进镜时感到阻力很大，就不应以这种状态继续下去，而应退出内镜直到阻力消失后再重新进镜。由于这种阻力只有术者本人才能感知，因此需要术者沉着应对。在操作异常困难的情况下，不应拘泥于内镜操作，而应考虑其他形式的治疗，如经皮穿刺治疗或超声内镜检查（EUS）引导下治疗等。

2　胆管插管的技巧

1）　首选通过"反转位"保证良好的视野

到达目标区域，确认乳头或胆管 – 胰管空肠吻合部后进行插管。这里我们以具有乳头结构的胆管插管为例。插管应选用前端笔直、没有弯曲塑形的新型导管。笔者所在医疗机构首选 0.025in 的导管（MTW 公司生产）。在 ERCP 操作中，熟练的医生能获得非常良好的乳头视野，仅凭这样的视野就能给人一种近在咫尺的感觉。在术后重建肠道的病例中，创造良好的乳头视野最为重要。实际上，术后重建肠道病例中难以进行胆管插管的最主要原因是乳头往往位于切线方向，并且难以保持适当的距离。

在这里我最想分享的技巧是**构建"反转位"** 拨云见日 。这种镜身位置是确保良好乳头视野的方法。在十二指肠下曲处下压大旋钮，使内镜前端反转，然后再进行推镜，这样内镜前端就会与乳头产生一定距离，由此可获得良好的乳头视野（图4，视频2）。这其实与常规胃镜检查中观察胃角时的反转镜身操作类似。为此，不要主动解除在插入过程中形成的攀曲，将外套管退回一些可增加镜身前端的柔性，使得"反转位"更容易构建。当然，并不是所有病例都能够构建"反转位"。由于下压内镜大旋钮并推镜的操作需要十二指肠下曲存在一定空间，而强行推镜有可能会导致穿孔，因此，不要拘泥于构建"反转位"而勉强操作。

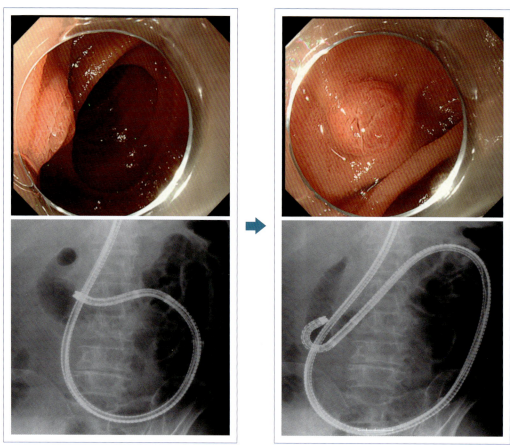

图4 "反转位"的构建方法 视频2

在十二指肠下曲处下压大旋钮使内镜前端反转，同时推镜使内镜与乳头间产生一定距离，这样就获得良好的乳头视野

2）调整乳头位置

在获得良好视野后，需要微调乳头位置。

①由于 SBE 的钳道口位于 7—8 点钟方向，因此需要旋转内镜使乳头位于 10—12 点钟方向的位置（图5）。

➡ 由于术后重建肠道的乳头与常规解剖的 ERCP 相比，呈上下颠倒状态，因此当观察到乳头正面视野时，胆管的走行是沿着 5 点钟方向而非 11 点钟方向。将乳头调整到有利于胆管插管的位置，即从钳道口伸出导管的方向要与胆管 / 胰管轴线方向保持一致。

②利用内镜的前端盖获得乳头的正面视野（图6，视频3）。

➡ 适用于那些无法采用"反转位"获得良好视野的情况。

③若即使这样也难以操作时，则可使用前端弯曲型导管（如 Swing Tip®）等进行胆管插管。

➡ 这种情况下，仍要意识到胆管的走行方向（5 点钟方向）并据此调整导管的角度。

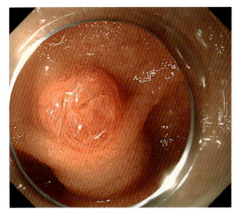

图 5 胆管插管时的乳头视野

将乳头调整至 10—12 点钟方向。这样也可以观察到口侧隆起

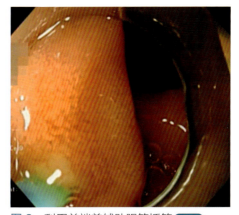

图 6 利用前端盖辅助胆管插管 <u>视频 3</u>

具有较大乳头旁憩室的病例。利用前端盖抵在乳头附近的黏膜并施加一定力度，可以获得乳头的正面视野，从而成功插管

3 胆管困难插管的病例

1）巧妙利用胰管也有助于术后重建肠道的胆管插管

对于术后重建肠道病例中胆管插管困难情况（表 2）的处理与常规 ERCP 类似。除此之外还会经常遇到无法获得良好视野的情况。对于这些情况，可以利用胰管辅助进行胆管插管。

在胰管留置导丝后，就可利用胰管导丝留置法进行胆管插管。与常规 ERCP 类似，通过这个方法可以固定乳头、取直口侧隆起。此外，胰管导丝留置还有许多优点，如可成为判断胰管方向的标记、可确保内镜前端与乳头维持适当距离等（图 7，视频 4）。

利用胰管辅助胆管插管的其他方法还包括：通过留置胰管支架，将导管从与胰管支架交叉的方向插入乳头完成胆管插管（图 8，视频 5）的方法，以及使用非对称双腔导管（PIOLAX MEDICAL DEVICES 公司制造）占住胰管开口后，将导丝从导管的另一个腔伸出尝试胆管插管的方法。

2）即使如此仍然操作困难的情况

如果能获得相对良好的视野且内镜操作相对自由时，可在胰管支架留置后利用针刀从胰管开口开始进行预切开（由于术后重建肠道可能会导致内镜操作不自由，因此不要勉强进行此操作）。要熟悉各种方法，并根据具体情况进行选择和应用。

如果仍然无法进行胆管插管，则不要过分执着，可暂时中止操作，择期再次尝试（择期重新尝试获得成功的病例也屡见不鲜），或者改为 PTBD、EUS 引导下的会师术等方式，这种根据实际情况灵活应变的思路极为重要。

表 2　胆管困难插管的病例

- 隔膜型乳头，仅能插管至胰管，而难以对胆管进行选择插管的病例
- 乳头的活动性较大，导致力无法很好地往胆管方向传导
- 口侧隆起较长难以完成深部插管

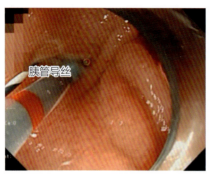

图7　利用胰管导丝留置法进行胆管插管 视频4

将导丝留置在胰管中，固定乳头并获得适当的操作距离，以胰管导丝为标记，成功完成胆管插管

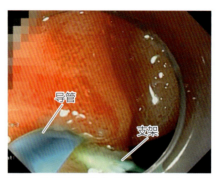

图8　利用胰管支架进行胆管插管 视频5

从与胰管支架相交叉的方向将导管插向乳头，从而完成胆管插管

■ **参考文献**

[1] Ishii K, et al：Balloon enteroscopy-assisted ERCP in patients with Roux-en-Y gastrectomy and intact papillae（with videos）. Gastrointest Endosc, 83：377-86.e6, 2016.
　→ Retroflex position についてはじめて提唱した論文. この技術により胆管挿管が有利になった.

[2] Tanisaka Y, et al：Biliary Cannulation in Patients with Roux-en-Y Gastrectomy：An Analysis of the Factors Associated with Successful Cannulation. Intern Med, 59：1687-1693, 2020.
　→ 術後再建腸管 Roux-en-Y 症例における初回乳頭の胆管挿管についての論文. Retroflex position の有用性を述べている.

[3] Takenaka M, et al：Efficacy of a modified double-guidewire technique using an uneven double lumen cannula（uneven method）in patients with surgically altered gastrointestinal anatomy（with video）. Surg Endosc, 34：1432-1441, 2020.
　→ Uneven double lumen cannula を用いたカニュレーションの有用性を述べている.

14 气囊小肠镜 ERCP 相关操作的技巧

气囊小肠镜下 ERCP 的不同点都在这里！

木暮　宏史

如坐云雾

● 不知道哪些器械可以用于气囊小肠镜……

● 无法顺利取出结石，无法顺利送入支架……

拨云见日

● 并非所有常规 ERCP 的器械都可用于气囊小肠镜下的 ERCP！

● 熟悉 ERCP 的器械，准备好适用于气囊小肠镜下 ERCP 的器械！

● 对于没有抬钳器的直视型气囊小肠镜，一定要体会它在操作方面与侧视镜的不同，并加以掌握！

前言

　　气囊小肠镜的使用，大大提高了术后重建肠道病例中内镜接近十二指肠乳头或胆管空肠吻合口的成功率，许多 ERCP 相关技术也能得以开展。但即使内镜能到达乳头或吻合口，由于解剖学因素或内镜相关因素（如气囊小肠镜为直视镜、没有抬钳器等），也使得术后重建肠道病例中的胆管插管、取石操作、留置支架等技术与常规 ERCP 有较大区别，掌握起来有一定难度。

　　本文将对气囊小肠镜完成胆管插管之后进行的各种操作技巧进行介绍。

1 内镜与器械

　　与 ERCP 相关的器械多种多样，包括导管、导丝（GW）、网篮、球囊、支架等，而这些器械各自又有不同类型。机构常备器械的限制以及医生的喜好都会影响器械的选择，这里将针对气囊小肠镜下 ERCP 所选用的器械及选择的理由进行简介。

1) 内镜

可使用短型双气囊小肠镜 EI-580BT（富士胶片公司）或者短型单气囊小肠镜 SIF-H290S（奥林巴斯公司）。钳道口直径为 3.2mm 的短型气囊小肠镜易于操作，且受器械限制较少，因此推荐使用。

2) 导管

TEUEtome（Boston Scientific 公司）的优势在于可以旋转，无论是具有乳头结构还是只有胆管空肠吻合口的病例，当胆管轴不匹配、插管困难时都可通过旋转使之与胆管轴匹配。

对于乳头仍然存在且利用胰管导丝法难以插管或探查困难的病例，可以考虑使用非对称双腔导管（Uneven 导管）（PIOLAX MEDICAL DEVICES 公司），以较为方便地进行双导丝操作。

3) 导丝

Revowave SeekMaster（PIOLAX MEDICAL DEVICES 公司）光滑性极佳，导丝直径为 0.030in，比 0.025in 的导丝支撑性更好，也能进行跟踪探查（但要注意，它无法与 0.025in 导丝对应的器械相适配）。

4) 扩张用球囊

250cm 的 REN（Kaneka Medical 公司）可以突破普通导管无法通过的高度狭窄区域。

5) 网篮导管

OTW（over the wire）型的八丝镍钛合金网篮（Medi-Globe 公司）捕获结石的能力非常强，无论是肝内胆管结石还是胆总管结石都可以被其牢牢捕获。

6) 机械碎石器

BML-V437QE-30（奥林巴斯公司）属于导丝引导型碎石器，适配的钳道口直径为 3.7mm 以上，但实际上在 0.025in 的导丝引导下也可通过钳道口直径为 3.2mm 的气囊小肠镜。

7) 球囊导管

Tri-Ex® 三腔取石球囊（Cook Medical 公司）属于 OTW 型取石球囊，支撑力较好，操作性、跟踪性也较好。

8） 金属支架

Niti-S™ Large Cell Stent Slim Delivery（Century Medical 公司）直径为 6Fr，突破性及追踪性良好，长输送型的有效长度达 196cm，不仅适用于胆管空肠吻合的病例，也适用于具有乳头结构的肝门部梗阻病例。

现在准备工作已经齐全。接下来我将介绍使用短型气囊小肠镜进行 ERCP 的各种操作要点和注意事项。

2 乳头处理

在对胃切除 Roux-en-Y 吻合术后的病例进行 EST 时，可以采用 TRUEtome 或可旋转的推进式括约肌切开刀（RotaCut B Ⅱ Shape：Medi-Globe 公司）进行切开，也可以在留置塑料支架后，沿着支架用针刀进行切开，但这个对技术要求较高，操作起来较为困难。我们首选简易的 EPBD（图1）。根据胆管直径使用 6～10mm 的扩张球囊导管（REN：Kaneka Medical 公司；Hurricane：Boston Scientific 公司；ZARA EPBD 球囊：Century Medical 公司）。对于内镜镜身位置不易稳定的病例，可使用经过特殊工艺、表面较为粗糙的 ZARA EPBD 球囊，它在扩张过程中不易出现球囊滑脱。

对于巨大结石或多发结石的病例，胆管直径在 12mm 以上时可进行 EPLBD（图2）。根据胆管直径使用 12～20mm 的扩张球囊导管（Giga Ⅱ EPLBD 球囊：Century Medical 公司，REN）。无须追加 EST，当 EPLBD 球囊插入困难时可先进行 EPBD。

进行 EPBD 或 EPLBD 时，不要选择比胆管直径还要粗的球囊，此外为了避免穿孔及胰腺炎，需要确保胆管轴和球囊轴相匹配后再进行扩张。

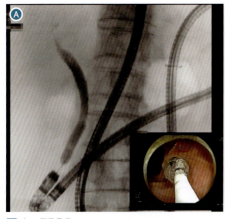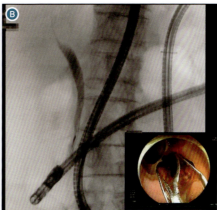

图1 EPBD

Ⓐ 利用 10mm 的 Hurricane 进行 EPBD
Ⓑ 使用导丝引导型网篮导管取出结石

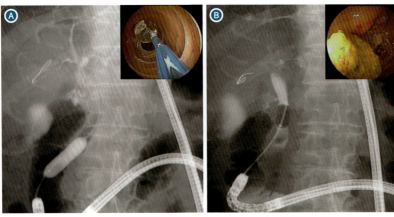

图 2 EPLBD without EST

Ⓐ 没有追加 EST，利用 13～15mm 的 REN 进行 EPLBD
Ⓑ 利用球囊导管取出结石

3 狭窄部的球囊扩张

　　对于胆管空肠吻合口狭窄或胆管狭窄，可使用球囊进行扩张（图 3A、B）。当狭窄明显时，选择前端逐渐变细、具有良好穿透力的 REN；如果狭窄部位较硬，则选择扩张力较强的 ZARA。在对具有乳头结构的胆管狭窄进行扩张时，可能需要选择有效长度较长的球囊（如 250cm 的 REN 或 240cm 的 CRE PRO，Boston Scientific 公司）以到达狭窄部位。选择球囊直径时，应与吻合口上端的胆管直径相匹配。**使用大于胆管直径的球囊进行扩张时存在穿孔风险，应尽量避免。**对于膜样狭窄的扩张相对容易，但若狭窄部位因炎症或纤维化而质地较硬，在扩张过程中可能会发生意外撕裂，所以可先用较细的球囊进行扩张，若没有问题再换用大直径球囊扩张，这样分阶段扩张比较安全。扩张时慢慢加压至最大扩张压（8～12atm），并持续 1 分钟。若球囊无论如何也难以通过狭窄部位，则可以使用 ES 扩张器（Zeon Medical 公司）或 Fine025（Medico's Hirata 公司）进行预扩张，然后尝试插入球囊。

4 取石

　　气囊小肠镜下的 ERCP 与常规 ERCP 不同，通过内镜操作匹配胆管轴进而取出胆总管结石相当困难。因此，对于巨大结石或多发性结石的病例，我们会积极使用机械碎石器。如前文所述，若使用 0.025in 的导丝，可以搭配导丝引导型的 BML-V437QR-30，也可以使用 OTW 型的 XEMEXCrusher 导管（Zeon Medical 公司），但因为需要拔出导丝后再插入篮网，所以只能一招决胜负。对于碎石后的残渣或小型结石可由导丝引导型的网篮导管（FG-V425P、FGV436P：奥林巴斯公司）或取石球囊导管（Multi-3V Plus：奥林巴斯公司；Tri-Ex® 三腔取石球囊：Cook Medical 公司）取出，当胆管下端残留结石而胆

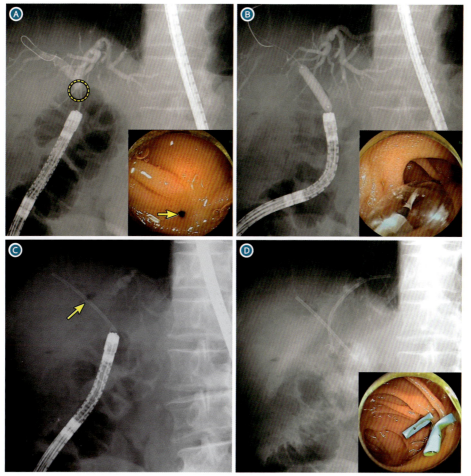

图 3　胰十二指肠切除术后，胆管空肠吻合口狭窄

Ⓐ 可见胆管空肠吻合口明显狭窄（透视所见：○；内镜所见：⇨）
Ⓑ 利用 8mm 的 Hurricane 对狭窄部进行球囊扩张
Ⓒ 首先向右肝内胆管留置塑料支架（⇨）
Ⓓ 接着向左肝内胆管留置塑料支架

管轴不匹配时，使用 OTW 型的八丝镍钛合金网篮（Medi-Globe 公司，图 4）或 Memory Basket® 八丝网篮（Cook Medical 公司）、Offset 球囊导管（Zeon Medical 公司）会有一定效果。在取石过程中，外拉器械会导致内镜贴近胆管侧，所以需要通过旋钮操作给器械施加一个远离胆管轴（使内镜前端向对侧十二指肠壁摆动的操作）的力，进而取出结石〔拨云见日〕。应避免通过外拉内镜操作进行取石，因为这种操作不仅无法与使器械与胆管轴相匹配（导致无效取石），而且容易造成十二指肠下曲附近黏膜撕裂〔注意〕。

　　对于胆管空肠吻合术后的肝内结石病例，需要将器械选择性地插入含有结石的胆管，如导丝引导型网篮导管（FG-V425P、FG-V436P）或者 OTW 型球囊导管（Tri-Ex® 三腔取石球囊，Offset 球囊导管）。然而，我们经常会遇到无法进入含有结石的胆管分支或无法在胆管末端及狭窄部分附近打开网篮的情况。在这些情况下，可使用展开时网篮

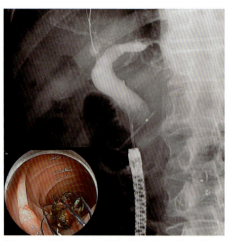

图 4　利用 OTW 型八丝镍钛合金网篮取出结石

在打开时网篮结构不变形，对结石的捕获能力较强

结构不易变形、对结石捕获能力较强的 OTW 型八丝镍钛合金网篮，或使用前端较细且网眼细密、可以插入迂曲胆管末端并能在纤细的胆管内打开的网篮（Reforma：PIOLAX MEDICAL DEVICES 公司）。

5　困难结石的处理

如果结石发生嵌顿，造成导丝可以通过但取石器械无法通过的情况，可使用 Soehendra® Stent Retriever（Cook Medical 公司）来解除嵌顿，以便插入取石器械（图 5）。

面对巨大结石或位于狭窄上游难以移除的结石，可以通过留置 ENBD 管后在造影下进行体外冲击波碎石术（ESWL）粉碎结石并移除。对于胆管直径较粗且气囊小肠镜的外套管能够到达乳头或胆管空肠吻合口附近的病例，可以保留外套管和导丝，退出内镜，随后在导丝引导下将 SpyGlass™ DS（Boston Scientific 公司）通过外套管插入胆管内，在直视下利用液电碎石术（EHL）来粉碎结石（图 6）。

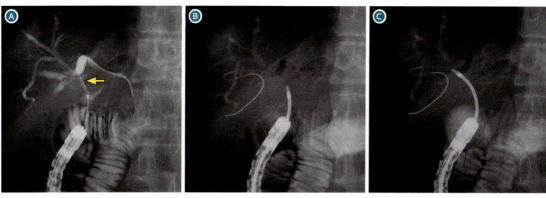

图5　胰十二指肠切除术后，肝内结石

🅐 右肝管可见结石嵌顿（⇨）
🅑🅒利用 Soehendra® Stent Retriever 解除嵌顿

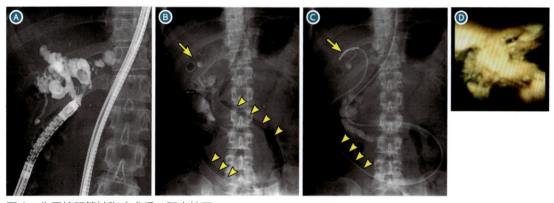

图6　先天性胆管扩张症术后，肝内结石

🅐 右肝内胆管可见结石
🅑 保留外套管（▷）与导丝（⇨），退出气囊小肠镜
🅒 在导丝引导下将 SpyGlass™ DS（⇨）经由外套管（▷）插入胆管内
🅓 在直视下利用 EHL 进行碎石

6 留置支架

　　以下是在气囊小肠镜下使用塑料支架时的注意事项。对于气囊小肠镜而言，Flexima Plus（Bost on Scientific 公司）的支架推送系统长度刚好到达极限，因此需要提前拆除橙色的外套管以再延长一点长度。Geenen（Cook Medical 公司）这款产品的推送器长度不足，故需使用 ERCP 的造影导管作为推送器。而像 QuickPlace V（奥林巴斯公司）、Through & Pass（Gadelius Medical 公司）、Harmo Ray（HANACO Medical 公司）这些产品的支架推送系统长度较长，故可正常使用 注意 。

　　在插入支架时，应尽量靠近乳头及吻合口，同时确保推送系统的推进方向与胆管轴相匹配。这里重点在于助手要外拉导丝（但不使导丝发生移动），给导丝提供一个适度的张力。如果支架无法越过狭窄或弯曲部位，在已经匹配胆管轴的前提下，可以将内镜连同支架一起向前推送；或通过左右摇摆内镜，以改变支架推送系统的前端与狭窄部位或弯曲处顶点的接触角度，这样往往可以使支架越过这些部位 **拨云见日** 。

带侧翼的塑料支架的下端从内镜钳道口出来时的阻力会增大，因此需要用力推出，分体式支架容易发生异位。应在非常接近乳头或吻合口的地方小心地推出支架，以免支架异位。

在展开金属支架时，由于支架会有向深部"跳跃"的倾向（见前文的"跳跃现象"），同时内镜也可能被拉向胆管，因此要在比预计位置更偏外侧（即更靠近操作者）的地方缓缓展开支架。支架开始展开后，调整其上端位置的同时继续展开，一旦支架覆盖了狭窄部位，就用左手锁定支架输送系统，同时给内镜施加一个外拉的张力带动支架完成展开操作 **拨云见日** 。输送系统直径较细的金属支架在展开过程中几乎难以感受到阻力，且在透视下难以辨认，此时与助手之间的沟通配合就显得非常重要。

7 留置多个塑料支架的技巧

在向胆管空肠吻合口狭窄的病例留置多个塑料支架时，由于内镜通常朝向左侧胆管轴，所以原则上是先往难以插入器械的右侧胆管（尤其是右后叶分支）留置支架，然后再往左侧胆管留置支架（图3C、D）。但是，对于右侧胆管弯曲明显的病例，当尝试向右侧胆管插入支架时，支架会有向左侧胆管偏移的倾向，此时就可先顺势往左侧胆管留置支架，这样一来也可"阻挡"支架进入左侧胆管的"道路"，降低后续支架进入右侧胆管的难度。**对于存在吻合口的病例，为了防止支架异位，应选择较长的支架，先置入的支架下端要稍微向外留长一些，这一点相当重要** **注意** 。

使用0.025in导丝 [（EndoSelector（Boston Scientific公司），VisiGlide2（奥林巴斯公司），RevoWave（PIOLAX MEDICAL DEVICES公司），M-Through（Medico's Hirata公司）]可以进行双导丝支架置入，但这往往会增加插入的阻力，反而使支架留置变得更为困难。如果是5Fr的支架可以由双导丝法置入，但若想留置多个7Fr支架，则应该不断调整位置逐个留置。

当胆管弯曲或狭窄非常明显，以至于0.025in的导丝难以引导支架时，我们会使用RevoWave Type 0.035 UltraHard这款超硬导丝。

8 拔除塑料支架的技巧

在拔除塑料支架时，如果通过内镜操作就可以轻松辨认出支架的末端，则使用套圈器（snare）套住支架下端就可直接拔除。若是在肠道弯曲转角等难以辨认支架末端的部位，则可以使用Radial Jaw 4P活检钳（Boston Scientific公司）夹住支架，然后外拉内镜直至暴露出支架末端，随后用套圈器进行回收。用于下消化道的Radial Jaw 4P活检钳可以从导丝旁边插入，并且拥有强大的抓持力，对于回收异位支架等也十分有效。

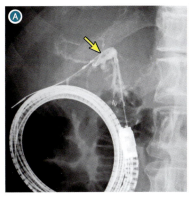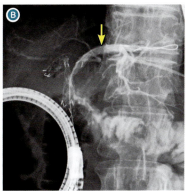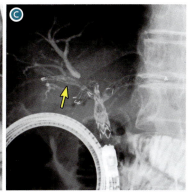

图 7　胰十二指肠切除术后，肝门部区域胆管癌引起的梗阻性黄疸

Ⓐ 往右后叶分支胆管内置入 1 个 Niti-S™ Large Cell Stent Slim Delivery（⇨）
Ⓑ 利用 SIS 法往左肝管内置入第 2 个 Niti-S™ Large Cell Stent Slim Delivery（⇨）
Ⓒ 利用 SIS 法往右前叶分支胆管内置入第 3 个 Niti-S™ Large Cell Stent Slim Delivery（⇨）

9　留置多个金属支架的技巧

　　在需要留置多个金属支架时，对于消化道重建术后的病例而言，SIS 留置法比 SBS 留置法更容易。对于 SBS 法而言，即使是 Zilver635（Cook Medical 公司）、BILERUSH SELECTIVE（Piolax Medical Devices 公司）、ZEOSTENT V（Zeon Medical 公司）这类输送系统直径较细的金属支架也难以通过 SBS 法同时留置两个；此外，利用 SBS 法留置激光雕刻型支架时，第二个支架很容易卡在已经留置的支架上。推荐使用 SIS 法留置输送系统直径较细的金属支架，尤其是支架网眼较大的 Niti-S™ Large Cell Stent Slim Delivery（Century Medical 公司），因为它的输送系统插入性优良，支架与胆管贴合良好（图 7）。

　　对于具有乳头结构的病例而言，MS 留置顺序往往和常规 ERCP 一样（从左到右），但对于仅有吻合口的病例，就像前文所提到的那样，由于内镜通常朝向左侧的胆管，所以按从右到左的顺序进行留置会更好。

10　ENBD 留置

　　对于中、重度急性胆管炎，如果只进行急诊引流，等胆管炎消退后再进行取石等操作时，通常会先留置 ENBD 而非支架。这是因为在第二次治疗时已经留置的 ENBD 可以起到"路标"的作用，而且由于肠道短缩，内镜插入也变得更为容易。

　　在留置 ENBD 引流管时，由于拔出内镜时引流管长度不足，因此会使用 ERCP 导管作为推送器。具有预设形状的 α 型或反 α 型引流管并不适用于术后重建肠道的病例，应选择 5Fr 的直型引流管或不具有 α 结构的猪尾巴型引流管 拨云见日 。

11 小结

　　本节介绍了一些利用气囊小肠镜进行 ERCP 时需要准备的器械，同时也对插管之后的乳头处理、狭窄扩张、取石、支架留置等各种操作的手法要点及注意事项进行了阐述。希望各位同道能够认识到其与常规 ERCP 的不同点，以期实现安全且高成功率的气囊小肠镜 ERCP 操作。

■参考文献

[1] 木暮宏史：ERCP 関連手技のコツ 術後腸管に対する ERCP．「胆膵内視鏡治療　手技の極意とトラブルシューティング」（小池和彦 / 監，伊佐山浩通 / 編），pp71-78，羊土社，2012.
　　→本書の姉妹図書，胆膵内視鏡医は必読．

[2] Shimatani M, et al：Diagnostic and Therapeutic Endoscopic Retrograde Cholangiography Using a Short-Type Double-Balloon Endoscope in Patients With Altered Gastrointestinal Anatomy: A Multicenter Prospective Study in Japan. Am J Gastroenterol, 111：1750-1758, 2016.
　　→バルーン内視鏡 ERCP の保険収載の根拠となった日本の多施設共同前向き研究．

15 内镜下乳头切除术的技巧

充分圈套病变，一口气切除！

竹中 完

如坐云雾

- 不清楚切除范围应该到哪里为止……
- 无法得心应手地进行圈套器操作……
- 无法辨认胰管开口……
- 切除后标本回收的技巧是什么？

拨云见日

- 应将乳头及其口侧隆起一并包括在内进行切除！
- 应将圈套器的尖端置于病变的右上方，以此为支点展开圈套器！
- 首先应明确胆管开口，胰管开口通常在胆管开口的右下方，应仔细寻找！
- 回收的要点是应尽快将标本转移到胃内！

前言

针对壶腹部肿瘤的内镜下乳头切除术（EP）由铃木等于1983年首次报道。此后许多中心都开展相关的病例研究。目前大多数中心认为没有侵犯胆管胰管的腺瘤或黏膜内癌是EP的适应证。有些中心认为浸润程度不超过Oddi括约肌的T1癌也可进行EP，但是由于这种情况往往存在一定数量的淋巴结转移或微小淋巴管及微小血管侵犯，因而必须根据患者的实际状况，结合患者年龄、合并的基础疾病类型，在外科医生、内科医生及患方充分沟通的基础上慎重选择。

EP的并发症有胰腺炎（8%～15%）、消化道穿孔（0～4%）、术后出血（2%～13%）等，甚至有极少部分病例在术后死亡，因而在术前必须将风险充分告知患者家属，并取得知情同意。在术前精查的基础上与外科充分讨论，做好患方的知情同意，这些都是EP的先决条件，缺一不可。

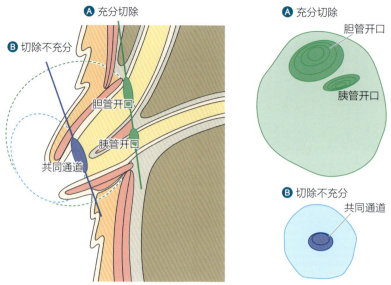

图1 EP 不充分切除带来的隐患

充分切除（Ⓐ）的情况下可明确辨认胆管开口及胰管开口；圈套器切除不充分（Ⓑ）的情况下除了病变可能残留之外，由于只切到共同通道所在的层面，难以获取进入胰管的路径

1　EP 的流程与操作成功的技巧（视频1）

EP 的流程分为"**充分圈套病变，干脆利落地完成切除**""**病变的回收及后续处理**""**留置支架，预防胰胆管狭窄梗阻**"。笔者所在医院也会进行"预防性金属夹夹闭术"，以预防术后出血。

以上的流程都相当重要。其中 EP 成功的关键技巧有以下2点："拥有大范围（适宜范围内）切除病变的勇气，以便切除后能获得进入胰管的路径""切除后能快速回收病变"。

①用圈套器充分圈套病变。

➡关于切除范围，从解剖学角度出发，十二指肠固有肌层往肠道管腔侧的黏膜层、黏膜下层、胆管末端部上皮、胰管末端部上皮、共同通道部上皮都可切除。

➡圈套器切开必须充分，使得切除后的创面可以看到宛如猪鼻子一样的胆管开口及胰管开口（图1A）。病变切除范围越大，消化道穿孔的风险就越高，而如果病变切除范围过小，就有可能只切到胆胰管共同通道所在的层面（图1B），创面上仅能看到单个开口，这样一来就难以获得进入胰管的路径。因此，EP 中最重要的一点便是要拥有大范围切除病变的勇气，以便在切除后能获取胰管入路。

➡在切除病变过程中，器械（圈套器）的形状及性质起到非常重要的影响。为了在释放圈套的过程中器械的支点不发生偏移，同时能让病变处于圈套环内，需要圈套器具有一定的强度，同时具备防止支点发生偏移的结构。奥林巴斯公司的 Snare Master（图2A）以及 Boston Scientific 公司的 Captivator Ⅱ（图2B）都具有足够的强度，圈套器前端的结构都能作为稳定的支点，故笔者所在

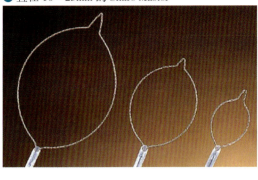
Ⓐ 直径 10 ～ 25mm 的 Snare Master

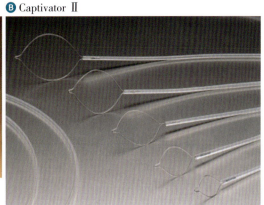
Ⓑ Captivator Ⅱ

图 2　EP 中使用的圈套器
具有一定的强度，圈套时支点不容易偏移
（照片提供：Ⓐ 奥林巴斯公司；Ⓑ Boston Scientific 公司）

机构进行 EP 时通常选用这两款产品。

➡ 使用圈套器的过程如同把东西装入捞金鱼的纸网里一样（图 3，图 4）。首先设定支点，接着张开圈套器，然后将圈套环往十二指肠侧推压，将病变囊括在圈套环内。推压幅度过大可能会造成支点偏移，故可以通过吸引空气等操作小心翼翼地将病变收入圈套器，以防支点偏移。

➡ 将病变收入圈套器的技巧是将圈套器前端的凸起抵在**乳头口侧隆起稍偏右内侧**的方位，以此处为支点，然后在保证支点不发生偏移的前提下张开圈套器，将病变充分收入圈套环中。如果圈套器前端抵在左内侧方位时，则释放圈套器时很容易发生偏移。此外，还需配合内镜的操作将病变调整到张开的圈套环内。

➡ 如果无法顺利用圈套器套住病变，那么在一开始就要重新调整。如果抱着"差不多就行了"的心态收紧圈套，那就有可能陷入无法挽回的局面。这一步能否利用圈套器恰当地收住病变，会直接影响后续流程的成败。

② 干脆利落地切除病灶 `拨云见日`。

➡ 在圈套器顺利收住病灶后便进行切除，这个过程切忌慢慢悠悠地进行切开操作。由于圈套器需要将 Oddi 括约肌的一部分也牢牢收住并予以切除，因而相比消化道其他部位的黏膜切除术，切除时阻力更大，通电时间更长。为了将组织损伤降到最低，就需要用最短的时间完成切除，因此要求切除操作一气呵成，不应拖泥带水。高频电设备的参数设定在不同机构之间存在一定差异，没有统一的标准。Endocut 模式有出血的风险，Autocut 可以减少乳头水肿的风险。笔者所在医院为了减少出血风险，采用混合电流，选择"Endocut 模式"（ICC200：ERBE ElektromedizinL GmbH, Tubingen, Germany），效果 3，功率 120W。

③ 病变回收及处理。

➡ 事实上病变回收是 EP 中最依赖团队协作的流程。回收切除的标本相当耗时，如果动作过于拖沓，那么标本就会如同滚向洞穴的饭团一样 *，随着消化道蠕动不断向肛侧滚动，导致标本无法回收。标本回收失败就意味着无法将病变的病理结果反馈给患者，那么大费周章进行的 EP 也就失去了意义。

* 译者注：这里引用日本童话《老鼠与饭团》的内容进行类比。

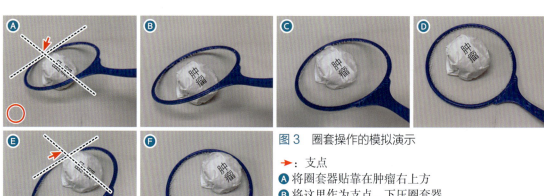

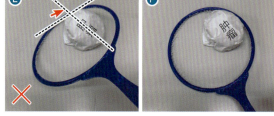

图3　圈套操作的模拟演示

➤：支点

Ⓐ 将圈套器贴靠在肿瘤右上方

Ⓑ 将这里作为支点，下压圈套器

Ⓒ 在确保支点不发生偏移的情况下，稍加吸气，小心翼翼地将肿瘤置于圈套环内

Ⓓ 将肿瘤置于圈套器中央

ⒺⒻ 如果一开始圈套器贴靠于肿瘤左上方，那么最后肿瘤就会位于圈套器右侧

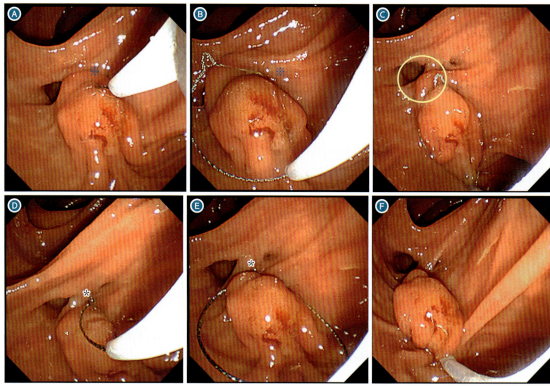

图4　若支点发生偏移，就要重新选择 视频1

Ⓐ 将 ※ 处作为支点。

Ⓑ 下压圈套器时支点发生偏移（※）

Ⓒ 无法充分将口侧隆起收入圈套器内（○）

Ⓓ 将肿瘤右上方（＊）处作为支点，在保证其不偏移的情况下张开圈套器

Ⓔ 确保支点不发生偏移的同时下压圈套器

Ⓕ 将口侧隆起充分包含在内后收紧圈套

➡️ 为了确保标本能顺利被回收，助手必须"拿着标本回收器械全神贯注地在一旁待命"，这是回收的技巧之一。

➡️ 回收标本的器械有三爪型异物钳、五爪型异物钳、异物钳、回收网篮等，由于十二指肠肠腔狭窄，三爪型异物钳、五爪型异物钳以及回收网篮大多情况下无法充分张开。**在无法充分张开器械的情况下贸然抓取标本，反而有可能将其推向更下游的肠腔的风险**。因此这里的思路应该是"**暂且先把标本转移到胃内，这样就能避免其滚向更下游的肠腔**"。为此，笔者所在医院会先尝试用三爪型异物钳及五爪型异物钳进行回收，一旦感觉回收困难会立刻换成异物钳。异物钳能确保标本顺利转移到胃内。但是由于异物钳的抓取力较弱，如果在异物钳抓取标本后就直接退镜，那么标本在经过咽喉时就有脱落掉入气管的风险。因此，在标本进入胃腔后，推荐改成三爪型异物钳、五爪型异物钳或网篮进行后续的回收。

➡️ 笔者所在医院会将回收的标本先放入生理盐水中，在 EP 结束后进行标本拍摄，然后放入福尔马林溶液中进行固定。此时必须明确标本的位置关系，以便后续的病理检查。

④留置支架以防胆管胰管梗阻。

➡️ 若胆管和胰管开口能直接辨认，则导丝插入会较为容易。管腔狭窄往往在切除后溃疡愈合的过程中发生，故应适当延长支架留置的时间。胰管支架推荐留置双侧翼型。

胆管开口部针尖样狭窄

如图 5 所示病例，由于 EP 术后胆管开口部较大，故当时仅留置胰管支架，结果却发现胆管开口部形成针尖样狭窄，引起急性梗阻性胆管炎。吸取本例经验教训后，笔者所在机构在后续治疗中也会常规留置胆管支架。

无法判断胆管开口部及胰管开口！

图 6 所示的是 EP 术后胆管、胰管开口相对比较容易辨认的病例。切除后胆管开口及胰管开口往往呈现同心圆状或裂隙状，解剖方位上，胆管开口往往在创面上方，胰管开口在胆管开口的右下方。但在实际病例中开口位置有时会难以辨认，如果胰管开口难以辨认，则会影响后续支架的留置，导致术后胰腺炎风险升高。

难以辨认开口的原因包括：将其他部位误认为开口而反复进行插管，造成黏膜水肿，导致开口的辨认难度进一步增加；创面出血影响开口部位的观察。

当难以辨认开口时，可尝试以下方法：将导管或导丝的前端略微伸出一点，在怀疑开口的部位轻柔地进行探查，若遇到阻力，则改变探查部位。**若探查到正确部位，则导丝可在毫无阻力的情况下顺利插入**。

当遇到出血，则首先应对创面进行止血。总之，要创造良好的观察条件，冷静地识别、观察胆胰管开口部位。

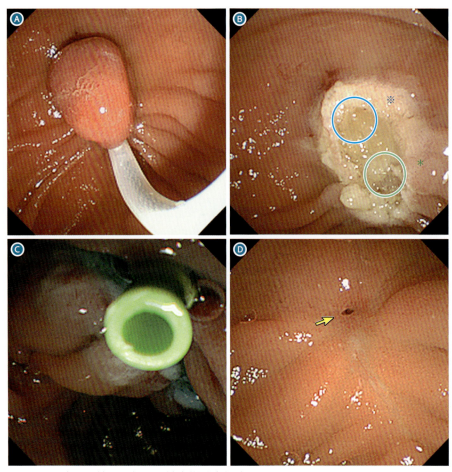

图5　EP 术后胆管开口部呈现针尖样狭窄的病例

Ⓐ 将病灶连同口侧隆起一并收入圈套器内
Ⓑ 切除后，在创面上明确胆管开口（※）及胰管开口（＊）
Ⓒ 仅留置胰管支架
Ⓓ 在后续随访中出现胆管炎，内镜下可见胆管开口呈针尖样狭窄（⇨）

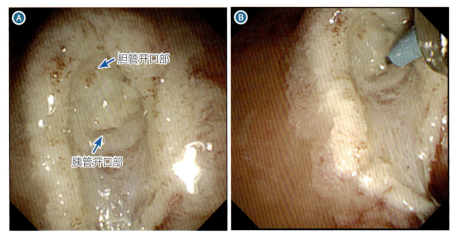

图6　在 EP 术后切面上判断胆管及胰管开口

⑤金属夹预防出血。

➡ EP后出血率较高，达2%~30%，这里不得不认清的一个现实是，EP术后出血比EST术后出血更常见。出血可发生在手术当时，也可发生在术后几天。在出血量较大或者是喷射性出血的情况下，可利用止血钳进行电凝止血，或通过金属夹夹闭止血等手段控制出血。

➡ 金属夹夹闭止血在侧视镜下操作较为困难。金属夹必须在松开抬钳器的状态下才能从内镜钳道口伸出，在伸出后下压抬钳器又会影响止血夹的开闭，从而使操作难度大幅上升。近几年，一种新型金属夹可以在抬起抬钳器的工作状态的情况下完成打开及夹闭组织的操作，且具有旋转功能及重复开闭功能（图7），使夹闭止血的操作难度大幅下降。笔者所在医院在用圈套器切除病灶后会首先进行预防性金属夹夹闭（图8）。

➡ 若内镜下难以止血，则应进行急诊血管造影止血，或急诊开腹止血。在出血后才联系相关学科往往无法得到及时的处理，故在术前就应该与外科或放射科做好充分沟通，这一点相当重要。

➡ 为避免内镜操作及注气等因素导致的出血，笔者所在医院在判断没有出血迹象后，一般不会在第二天进行内镜下的二次检查。

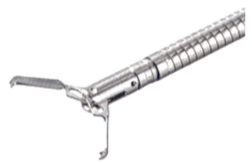

图7　SureClip® 金属夹

具有旋转功能和重复开闭功能
（Micro-Tech公司制造，照片提供：MC Medical公司）

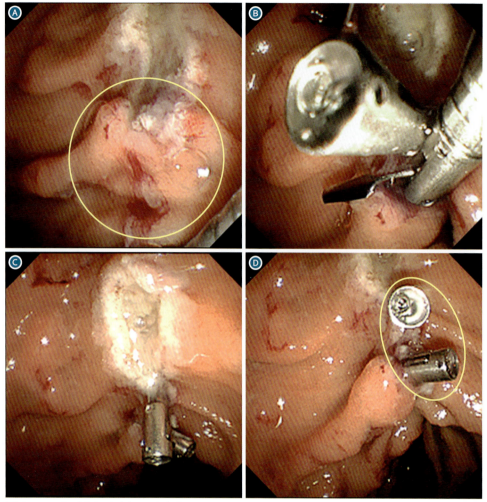

图 8　EP 术后金属夹夹闭预防出血

Ⓐ EP 术后出血多来自十二指肠侧,故在该部位 (◯) 使用金属夹进行缝合 (注意不要缝合住胰管开口)

Ⓑ 借助 SureClip® 的旋转功能以及重复开闭功能进行缝合

Ⓒ 从胆侧开始依次往下缝合

Ⓓ 最终用 2~3 个金属夹完成出血点的夹闭 (◯)

2　小结

　　本节概述了 EP 操作的技巧。安全的 EP 由"用圈套器充分圈套病变""干脆利落地切除病灶""病变回收及处理""留置支架以防胆管胰管梗阻"几个流程组成。

　　需要再次强调的是,充分的知情同意、多学科管理、及时的血管造影以及手术干预是开展 EP 的必要前提。缺少任何一项条件都不能贸然进行 EP,这一点务必牢记于心。

■ 参考文献

[1] 鈴木　賢，他：内視鏡的に摘除しえた十二指腸乳頭部腫瘍の 2 例．Prog Dig Endosc, 23：236-239, 1983.

[2] Jung S, et al：Endoscopic snare papillectomy of adenocarcinoma of the major duodenal papilla. Gastrointest Endosc, 54：622, 2001.

[3] Yamaguchi K, et al：Endoscopic biopsy has limited accuracy in diagnosis of ampullary tumors. Gastrointest Endosc, 36：588-592, 1990.

[4] Yoon SM, et al：Focal early stage cancer in ampullary adenoma：surgery or endoscopic papillectomy? Gastrointest Endosc, 66：701-707, 2007.

[5] Lee SY, et al：Can endoscopic resection be applied for early stage ampulla of Vater cancer? Gastrointest Endosc, 63：783-788, 2006.

[6] Yoon YS, et al：Clinicopathologic analysis of early ampullary cancers with a focus on the feasibility of ampullectomy. Ann Surg, 242：92-100, 2005.

[7] Adler DG, et al：The role of endoscopy in ampullary and duodenal adenomas. Gastrointest Endosc, 64：849-854, 2006.

[8] Chathadi KV, et al：The role of endoscopy in ampullary and duodenal adenomas. Gastrointest Endosc, 82：773-781, 2015.

[9] 岡野直樹，他：十二指腸乳頭部腫瘍の内視鏡的乳頭切除術早期合併症に関する研究．胆道, 21：623-629, 2007.

16 胆道镜的适应证及操作技巧

熟练掌握不断发展的胆道镜！

土屋 貴愛，土井 晋平

如坐云雾

- 胆道镜的方向（up angle）与胆管轴方向不匹配导致插管困难……

- 为了保证视野清晰而大量注水，会不会诱发胆管炎？

- 活检钳被卡住，无法从胆道镜的前端伸出……

拨云见日

- 反复进出胆道镜可使其与胆管轴对齐！

- 将注入的生理盐水全部吸引！

- 如果使用一次性胆道镜，在不断开闭钳道孔内活检钳的同时前推活检钳，可使其从胆道镜前端伸出！

前言

胆道镜在过去50多年里不断发展，近些年来胆道镜不仅用于内镜检查，还被广泛用于碎石等内镜治疗。2015年，数字化一次性胆道镜上市销售，随着内镜技术不断进步，胆道镜的画质和操作性能也在不断提高。此外，各式各样的器械的开发，也使得胆胰疾病的诊断及治疗创伤性更低。

本节将对胆道镜在胆道疾病方面进行诊断及治疗的技巧进行概述。

1 胆道镜的种类

胆道镜分为以下几种：①由经皮经肝胆管引流（PTBD）路径插入的经皮经肝胆道镜（percutaneous transhepatic cholangioscopy；PTCS）；②由母镜的钳道口插入子镜，并插入乳头的子母镜式经口胆道镜（peroral cholangioscopy；POCS，图1）；③将极细的镜身直接经乳头插入胆管内的经口直接胆道镜（peroral direct cholangioscopy；PDCS）。主流的胆道镜阵容如表1所示。

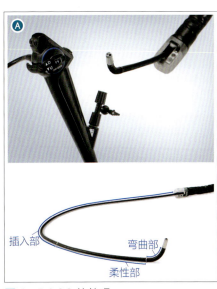 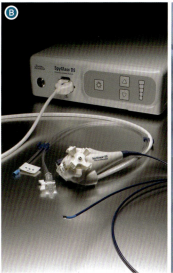 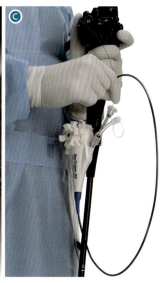

插入部　　弯曲部　　柔性部

图 1　POCS 的外观

Ⓐ 奥林巴斯公司生产的 POCS
Ⓑ Boston Scientific 公司生产的 POCS（SpyGlass™ 系统）
Ⓒ SpyGlass™ 系统可以进行单人操作
（照片提供：Ⓐ 奥林巴斯公司；ⒷⒸ Boston Scientific 公司）

　　母镜一般为十二指肠镜，笔者所在的机构使用的是奥林巴斯公司生产的 TJF-Q290V 或 TJF-260V 治疗镜（两者的钳道口径都是 4.2mm）。TJF-260V 采用的是导丝固定的 V 系统，因此子镜前端弯曲的橡胶部分容易损伤，而在 TJF-Q290V 中，胆道镜与抬钳器之间被设计成面与面接触，胆道镜的损伤概率大大降低。

　　奥林巴斯公司生产的 POCS 中，CHF-B290（图 1A）与上一代的 CHF-B260 相比，近点画质得以改善（景深从 3～20mm 提高至 1.5～20mm），从而提高了胆管内的观察性能（图 2），弯曲部位的橡胶厚度达以往产品的 2 倍左右，提高了耐损度。前端不仅具有两个方向的弯曲性能，左右方向还可因外压而发生弯曲（RL 被动弯曲功能）。CHF-B290 的 NBI 功能可对胆管内的血管形态及黏膜的微细表面结构进行观察。可以说这种优越的画质在疾病诊治方面是一把强有力的武器。

　　而 Boston Scientific 公司的 SpyGlass™ 系统（图 1B、C），尤其是 SpyScope™ DS Ⅱ（图 3）具有以下特点（SpyGlass™ 系统是指包括光源在内的整个胆道镜系统，SpyScope™ DS Ⅱ 则是指胆道镜本身）：

- 由于是一次性使用，不必担心破损导致的漏水等故障。
- 前端逐渐变细（图 3A），且柔软性更高，可以安全地插入乳头，突破狭窄部位的能力也更强。
- 可进行 4 个方向的弯曲，操作性更强，靶向活检以及靶向碎石的精度更高。

表 1 主流胆道镜的特点

	子母镜式经口胆道镜			经口直接胆道镜			经皮经肝胆道镜
	电子胆道镜			超细胃镜	超细内镜	直接胆道镜	电子胆道镜
	CHF-B290	CHF-B260	SpyScope DS II	GIF-XP290N	GIF-XP260N	Prototype	CHF-XP260
厂商	奥林巴斯	奥林巴斯	Boston Scientific	奥林巴斯	奥林巴斯	奥林巴斯	奥林巴斯
操作人数	2 人	2 人	1~2 人	1 人	1 人	1 人	1 人
钳道口径 (mm)	1.3	1.2	1.2 & 0.6 [*1] & 0.6 [*1]	2.2	2.0	2.2 & 1.0 [*1]	1.2
前端外径 (mm)	3.3	3.4	3.6 (10.8 Fr)	5.4	5.0	4.9	3.4
插入部外径 (mm)	3.53mm (前端~1390mm) 3.75mm (1390mm 之后)	3.5mm (前端~1800mm) 3.9mm (1800mm 之后)	3.6 (10.8Fr)	5.8	5.5	7.0	3.9
视角	80°	90°	120°	140°	120°	110°	90°
弯曲方向	2 方向 + α	2 方向	4 方向	4 方向	4 方向	2+2 方向	2 方向
上 / 下弯曲度	70°/70°	70°/70°	90°/90°	210°/90°	210°/90°	200°/100°	160°/130°
左 / 右弯曲度	RL 被动弯曲功能	×	90°/90°	100°/100°	100°/100°	90°/90° [*2]	×
工作长度 (mm)	1920	2000	2140	1100	1100	1330	450
独立注水通道	×	×	○	×	×	○	×
画质	◎	◎	○	◎	◎	◎	◎
操作性	○	○	◎	△	△	△	○
易损度	中	高	低	低	低	低	低

＊1 注水及吸引口
＊2 近端弯曲部和远端弯曲部都具有上下方向弯曲的性能

- 由于吸引和注水可通过不同的钳道口同时进行，即使遇到混浊的胆汁、胰液、黏液及出血也在不额外加压的情况下进行清洗，并可保证良好的视野。
- 能够进行半锁定（可锁定至自由与完全锁死的中间状态），易于维持管腔内的位置。
- 光源体积较小，可放在手推车上转运（节省空间）。

虽然价格昂贵，但是 SpyGlass™ 系统搭载上述这些性能，与以往的 POCS 相比，能更简单、安全地对疾病进行诊断、治疗，这就是这套产品最大的优势。

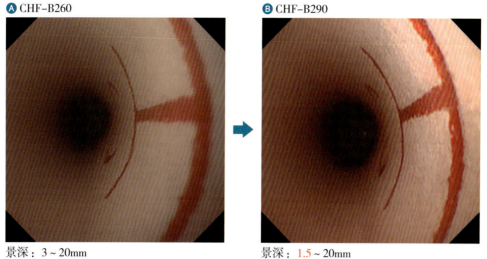

景深：3~20mm

景深：1.5~20mm

图2 CHF-B290 景深的改善

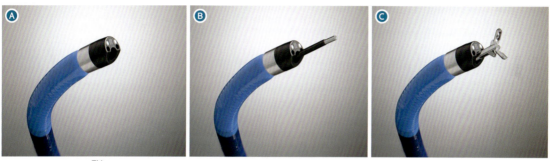

图3 SpyScope™ DS Ⅱ 的前端照片

Ⓐ SpyScope™ DS Ⅱ 的前端
Ⓑ SpyScope™ DS Ⅱ +EHL 装置
Ⓒ SpyScope™ DS Ⅱ +SpyBite™（活检钳）
EHL：液电碎石术
（照片提供：Boston Scientific 公司）

2 胆道镜的实际操作 （视频 1）

实际操作经口胆道镜时，在插入前要通过内镜乳头括约肌切开术（EST）对乳头进行中度以上的切开，这一点相当重要。即使进行了 EST，在后续插入时若还有卡顿感，则需通过内镜下乳头球囊扩张术（EPBD）追加扩张至 8mm 左右，以确保顺利插入 **拨云见日**。如果乳头与胆道镜之间没有一定的间隙，那么在注水之后生理盐水就无法排入十二指肠，导致胆管内压力升高，容易引起胆管静脉反流及胆管炎。

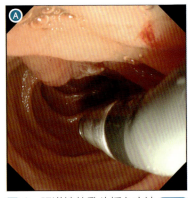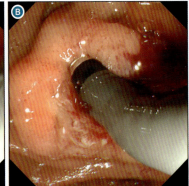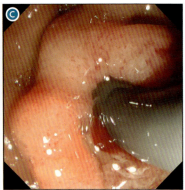

图4　胆道镜的乳头插入方法 **视频1**

Ⓐ 抬钳器将胆道镜抬举到画面中央
Ⓑ 下压十二指肠镜大旋钮（up angle），接近乳头
Ⓒ 将胆道镜插入胆管，此时也不要抬举抬钳器

1）使用奥林巴斯公司生产的 CHF-B290/260 时

　　在胆道镜插入十二指肠镜的状态下，即使调节十二指肠镜的旋钮或下压胆道镜旋钮（up angle），胆道镜也可能不会朝向预计的方向，无法与胆管轴所在的方向保持一致，这样的情况在操作中经常遇到。此时可借助 CHF-290 搭载的被动弯曲功能，通过反复进出胆道镜，一点点地改变镜轴方向使之与胆道轴匹配，对准角度后将胆道镜插入乳头，如果十二指肠镜的抬钳器过度抬举，可能会损伤胆道镜，因此使用 TJF-Q290 时最多将胆道镜抬举到内镜画面中央（图4A），使用 TJF-260V 时则尽量不要使用抬钳器抬举，仅靠下压十二指肠镜的大旋钮将胆道镜插入乳头部（图4B、C）。

　　遇到难以插入胆道镜的情况时，为了更加安全地完成插入操作，可在导丝引导下插入 **拨云见日**。

　　插入胆管后，通过母镜和子镜的旋钮操作获得管腔视野，一边吸引胆汁黏液、注水清洗，一边进行观察。对于只能进行 2 个方向旋钮操作的子镜，其操作需要配合母镜的旋镜及旋钮的微调。

2）使用 SpyGlass™ 系统时

　　插入胆管时，若下压胆道镜旋钮（up angle）出现反向运动时可尝试改成上推旋钮（down angle）。由于 SpyGlass™ 系统在胆管内可通过旋钮操作完成 4 个方向的探查，故主要以子镜的操作为主，母镜仅需进行微调，这样的操作方式比较简便。事先把旋钮半锁定是操作的要点。另外，清洗时可从注水口注入生理盐水，通过工作通道进行吸引。由于可同时进行吸引和注水，故能充分清洗管腔上附着的黏液等成分，保证视野的清晰度；由于其强劲的吸引力，即使注水也不容易引起胆管内压上升（但还是要注意避免过度注水）。若乳头和胆道镜之间有足够的空间，就可以进行充分的注水。SpyGlass™ 系统中的活检钳 SpyBite™（图3C）是一把小型活检钳，外径 1.0mm，钳叶张开后可达

4.1mm，可在直视下靶向活检，尽管钳体较小，但也能获取满足病理诊断要求的组织量。大家在操作时是否遇到这种情况：由于胆道镜的镜角过大（主要是指从十二指肠镜中出来时的角度），导致活检钳卡顿，无法顺利送出钳道孔。使用 SpyGlass™ 系统时无须顾虑活检钳刺穿钳道孔这一问题，**可以让助手不断重复开闭活检钳的动作，与此同时操作母镜的术者配合助手的动作将活检钳一点点推入**。笔者认为，这种技巧几乎可以百分百送出活检钳。另一种相对烦琐的技巧是将胆道镜向外回拉一点，稍稍松开十二指肠镜的旋钮，接着将活检钳往前送一点距离，然后重新往前送入胆道镜，越过陡峻的弯曲部，最后将活检钳完全送出。若掌握第一种技巧，就可回避这种烦琐的操作 拨云见日。

与透视下活检相比较，直视下活检的精度更高；且在进行阴性活检时，由于胆道镜可通过肿瘤狭窄部位，能保证活检钳在不直接接触肿瘤的情况下到达想要活检的部位，从而减少假阳性。

PTCS 的适应证

这里我想稍微谈一下 PTCS。目前主要使用的 PTCS 是奥林巴斯公司生产的 CHF-XP260，它具有 120° 的视角和 2 个弯曲方向，也可使用 NBI 功能。通常在 PTBD 术后 2 周左右瘘管成熟时进行 PTCS，且事先要将瘘管扩张至 12Fr 以便于 PTCS 插入。由于 POCS 无须等待瘘管形成，故进行 POCS 的患者住院时间短于进行 PTCS 的患者。正是因为 POCS 具有更低的创伤性和更短的住院时间，故难以进行 POCS 治疗的患者才考虑进行 PTCS。具体来说，经口内镜操作困难的病例，胃肠道术后等内镜难以到达乳头的病例，以及 POCS 难以到达的肝内胆管末梢处的病变可考虑进行 PTCS。

3 良恶性疾病诊断

胆道镜诊断的详细内容可参考相关专著，本文对良恶性病变的特征性表现进行概述（表 2）。正常胆管黏膜表面呈现规则的轻度凹凸（酒窝征）（图 5A），可观察到细小规则的血管（图 5B）。

表 2 胆道镜下良恶性病变的特点

良性	恶性
细小规则的血管（正常）	粗细不等的扩张、融合的肿瘤性血管
轻度的凹凸改变（酒窝征） （正常）	黏膜易出血
较低的均一的颗粒状黏膜 增生性变化	不规则的乳头状隆起
憩室样的凹凸改变 （原发性硬化性胆管炎）	结节状肿块
白色瘢痕伴皱襞集中 （硬化性胆管炎）	黏膜下肿瘤样的结节隆起

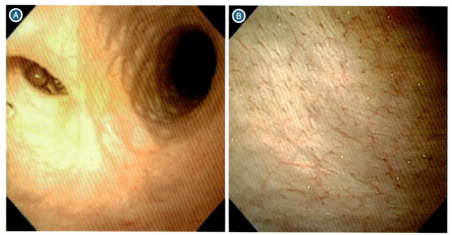

图5 正常胆管黏膜的 POCS 所见

Ⓐ 胆总管与胆囊管的分叉部，可见胆管黏膜表面规则的轻度凹凸改变（酒窝征）
Ⓑ 可见细小规则的血管

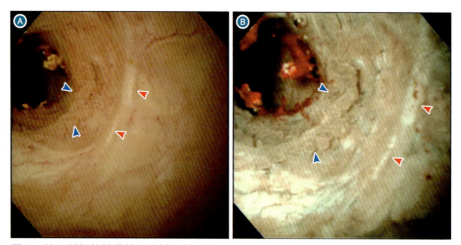

图6 结石引起的继发性硬化性胆管炎的 POCS 所见

Ⓐ WLI 下可见白色瘢痕（►）与均一的颗粒状黏膜（►），不伴有扩张血管
Ⓑ NBI 下颗粒状黏膜更加清晰（►）
WLI：白光观察（white light imaging），NBI：窄带光观察（narrow band imaging）

　　良性所见如图6所示，高度较低的均一的颗粒状黏膜多为增生性病变；黏膜表面规则但凹凸不平，以及伴有皱襞集中的白色瘢痕多为硬化性胆管炎等良性疾病的表现。恶性所见具有以下特点：

- 粗细不等的扩张、融合的肿瘤性血管（图7）。
- 易出血性（图8）。
- 不规则的乳头状隆起（图8）。
- 结节状肿块（图7A）。
- 黏膜下肿瘤样的结节隆起（图9）。

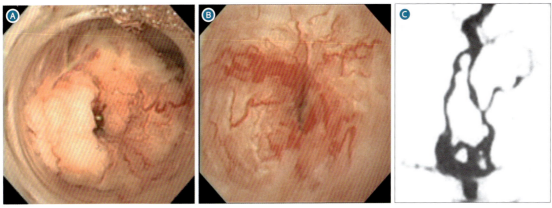

图 7　胆管癌的 POCS 所见

Ⓐ 局限型（结节·乳头膨胀型）。呈现结节状肿块的黏膜上可见扩张·蛇行·融合的肿瘤性血管。

Ⓑ 浸润型（结节·平坦浸润型）。狭窄部可见扩张·蛇行的肿瘤血管。

Ⓒ 胆管癌中粗细不等的扩张、融合的肿瘤性血管。

（Ⓒ：转载自文献 2，并稍作处理）

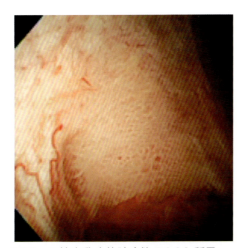

图 8　胆管内乳头状肿瘤的 POCS 所见

可见低矮的乳头状隆起，隆起及周边的黏膜可见扩张的血管，黏膜易出血（图片下方）

　　对于局限型（结节、乳头膨胀型）胆管癌来说，由于其多呈上皮内表层（扩展）式进展模式，因而是 POCS 的良好适应证（图 10）。反之，浸润型胆管癌（结节、平坦浸润型）多呈黏膜下进展模式，不宜盲目进行 POCS 检查。此时应选择 ERC 判断管壁有无不规则及硬化表现，通过 MDCT 判断管壁是否肥厚，POCS 仅起到辅助诊断的作用。

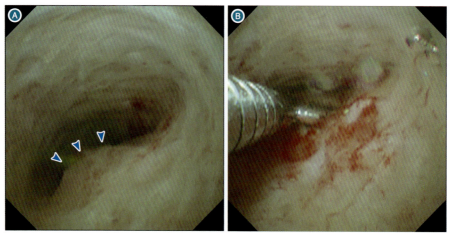

图 9　胆囊癌胆管浸润部的 POCS 所见

Ⓐ 乍一看如同黏膜下肿瘤，但隆起部发红，可见不规则的黏膜表现（▶）
Ⓑ 直视下对该部位进行靶向活检

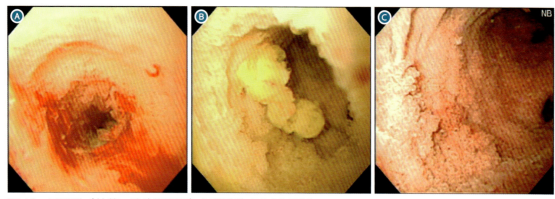

图 10　局限型（结节、乳头膨胀型）胆管癌的 POCS 所见

Ⓐ 肿瘤主体部可见胆管管腔狭窄
Ⓑ A 的上游侧可见颗粒状黏膜的浅层进展（WLI）
Ⓒ 与 B 同一部位处的 NBI 所见。可更清楚地观察到具有扩张血管的颗粒状黏膜

4　胆道镜治疗

1）胆管结石治疗

　　对于常规 ERCP 难以取石的病例，在 POCS 或 PDCS 下借助 EHL 或 LL（激光碎石装置）等碎石装置进行治疗可获得满意的疗效。特别是胆管没有扩张的病例、结石直径与胆管内径相差无几或者嵌顿的病例、机械性碎石器械（如网篮）无法充分展开的病例、结石难以抓取的病例，如 Mirizzi 综合征那样结石嵌顿于胆囊管的病例都是胆道镜治疗的良好适应证。EHL 或 LL 可通过 POCS 的钳道口插入（图 3B），LL 是在直视下与结石直接接触进行碎石，而 EHL 是在水下利用碎石冲击波进行碎石（图 11）。若 EHL 碰到胆管黏膜，会造成黏膜出血，影响操作视野，故必须要将 EHL 置于视野前方结石的中心位

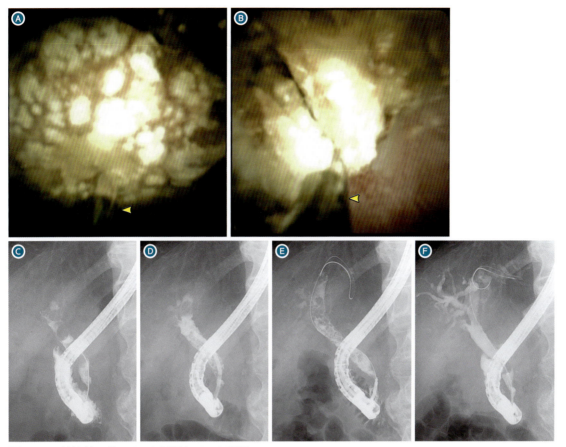

图 11 胆总管结石的 POCS 所见与 ERC 所见

Ⓐ 结石与 EHL 探头（▷）
Ⓑ 碎石中的 POCS 所见
Ⓒ 碎石前的 ERC 所见。可见多颗直径与胆总管内径相近的结石
Ⓓ 碎石中的 ERC 所见。可见 POCS 与破碎的结石
Ⓔ 碎石后的 ERC 所见。可见粉碎的结石
Ⓕ 结石去除后的球囊造影所见

置，这一点很重要。笔者所在的医院多使用 EHL，EHL 碎石困难的病例会考虑使用 LL。LL 具有良好的直线传导性，如同挖隧道般，可从各个方向进行碎石。而 EHL 则只能冲击正前方的结石。LL 比 EHL 昂贵，但更为耐用，可用于 EHL 难以击碎的结石。

2）其他治疗

胆道镜除了用于治疗结石外，还可以将导丝引导至目标部位。当导丝难以进入胆囊管或难以突破狭窄部位时，可通过胆道镜在直视下进行引导。由于 POCS 坚硬牢固，导丝在其引导下不易发生弹跳或成襻，可以顺利留置于目标部位。

此外，对于移位进入胆管内的塑料支架，在常规使用网篮导管或球囊导管难以取出时，利用胆道镜进行回收可降低难度。SpyBite™ 具有强劲的抓持力，可抓取 7Fr 的支架。

近些年来，部分学者也有从超声内镜引导下胆道引流术（尤其是 EUS–HGS）形成的瘘管插入胆道镜，进行结石治疗或突破针孔样的胆管狭窄部。

5 小结

胆道镜属于内镜技术，随着相关器械的更新换代，胆道镜的诊断能力及治疗效果也逐步提高，一些新型治疗方法的发展也得到了学界的关注。但是我们必须牢记，对于患者来说，胆道镜下的诊断及治疗仍是一项创伤性较大的操作，必须密切关注有无出现胰腺炎、胆管炎等并发症。也有少数报道指出治疗时因碎石装置的操作可导致胆管损伤、出血、穿孔，甚至有报道发现胆道镜操作可引起空气栓塞这类严重并发症，故操作时要谨慎小心。

■参考文献

[1] 土屋貴愛，糸井隆夫：胆道鏡・膵管鏡を用いた胆膵病変の診断と治療. 日本消化器病学会雑誌，114：1423-1435，2017.
　　→胆道鏡の歴史や診断の実際を解説している論文.

[2] Itoi T, et al：The role of peroral video cholangioscopy in patients with IgG4–related sclerosing cholangitis. J Gastroenterol, 48：504–514, 2013.
　　→良性胆道狭窄と悪性疾患の胆道鏡診断について比較検討している論文.

[3] Kawakami H, et al：Endoscopic retrograde cholangiography versus peroral cholangioscopy to evaluate intraepithelial tumor spread in biliary cancer. Endoscopy, 41：959–964, 2009.
　　→POCS の適応と ERC ＋ POCS ＋ mapping biopsy の有用性を謳った論文.

ASTIA是什么？
同龄人的横向联系

安田　一朗

　　我从 2002 年起在德国汉堡大学艾本多夫医院内镜部（Nib Soehendra 教授）留学，在学习 EUS–FNA 和 ERCP 治疗技术的同时，也有机会从国外学者的角度客观审视日本国内的内镜发展情况。我发现，尽管日本拥有先进的内镜诊断治疗技术和独特见解，但并未有效地将其传播至国外。当时，在内镜治疗领域也已经掀起了"如果不进行扎实的统计研究设计，研究数据就不会被认可"的风潮。这股重视以客观数据为基础的证据链的潮流，开启了高质量临床研究大规模量产的时代。然而同时期的日本，却仍旧保留着只要权威机构的教授在学会上大声提倡，就会被尊为临床证据的风气。另外，与欧美中心化的核心医院（大样本中心）集中汇总病例的体系不同，日本仍处于中小规模医院各自为营的医疗状态，这就导致日本在开展临床研究工作中出现明显弊端。由此我萌生了"如果不做出改变，日本的内镜治疗发展前景甚忧"的强烈危机感。于是回国后，我组织了旨在世界范围内争夺话语权的同龄人小组——ASTIA。小组成员共有 5 人，分别是（此处的工作单位是 2004 年当时的工作单位）：潟沼朗生（手稲溪仁会病院消化器病センター）、良沢昭銘（山口大学第一内科）、糸井隆夫（東京医科大学消化器内

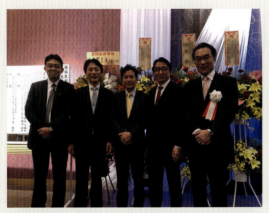

ASTIA 成员：
左起依此为 Akio Katanuma, Syomei Ryozawa, Takao Itoi, Ichiro Yasuda, Atsushi Irisawa
（照片拍摄于 2018 年 5 月 27 日，入澤篤志医生就任独协医科大学教授的庆祝大会）

科）、安田一朗（岐阜大学第一内科）、入澤篤志（福島县立医科大学内科学第二講座）。小组名称也是单纯取自每位成员名字的首字母（照片）。小组成员的选拔标准，遵循以下几个原则：①在临床研究方面有实际成果。②拥有将日本的研究成果推向世界的壮志雄心。③不被所在机构或上司所牵绊，能够自由开展研究活动。④拥有绝不贬低、轻视他人，带领大家一起进步的优秀人格。在选拔时，除了意愿和能力之外，人格因素也非常重要。2004 年在福冈召开的 JDDW（日本消化疾病周）上，我们召开了誓师大会，从此开始了频繁的信息共享，进行了多次针对各种课题的讨论，在互相鼓励中（也包括互相"吐槽"）组织了许多共同研究项目、器械开发以及学会与研讨会，也为彼此提供了在国内外发表自己研究成果的机会。我认为现如今的日本胆胰内镜能够持续在世界范围内拥有较高的技术水平和话语权，与我们小组的努力密不可分。而现在，我们小组的所有成员在内镜或消化疾病领域的知名度也有目共睹。以下是 ASTIA 小组成员的现任职务：潟沼朗生（手稻溪仁会病院消化器病センター長）、良沢昭銘（埼玉医科大学国際医療センター消化器内科主任教授）、糸井隆夫（東京医科大学消化器内科主任教授）、安田一朗（富山大学第三内科主任教授）、入澤篤志（獨協医科大学内科学（消化器）講座主任教授）。这说明我看人的眼光没有错。

旁注

与其他科室医疗从业人员的相处方式

土屋　貴愛

■ 为什么沟通很重要？

作为消化内科医生和内镜医生，有 3 个瞬间能够让我每天保持努力工作的干劲：

① 当听到身患胰腺癌、胆管癌的患者和患者家属对我说 "谢谢您能成为我的主治医生" 的时候；

② 当看到年轻医生们晚上很晚才结束内镜诊疗，在办公室和同门师兄弟们一起闲聊、喝酒、谈心，开怀大笑的时候；

③ 当参加学术会议时，和其他医院的同龄医生们一起喝醉后，聊着胆管插管的话题到凌晨，大家虽然都是这个领域的专家，却互相开着玩笑说 "这样不对吧" 的时候。

为了能够成为本书题目所提及的 "完美" 的胆胰内镜医生，也为了给患者提供最佳的内镜诊疗，仅仅专注于提高手头的内镜操作技术是远远不够的。

由于我们是和胰腺癌、胆管癌这类 "癌症之王" 打交道，因此不可避免地会遇到患者的死亡。以前，一个我很信任的晚辈曾跟我说起，有一位很遗憾没能挽留住生命的患者，虽然她没有在消化内科的病房，但是在她出殡那天，消化内科的护士们和科室的很多医护人员都去送了她最后一程。这位患者的丈夫说："能够在这所医院遇到各位医生，我们感到非常庆幸。" 这位患者是因为消化系统疾病引发了并发症，最终溘然离世的。虽然很不幸，但至少医护人员与患者及家属建立了非常良好的信赖关系。另外，患者临终前的照顾和出殡等事宜对于失去亲人的家属来说是一件大事，所以我们在这段时期的诊疗也比平时更为小心和谨慎。虽然日常工作已经非常忙碌，但如果能有更多的人为患者送上最后一程，对于失去亲人的患者家属来说，可以稍微缓和一点他们因亲人的离世而感到空虚悲伤的心情。我的这位后辈虽然不在消化内科病房，却依然能够与医护人员共同商讨，为了 "让患者自己和家属能更坦然地面对死亡的来临" 这一目标而努力，最终促成了医务人员放下忙碌的工作，前来送患者最后一程的暖心结局。值得称赞的是，在这个过程中护士们还组织了 "临终会议"，我也有幸参与其中。这个会议让我学到了很多，比如 "怎样为突然面对死亡而束手无策的家属提供比较有效的诊疗和护理方面帮助" 等知识，使我受益匪浅。

从上面这个案例中可以知道，我们和其他医疗从业人员的有效沟通，最终是为了更好地帮助患者。那么如何在双方都很忙碌的日常工作中做到高效良好的沟通呢？

本篇我们就来思考一下如何高效地与其他科室医生及医疗从业人员进行沟通。

■如果加强团队协作的话……

在我们医疗领域，特别是医生群体的晋升或荣誉表彰，都是根据其内镜技术或期刊影响因子等个人能力或业绩进行决定的，而团队因素方面的考核总是得不到重视。然而，在我多年来负责科室总结工作和内镜现场研讨会准备过程中，我深切感受到了团队建设和团队协作教育的重要性。对于各位同仁来说，您在团队建设中投入的心血可能并不会给您带来升职加薪的好处。然而这种方式可以提高同事们的凝聚力，并使他们以更积极的态度投入工作中去，从而为更多有需要的患者提供帮助。此外，良好的团队意识也能让护士、药剂师等众多医疗从业人员在工作中保持积极的心态。最近，我们教研室的医生之间和医护人员之间的团队协作在不断加强。这种改善也反映在寄送到医患关系办公室"患者之声"中的投诉减少、感谢信数量大幅增加这一现象上。

■这样的沟通才有效！

回归正题。在这里，我想列举一下目前为止我和其他科室的医生或医疗从业人员（包括护士、药剂师、行政人员、助手、技师等）之间的沟通交流方式。虽然说不上是标准答案，但如果能给您提供一些参考，我将不胜荣幸。

① 尽量多与医疗从业人员进行交流（也许可通过"饭局"的交流）

不知大家是否有类似的经历。在某次聚会大家彼此熟络后，原本难以接受或提出的非工作时间段急诊 ERCP 的要求似乎变得更容易商量了。尽管此时此刻新冠病毒肆虐，形势颇为严峻，但当你和病患护理团队或同事去吃饭时，请一定顺便叫上相关医疗从业人员，这样或许会使你日后在开展相关工作时变得较为顺利。和年轻医生、护士们保持良好关系有助于提高团队的凝聚力。如果只是勉强记住了对方姓名，那么这样的关系是难以进行有效沟通的。其实住院部的护士和药剂师是与患者接触最频繁的人，他们掌握着你在决定治疗方针时的重要信息。如果无法与他们沟通获取到这些重要信息，就无法开展针对每位患者的个性化治疗方针，从而演变成"一刀切"的治疗方案。

话虽如此，但对于我们这些从早到晚忙于进行内镜检查和治疗、深陷工作方式改革浪潮之中的人来说，基本没有时间组织医疗人员之间的讨论会。因此，我们可以从一个简单的问题开始和他们进行沟通。比如："经常陪护着这个患者的是他姐姐还是他妻子啊"这些看似简单的寒暄往往会逐渐发展为获取有效信息的对话。所以首先需要做的就是主动和医疗从业人员沟通交流。另外，就像前文所提到的，对于患者家属来说，照顾临终的患者是一件非常重要的事情。如果没有定期开展会议的习惯的话，不妨试试从"临终会议"这样的形式开始，看看离世的患者及其家属，是否真的遵从他们的意愿？是否得到了符合他们预期的护理？再或者对于那些频繁自己拔掉 ENBD

管的患者，为了避免这种行为的发生，大家也可以互相讨论并交换意见。

② 主动参加会诊手术（特别是急诊手术）。如果不方便，至少也在手术室露个面

很多时候，像急性胆囊炎、阑尾炎这种需要外科会诊后进行的急诊手术都是在凌晨开始的。虽然我们的工作是对这类病患进行初步诊疗，随后会转交给外科医生处理，但是如果能够走进手术室，亲自确认一下炎症波及范围，并亲眼对比自己 B 超所扫查出的病灶影像与病灶实际的大体情况，将成为日后判断此类疾病是否需要立即进行急诊手术的宝贵经验。记得大约 15 年前的一个病例，我以为自己做的 PTGBD 插到了胆囊窝，但其实穿刺方向偏到了胆囊颈部，在亲眼目睹导管从肝脏穿过腹腔再进入胆囊的这一幕后，我受益匪浅。不仅仅学到很多，还被至今仍感觉有点凶巴巴的外科医生问道："偶尔来一下手术室是不是也长了一些见识？"从此打开了和这位医生顺利沟通的大门。

③ CPC 非常重要

消化内科、外科、放射科、病理科这几个科室可以每 1 ~ 2 个月集中一次，进行关于手术病例的临床病理讨论会（clinico-pathological conference；CPC）讨论。在讨论中，可以确认自己的 EUS 诊断与实际的病理大体图像有多接近，浸润范围的评估是否准确等，从而提高影像诊断能力及 EUS 诊疗技术。不仅如此，还可以向放射科和病理诊断科的同仁们请教作为临床医生该以什么为重要指标进行图像拍摄，也可以向外科同仁们请教哪些情况属于联合腹腔干的胰体尾切除术（distal pancreatectomy with en bloc celiac axis resection；DP-CAR）的手术指征等，这些知识可以帮助我们正确开展手术，最终也会使患者受益。

我曾为了学习病理诊断学而在病理科进修过一年，和病理医生、技术员成为非常要好的朋友。通过他们指导我如何进行 EUS-FNA，以及消化影像诊断研究会上学到的 FNA 标本处理的知识，我制作标本的能力得到了进一步的锻炼，也大大提升了诊断准确率。他们还教会我组织全貌图及病理组织学图像的拍摄方法。我即便在进修结束后，也经常前往病理科和他们进行讨论。当我因为制作学术报告幻灯片而向他们请教时，他们也给予了我很大帮助。所以，就算因为日常医务工作繁忙而无法经常参与，就算因为刚开始感觉比较难以接近或感到不好意思，也请主动前去与他们积极沟通，相信一定会对提升您的诊断能力有很大帮助。

④ 如果被分配到医疗安全管理的工作，不要嫌麻烦，请积极参加

医院里有很多职能部门。参加医疗安全管理的工作不仅是和医生、护士，也是和医务科、行政部门甚至负责清洁的物业部门等人员沟通的好机会。如果能够利用这个机会和他们进行良好的沟通，那么今后在医院内遇到任何问题的时候都会变得非常方便。当然，ERCP、EUS 下治疗的并发症发生率比其他内镜检查、治疗的风险要高，

因此我们也有必要精通医疗安全知识。

大约 10 年前，那时我常常因为没有系上洗手衣外面的白大褂扣子而被医疗安全管理处的护士屡次提醒，有一天她终于忍不住对我说："下周开始罚你参加医疗安全推进委员会（防止 3a 级以下突发事件委员会）！"接下来的两年里，每周三早上 8 点我都要准时参加"医疗安全推进委员会"组织的晨会，一方面学习医疗安全知识，另一方面也和医务科、放射技师、行政后勤等同僚成了好朋友，并多次得到他们的帮助。特别是在我第一次组织举办内镜直播研讨会时，需要向各个职能部门申请许可和批准，他们当时给我提供了很多宝贵的建议，使得研讨会能够顺利召开。而且当时的安全管理室长刚好是前任院长，对我也比较关照，所以有事情需要拜托他，去院长办公室找他商量时心理负担就没那么大。

以上是基于我的亲身经历所写，如果这些内容能最终带给患者一个更加舒适的诊疗体验，那我将不甚欣喜。

新冠疫情很容易将人与人之间的联系隔绝开来。请试着改变这一现状，在做好防护的基础上主动和同仁们沟通交流吧。相信一定会对您有所帮助。

第4章

EUS相关操作的技巧

1 筛查① 环扫型 EUS

环扫型 EUS 看起来困难，做起来容易

土田　幸平

如坐云雾

- 不清楚该观察哪个部位……
- 无法将内镜所处的位置与超声图像进行相互关联……

拨云见日

- 复习胆管和胰腺的解剖学结构！
- 明确环扫型内镜的特点与超声图像之间的关系！
- 能在各扫查位置扫查出关键图像！
- 从关键图像出发练习基本扫查！
- 学习环扫型 EUS 可强化影像阅片能力，加深对解剖的理解！

前言

作为胆胰领域的内镜诊断工具，超声内镜检查（EUS）是非常重要的技术之一。目前应用于临床的一体式超声内镜可分为超声波垂直于内镜轴发射的环扫型超声内镜，以及超声波发射方向与镜身同轴的凸阵型超声内镜。

虽然随着超声内镜引导下细针穿刺吸引术（EUS-FNA）的普及，凸阵扫查式的检查逐渐成为主流。但环扫型 EUS 可以扫查到凸阵型 EUS 难以获取的胰腺及胆管的长轴图像。

本节将介绍环扫型 EUS 的基本扫查方法和扫查技巧。

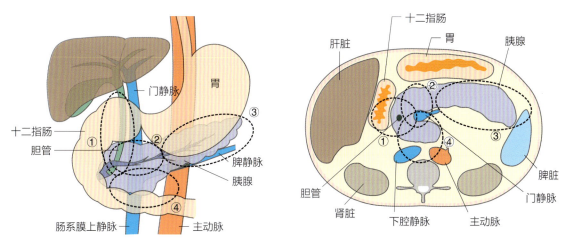

图1 需要掌握的胆管、胰腺与脉管之间的解剖要点

①胆管在门静脉的十二指肠侧与门静脉伴行，纵向走行于胰头内，开口于 Vater 壶腹

②胰腺的胰头胰体移行部横跨门静脉

③胰腺的胰体尾部与脾静脉伴行，但略向头部倾斜走行

④胰头下部从门静脉的十二指肠一侧绕到背侧，位于主动脉和肠系膜上静脉之间

1 EUS 操作之前解剖学知识的梳理

在开始 EUS 之前，必须再复习一遍解剖学知识。虽然对于初学者来说，能够扫出基本的超声图像是首要目标，但在理解解剖学结构的同时进行 EUS 能让术者的水平突飞猛进。

在这里我们以图 1 为参考，在脑海中梳理胆管、胰腺和脉管之间的解剖关系。

2 环扫型 EUS 的特征

环扫型 EUS 中使用的内镜一般是前斜视镜。内镜前端装配着超声探头，但这个超声探头无法显示在内镜画面中（图 2）。因此，在操作内镜的同时必须想象探头所处的实际位置（即内镜的前端）。此外，由于超声内镜前端装配着超声探头，与一般的直视镜相比，在操作内镜旋钮时前端的弯曲部更长。因此在操作前也要将这部分长度的影响考虑进去。

在环扫型 EUS 中，超声波声束垂直于内镜轴向外发射，如图 3A 所示，当内镜与圆柱体平行时，由于声束与圆柱形成正交关系，所以超声画面中呈现出圆柱体环切的影像。相反，当内镜垂直于圆柱体时（图 3B），由于声束与圆柱体平行，所以超声画面中呈现圆柱体纵切的影像。

在检查时脑海中不断模拟超声探头的位置及内镜与靶器官之间的空间关系是 EUS 操作进步的捷径。

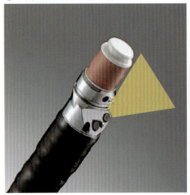
Ⓐ 内镜视野的示意图

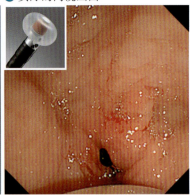
Ⓑ 实际的内镜画面

图2　环扫型 EUS 的视野

（图片提供：奥林巴斯公司）

Ⓐ 超声波与圆柱体垂直

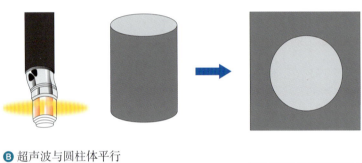

Ⓑ 超声波与圆柱体平行

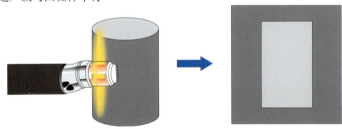

图3　环扫型 EUS 超声波成像的示意图

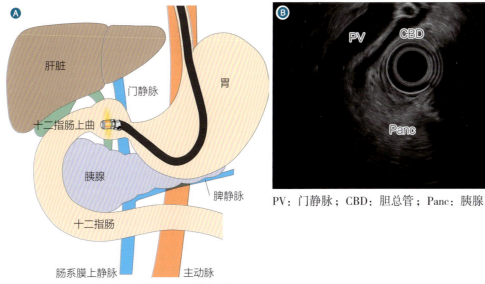

PV：门静脉；CBD：胆总管；Panc：胰腺

图 4　十二指肠球部中的内镜位置及关键图像

3　环扫型 EUS 中首先需要牢记的关键图像

　　建议在操作环扫型 EUS 时，首先将 3 个初始位置的图像作为关键图像并牢记。当无法辨别自己扫查出的结构，或在操作过程中丢失扫查目标时，就可依据事先牢记的初始位置回到扫查起点。这里将对初学者必须掌握的初始位置与关键图像进行介绍。

1）十二指肠球部扫查（图 4）

　　在十二指肠球部的十二指肠上曲，当内镜垂直于门静脉和胆管的走行方向时，可以在长轴方向扫查出门静脉以及与之伴行的胆管。这时要注意，如果球囊撑得过大，可能会压迫胆管，导致其难以观察。

2）十二指肠降部扫查（图 5）

　　将内镜插入十二指肠降部，在十二指肠下曲附近下压大旋钮（up angle），可在长轴方向扫查到主动脉。从内镜图像中确认探头前端位于十二指肠下曲后，进行扫查。

3）胃内扫查（图 6）

　　在胃角小弯侧附近撑开前端球囊后就可扫查到脾静脉。如果此时过度下压大旋钮，脾静脉和胰腺都会变成短轴像，因此要尽可能小幅度调整旋钮操作。

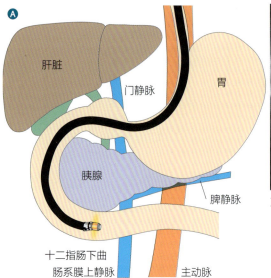

Panc：胰腺；Ao：主动脉；SMV：肠系膜上静脉

图 5　十二指肠降部中的内镜位置及关键图像

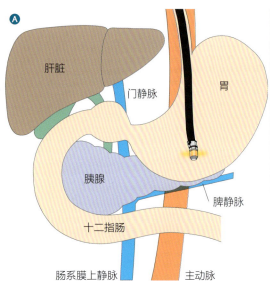

MPD：主胰管；SV：脾静脉

图 6　胃内内镜的位置及关键图像

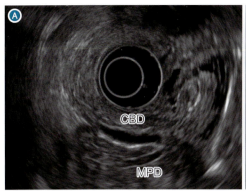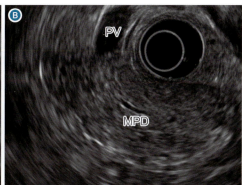

图 7 十二指肠球部的扫查（环扫型）视频 1

PV：门静脉；CBD：胆总管；MPD：主胰管

4 环扫型 EUS 扫查的实际操作

1) 十二指肠扫查

■ a) 十二指肠球部扫查（视频 1）

① 内镜插入十二指肠球部。

➡ 在向十二指肠进镜的过程中，使胃部充分伸展这一点相当重要。如果以推镜的方式使胃伸展并进入十二指肠，则能较为容易地从十二指肠球部扫查到关键图像。在前端球囊略微膨胀的状态下推镜越过幽门口，可保证胃部充分伸展，并使内镜处于理想的位置，且还能防止内镜前端造成的穿孔及黏膜损伤。

② 经十二指肠球部沿长轴方向扫查胆管、门静脉 拨云见日 。

➡ 当内镜插入十二指肠后，轻轻下压大旋钮（up angle），使探头贴近十二指肠上曲，同时配合内镜的旋转、推拉以及小旋钮的操作，就能以长轴方向扫查到胆管（关键图像：图 4）。

③ 以胆管、门静脉的长轴图像为初始位置进行胆管和胰腺的扫查。

➡ 通常来说，顺时针旋镜是从肝内胆管朝乳头部方向扫查，逆时针旋镜则是朝肝门部方向扫查。沿着胆管向乳头部方向扫查可观察到胰管（图 7A）。从这个位置开始，保持视野中不跟丢主胰管的情况下缓缓逆时针旋转镜身，就能追查到门静脉与胰腺交叉的部位（图 7B）。

➡ 环扫型 EUS 最容易遗漏的部位是胰头 – 胰体移行区。在十二指肠球部扫查时，应尽可能仔细扫查胰头 – 胰体移行区。

■ b) 十二指肠降部扫查（视频 2）

① 结束十二指肠球部观察后，进镜至十二指肠降部。

➡ 向十二指肠降部进镜时，应将内镜前端的球囊撑开，此时不要推镜，按照类似于 ERCP 中取直镜身的操作要领进镜，就能安全到达降部。

② 扫查主动脉与肠系膜上静脉 拨云见日 。

➡ 在十二指肠下曲附近，下压大旋钮（up angle），同时稍微向顺时针方向旋转内镜，就可看到两个纵向走行的血管夹着探头的图像，左边的为主动脉，右边的为肠系膜上静脉（关键图像：图 5）。

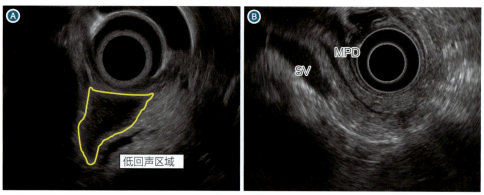

图8 十二指肠降部的扫查（环扫型）视频2 视频3

MPD：主胰管；SV：脾静脉

③从胰头下部到胰头、胆管的扫查。

➡ 超声探头宛如夹在主动脉及肠系膜上静脉之间一样，探头的下方为胰头下部。确认胰头下部后，松开大旋钮，慢慢回拉内镜，就可扫查到一个三角形的低回声区域，此处为乳头部（图8A）。辨认出乳头区域的胆管后，在画面中不跟丢胆管的情况下，一边旋镜一边慢慢回拉镜身，就可在长轴方向上扫查出胆管。

➡ 当在十二指肠球部难以扫查到胆管时，若尝试用此方法扫查胆管，则可以大大降低扫查难度。

2）胃内扫查（视频3）

①在胃腔内明确脾静脉后，进行胰腺扫查 拨云见日。

➡ 以胃角小弯侧稍稍偏后壁的位置为中心，通过推进或回拉内镜的操作确定脾静脉和胰腺（关键图像：图6）。

➡ 当扫查到夹于探头和脾静脉之间的胰腺时，通过内镜的推拉操作及小旋钮的微调，可在长轴方向扫查到胰腺（图8B）。

②扫查出胰腺后观察胰体。

➡ 旋转镜身，使得前端探头如同在胰腺上滚动一样运动。顺时针旋镜可以向胰尾方向扫查，逆时针旋镜则可向门静脉的方向扫查。

➡ 由于胰腺稍微向头侧倾斜走行，所以通过推、拉镜身不断地进行微调是维持胰腺长轴图像的诀窍。

5 小结

　　笔者是在掌握了凸阵型 EUS 技术后才开始学习环扫型 EUS 检查的。与凸阵型 EUS 相比，环扫型 EUS 的扫查方法更难用语言表达。然而，一旦习惯了环扫型 EUS 的操作，就会发现，相比凸阵型 EUS，环扫型 EUS 更容易与其他影像学检查（如 CT）相互对比参考，而且我也更喜欢使用环扫型 EUS 进行筛查。即使是已经熟练掌握凸阵型 EUS 的医生，在学习环扫型 EUS 的过程中也能提高影像学阅片能力，深化解剖学知识的理解，并开展高质量的超声内镜检查。临床上经常可见凸阵型 EUS 难以评估的病例在进行环扫型 EUS 后就豁然开朗的情况（反之亦然）。如果掌握环扫型 EUS 扫查方法的话，即使在平时工作中仅接触凸阵型 EUS 扫查，也能在检查过程中少走弯路。许多医生觉得环扫型 EUS 的门槛比凸阵型 EUS 更高，但只要牢记解剖学知识和关键图像，并多加实践，就一定能获得进步。

■ **参考文献**

[1] 第 2 版「超音波内視鏡による膵・胆道領域の標準的描出法」（膵胆道領域の標準的描出法に関する検討会 / 監），オリンパス，2020.
   →ラジアル走査式超音波内視鏡を行う時には手元に置いておきたい 1 冊.
   　Web でも閲覧できる　https://www.olympusprofed.com/jp/gi/eus/
[2] Maguchi H：Education and training for endoscopic ultrasonography in Japan. Dig Endosc. 16：S148–S152, 2004.
   →ラジアル型 EUS の技術習得法を解説.

2 筛查② 凸阵型 EUS

凸阵型 EUS 的筛查，宛如电车换乘

大本 俊介，竹中 完

如坐云雾

● 难以顺畅地完成胰腺扫查……

● 搞不清楚应将探头置于何处扫查……

拨云见日

● 因为存在探头部分，所以内镜镜头所在的位置并非内镜最前端！

● 不要拘泥于如何摆放探头，重要的是沿着脉管和脏器进行追查！

● 追踪法中重要的技术为"保持在6点钟方向""适当力度的贴合""缓慢扫查"！

● 反复熟记模式图，就能快速掌握EUS筛查！

1 凸阵型 EUS 的特征

在开始使用凸阵型 EUS 时，首先要搞清楚的一点是：凸阵型 EUS 的前端（超声探头）部分和从镜头看到的内镜画面并非一致。探头部分位于内镜画面的前端，即使从内镜画面来看镜头没有碰到消化道管壁，实际上也可能出现内镜前端贴壁的现象（图1）。请注意图中镜头所处位置，若不清楚这个特点就进行盲目操作，则会有较高的穿孔风险。

接下来是基本操作，内镜的推拉操作和超声显示屏中画面的运动轨迹如图2所示，如果能意识到内镜大致位于超声画面的右上方，那么 EUS 画面的改变和内镜运动之间的关系就变得容易理解。

2 凸阵型 EUS 的筛查

很多人认为凸阵型 EUS 筛查难以掌握。与环扫型 EUS 不同，凸阵型 EUS 的探头扫查方向是固定的，所以很容易产生这样的疑问："我应该将探头贴在胃壁的哪个地方？怎样贴近比较好？"这种一板一眼的想法往往会成为学习凸阵型 EUS 的障碍。然而，如果冷静下来想想，就会发现，每个人器官的形态、胃和十二指肠的大小都不一样。

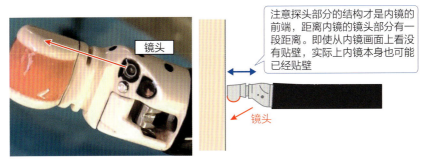

图1 凸阵型 EUS 的镜头位置

注意探头部分的结构才是内镜的前端，距离内镜的镜头部分有一段距离。即使从内镜画面上看没有贴壁，实际上内镜本身也可能已经贴壁

镜头

镜头

➡ 是内镜的视野方向。要认识到这个方向无法看到内镜前端。

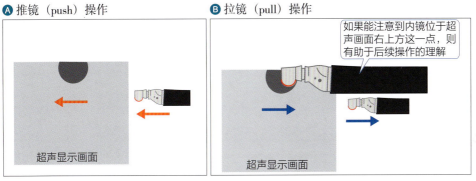

Ⓐ 推镜（push）操作　　Ⓑ 拉镜（pull）操作

超声显示画面

超声显示画面

如果能注意到内镜位于超声画面右上方这一点，则有助于后续操作的理解

图2 凸阵型 EUS 的扫查方法

基本操作：推镜（push）画面向左移动，拉镜（pull）画面向右移动

　　基于上述情况，笔者等采用追踪法（Chasing method）进行扫查（图3，视频1）。所谓的追踪法，就是将探头扫查到的脉管及脏器进行调整，并保持在 6 点钟方向，仔细追查，然后再切换到下一个扫查到的脏器及脉管上，继续追查。

　　以如何扫查出主胰管（MPD）为例，由于门静脉必定与主胰管交叉，如果从肝脏开始一路追查门静脉的话，就能观察到主胰管（**门静脉法**）。另外，先扫查到从主动脉分支出来的腹腔干，再沿着其发出的脾动脉一路追查，就能观察到胰腺，并进而找到 MPD（**动脉法**）。

　　追踪法利用血管和脏器之间的联系，像电车换乘一样对靶部位进行扫查，可以最大限度地减小脏器大小和形态等个体差异带来的影响。

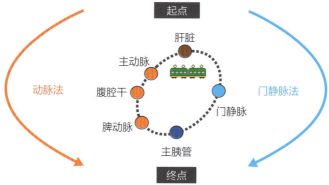

图 3 EUS 筛查技巧：追踪法 视频1

所谓追踪法就是，不纠结于胃镜以何种方式贴壁扫查才能获取胃外器官的影像，而是将扫查到的脏器或脉管保持在 6 点钟方向进行追查，然后像列车换乘一样切换到下个脉管上继续扫查的方法

3 内镜插入和扫查的步骤

1）插入咽部的实际操作

①将探头压向舌面扫查出舌头（图 4B），在此状态下下压大旋钮（up angle），镜子就能顺势到达咽部（图 5A）。

➡ 由于会厌在内镜画面上无法观察到（图 4A），所以要一边扫查舌头一边进镜。注意内镜不能挤压舌头，而是以一种滑过舌面的感觉进镜。

➡ 从这个位置观看内镜画面的话，可以看到喉咽。左右摆动镜身，对通向喉咽路径上能观察到的部分进行仔细扫查。

②稍稍左旋镜身前进，以避免进入气管，随后进入左侧梨状窝。

➡ 通常的上消化道内镜都是通过右旋进入食管的，但凸阵型 EUS 由于硬性部分较长，建议左旋进镜。在左侧梨状窝向左旋镜的话探头的前端会朝向右侧，容易进入食管（图 5B）。

2）胃内扫查的实际操作（图 6，图 7 视频 2）

①内镜进入胃内后，首先将其推进至胃窦。然后从幽门孔开始一边推镜一边观察，明确有无存在较大的病变（大型胃癌等）。

➡ 将内镜推进到胃窦可使胃轴直线化，以便后续的推镜、拉镜操作，这一点很重要。

接下来按图 6 所示的模式图来说明凸阵型 EUS 的运动轨迹。模式图相当于 EUS 呈现在脑海中的地图，是将解剖图像和 EUS 图像整合后得到的一张图。对模式图进行读写分析的过程也就是不断学习 EUS 的过程 拨云见日。

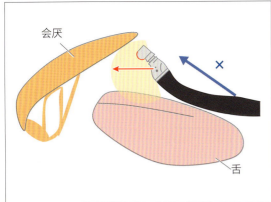
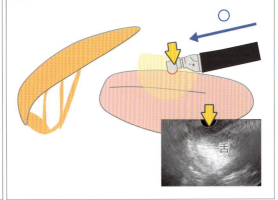

图 4 凸阵型 EUS 在咽部的插入技巧①

Ⓐ 在内镜画面上几乎看不到会厌。若在能够辨认会厌的视野中推进内镜，前端就会触碰到会厌，容易引起咳嗽反射

Ⓑ 若 EUS 贴着舌面边扫查边进境，就难以触碰到会厌

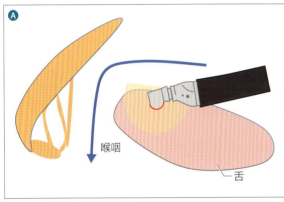
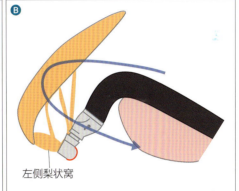

图 5 凸阵型 EUS 在咽部的插入技巧②

Ⓐ 凸阵型 EUS 的镜身几乎不怎么需要推进。只需沿着舌头的弯曲下压大旋钮（up angle）就可达到咽喉附近

Ⓑ 左旋弯曲状态下的镜身，内镜前端就会朝向右侧。在左侧梨状窝处左旋镜身，镜子前端就会朝向中央，从而能够轻松进入食管

②首先扫查出肝脏。

➡将内镜插入距门齿 50cm 左右，一边向左旋一边下压大旋钮（up angle），就能扫查出肝脏。在鳞 - 柱交界（食管和胃黏膜的分界）附近可以观察到心脏，所以当难以扫查到肝脏时，可以从心脏开始扫查出下腔静脉，然后将内镜回拉，就能观察到肝脏。

③推镜操作＋左旋镜身可扫查出肝脏 S3 段（图 6 ①）。

➡左旋镜身可使探头朝向腹侧（前壁侧），可扫查到 S3 段。

④从此处稍微外拉 1~2cm，然后右旋镜身，下压大旋钮（up angle）就可观察到胆囊（图 6 ②）。

➡胆囊的位置存在个体差异，容易扫查的患者右旋镜身就可观察到，而困难的病例则需要充分下压大旋钮（up angle）操作及右旋镜身操作。有时甚至需要大幅度旋转镜身（90°~180°）。

⑤回拉内镜的同时右旋镜身可扫查到肝左静脉与 S2 段，若进一步右旋可扫查到下腔静脉（图 6 ③）。

⑥在下腔静脉附近进一步右旋可在长轴方向扫查到主动脉（图 6 ④）。

➡从图 6 ④的位置开始，以腹腔干为中心，一边联想脾动脉的位置一边稍稍推镜，就到了如图 7 ⑤所示的位置。这就是上文提及的动脉法。

⑦从长轴方向扫查到门静脉的位置（图 6 ③）开始，将门静脉调整到 6 点钟方向，轻轻上推大旋钮（down angle），同时推镜，就到达如图 7 ⑥所示的位置。

➡这就是门静脉法。门静脉一定与主胰管在胰颈部交叉。

⑧从这里开始慢慢下压大旋钮（up angle），在视野中不丢失主胰管的情况下，缓缓右旋镜身，就能观察到胰头部（图 7 ⑦）。

⑨回到胰体部，从图 7 ⑤的位置开始右旋镜身，同时回拉内镜，就可观察到左肾（图 7 ⑧）。从这里开始胰腺沿着胰尾方向逐渐远离胃壁，因此必须要一边下压大旋钮（up angle）一边追踪。通过下压大旋钮使得胰腺与探头之间的位置相对恒定，进而扫查出脾脏和胰尾部（图 7 ⑨）。

⑩将脾脏置于 6 点钟方向并左旋镜身时，可在左肾画面的右侧观察到左肾上腺。

经上述步骤结束胃内扫查。

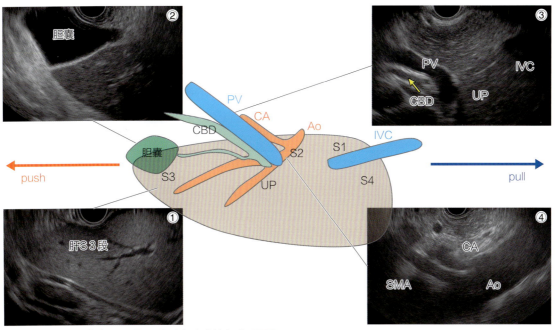

图 6 胃内扫查模式图：从肝脏到主动脉的扫查 视频2

IVC：下腔静脉　　PV：门静脉　　UP：门静脉矢状部　　CBD：胆总管
CA：腹腔干　　Ao：主动脉　　SMA：肠系膜上动脉

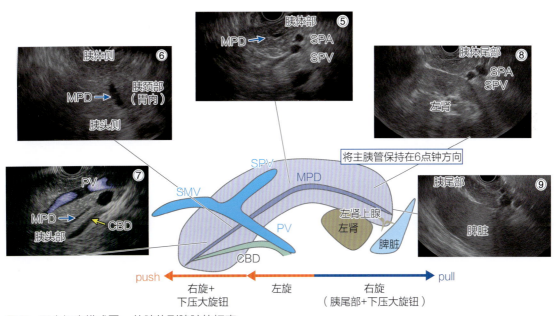

图 7 胃内扫查模式图：从胰体到脾脏的扫查

SPA：脾动脉　　PV：门静脉　　SPV：脾静脉　　CBD：胆总管
MPD：主胰管　　SMV：肠系膜上静脉

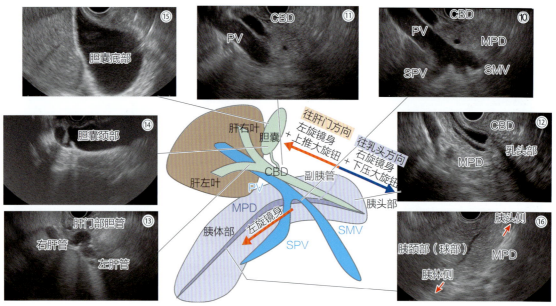

图 8 十二指肠球部扫查模式图 视频3

PV：门静脉　　　CBD：胆总管　　　MPD：主胰管
SPV：脾静脉　　　SMV：肠系膜上静脉

3) 十二指肠球部扫查的实际操作 (图8，视频3)

①将探头贴在球部前壁，右旋镜身就可观察到门静脉（图8⑩）。

➡ 当难以扫查到门静脉时，可在到达幽门时，一边关注超声画面和内镜画面，一边慢慢地重新插入，往往就能扫查到门静脉。

②从图8⑩这个能显示门静脉长轴的切面开始，缓缓右旋镜身，几乎能百分百扫查到胆总管（图8⑪）。随后将胆管调整到6点钟方向。

③将胆管保持在6点钟的状态下，下压大旋钮（up angle）+右旋镜身，可扫查出胰头部（图8⑫）。

④上推大旋钮（down angle）+左旋镜身可观察到肝门（图8⑬）。

➡ 通常右旋镜身+下压大旋钮可往乳头方向扫查，而左旋镜身+上推大旋钮可往肝门部扫查，但肝门处解剖变异较多，有时需要进行反向操作（右旋到达肝门）。如果常规扫查下难以完成追踪，可尝试反向旋转镜身追查。

⑤若能在肝门部观察到胆管，顺着它追踪就可扫查出胆囊颈（图8⑭）。多数情况下左旋镜身就可看到胆囊逐渐出现在视野中，也存在30%左右的患者需要反向旋镜才能观察到。这种情况下，需要向右旋转。

➡ 初学者难以扫查出来的原因有很多，多数情况下是旋镜不充分导致的。这种情况可尝试向左、向右充分旋转180°进行扫查。

⑥观察到胆囊颈后，调整内镜以获得胆囊最大径的切面，同时稍向胃内方向回退内镜，可观察到胆囊底（图8⑮）。

⑦最后，在胰头部将胰管调整到6点钟方向，左旋镜身，向胰体方向追查胰管（图8⑯）。

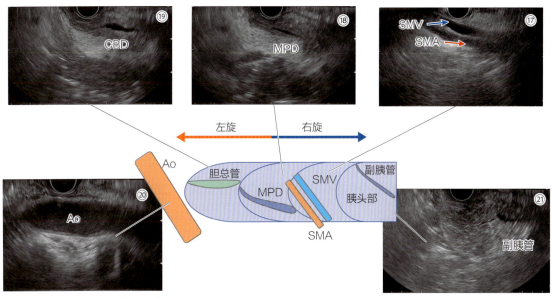

图9　十二指肠降部扫查的模式图 [视频4]

SMV：肠系膜上静脉　　CBD：胆总管　　SMA：肠系膜上动脉
Ao：主动脉　　MPD：主胰管

4）十二指肠降部扫查的实际操作（图 9，视频 4）

　　如果乳头在内镜下难以确认，就需要通过它与脉管之间的位置关系来进行扫查。如图 9 所示，要充分理解内镜旋转至哪个方向会看到什么结构，这一点相当重要。另外，在进入降部扫查拉直镜身后，不要忘记松开小旋钮，使其回到初始状态。

①在降部，要找到宛如筷子一样并行的两根血管，即肠系膜上动脉（SMA）和肠系膜上静脉（SMV），并将它们作为重要的标记（图 9 ⑰）。
　➡在取直镜身并右旋后往往可观察到这对并行的血管。

②从 SMA 和 SMV 处稍做拉镜并左旋镜身，可在乳头部附近观察到胰管（图 9 ⑱），进一步左旋就能观察到胆管（图 9 ⑲）。
　➡胆管、胰管难以确定时，可将探头贴在乳头口侧 2~3cm 处，有时可以将两者分辨开来。

③从胆管处进一步左转镜身，就能看到主动脉（图 9 ⑳）。
　➡左旋到这个位置镜身很容易脱出，所以需要右旋镜身，回到能看到胰腺的视野。

④从 SMA 和 SMV 并行的部位开始右旋镜身，可观察到副胰管区域（图 9 ㉑）。

　　经上述步骤结束十二指肠降部扫查。

环扫型EUS VS 凸阵型EUS
"好马不择鞍,良匠不挑器"

入澤　篤志

● **有凸阵型 EUS 就足够了吗?**

日本的超声内镜引导下细针穿刺吸引术 (EUS-FNA) 于 2000 年逐步开展,并以 2010 年被纳入国家医保系统为契机,开始在全国范围内的医疗机构中普及。我从 2001 年开始实施 EUS-FNA,那时的思想还根深蒂固地停留在"环扫型 EUS 用于观察、凸阵型 EUS 用于穿刺"阶段,几乎没人大声喊出"凸阵型 EUS 也可以用于胆胰领域的筛查"这样的口号(山雄健次医生曾大声呼吁,而我们 ASTIA 的成员只能小声宣传)。但是,自从 2006 年奥林巴斯公司出版了《用于超声内镜引导下穿刺术的凸阵型超声内镜标准扫查法》一书后,凸阵型超声内镜开始逐渐运用于胆胰领域的筛查,加之该书又于 2019 年再版发行,现在可以说"凸阵型 EUS 文化"在日本已经生根发芽。由于凸阵型 EUS 同时具有观察及穿刺双重功能,导致越来越多的医疗机构在采购时仅考虑凸阵型 EUS,甚至很多医生产生了"在胆胰领域,只要有凸阵型 EUS 就足够了"的想法。而现实也确实如此,就算没有环扫型 EUS,凸阵型 EUS 也完全可以进行无死角的胆胰 EUS 诊疗。在此我可以很自信地说,随着扫查方法的发展,以前被认为凸阵型 EUS 难以扫查的乳头区域、胰头下部、胆囊现在都能得到清晰的观察。

● **是以观察为主还是会使用环扫型 EUS?**

但是,环扫型 EUS 在观察方面有它自己的优势,我在进行以观察为主的 EUS 时还是会经常使用环扫型 EUS。可能进行 EUS 的同仁们觉得我是"凸阵型 EUS 星人",但其实我是"环扫型 EUS 狂热粉"。特别是在需要进行长轴观察的病例中,我更喜欢使用环扫型 EUS。比如对胆管癌水平方向进展程度进行诊断或对 MRCP/ERCP 提示的局限性胰管狭窄病例进行精查时,环扫型 EUS 得到的胆胰管长轴图像很容易与 MRCP/ERCP 的影像进行对比,也更容易让术者联想病灶的整体形态。话虽如此,如果能够准确摆放探头位置,凸阵型 EUS 往往也能很好地进行长轴观察。在进行观察时不同的 EUS 可能都会有各自的优势(比如环扫型 EUS 难以用于肝门部的扫查,胃切除后的病例使用凸阵型 EUS 扫查会更容易把握整体情况等)。只要能够理解这些特点,大多情况下使用哪一种 EUS 都无可厚非。需要强调的是,凸阵型 EUS 和环扫型 EUS 最大的区别仅在于超声波声束方向的不同,观察到的内容其实都是一样的。

● 最好能"双管齐下"

在指导年轻医生时，我尽量要求他们环扫型 EUS 和凸阵型 EUS"双管齐下"，两种技术都掌握。因为比起学习其中的一种，双管齐下的学习方式明显进步更快，也能够进行更细致的观察。如果您处于两种 EUS 可以同时双修的学习环境中，请尽量将两种技术都掌握。如果您处于只能学习凸阵型 EUS 的环境中，请尽量到其他机构进行环扫型 EUS 的学习。这样做的话，一定能够让您的凸阵型 EUS 扫查技术进一步提高。"工欲善其事，必先利其器。"请每天进步一点点！

3 谐波造影增强 EUS 的适应证及操作技巧

利用造影剂让肿瘤"无处藏身"

糸永 昌弘

如坐云雾

● 不清楚什么时候需要进行造影增强……

● 无法获得比较理想的图像……

拨云见日

● 造影增强 EUS 在胆胰领域的应用主要涉及胰腺疾病、胆管疾病及淋巴结评估！

● 造影增强前，需要在灰阶模式下靠近病变找到要观察的部位！

● 为了保证造影过程中画面的稳定性，需要做好镜身的固定！

● 造影增强图像需要从增强的程度及造影剂的分布形式两方面进行评估！

● 有时肿瘤深部会出现声波衰减。注意不要对声波衰减区域做出错误评估！

前言

对于体外超声（US）而言，由于体内气体、骨头、脂肪等因素的影响，超声波的穿透能力容易受到干扰，难以对病变进行细致扫查，超声内镜就是为了克服这一不足而研发的设备，并且处于不断发展之中。由于 EUS 经腔道扫查，在传感部件更靠近胰腺、胆管、胆囊的情况下进行观察，因而具有比 CT、MRI 等其他影像学诊断更高的空间分辨率，是胆胰领域影像学诊断中最有价值的检查。但迄今为止，EUS 在造影方面对于疾病性质的诊断能力还不及 MRI 和 CT。

但是，第二代超声造影剂的问世使得低声压状态下的谐波造影也能获得质量较高的图像，从而推动了谐波造影 EUS 的落实与发展。从此之后，EUS 便能应用于**实时血流动态的评估**，同时也有大量报道验证了它在胆胰疾病诊断方面的有效性。

本节将对谐波造影增强 EUS 的适应证及操作技巧进行解说（方便起见，后文将谐波造影增强 EUS 记为造影增强 EUS）。

1 超声造影剂的特点

超声造影剂由微泡构成。经静脉注射后通过肺部的血管，到达末梢，在超声波声压的作用下发生共振、破裂。日本市面上唯一允许使用的超声造影剂示卓安（Sonazoid®），其成分是磷脂酰丝氨酸钠包裹全氟丁烷构成的微泡。需要注意的是，由于该造影剂中含有来源于鸡蛋的稳定剂（氢化卵磷脂酰丝氨酸钠），**所以对鸡蛋或鸡蛋制品过敏的患者原则上禁用**。然而，示卓安可用于因造影剂过敏或肝肾功能不全而无法在其他影像学检查进行增强检查的患者，且目前很少有示卓安引起副作用的报告，因此它是一种安全性较高的造影剂。

在日本，目前示卓安的医保覆盖范围仅限于肝脏肿块性病变和乳房肿块性病变的诊断，截至 2021 年 6 月，其在胆胰领域使用的可行性仍要通过临床试验进行验证。

2 EUS 设备与超声处理系统

使用示卓安进行造影增强 EUS 时，与造影剂适配的 EUS 设备以及支持谐波法检测的超声处理系统必不可少。目前市面上可供选择的产品有：奥林巴斯公司生产的 EUS 设备搭配日立公司的 ProSound α 10、F75 和 ARIETTA850。HOYA 宾得公司生产的 EUS 设备搭配日立公司的 HI VISION Avius、Preirus 和 Ascendus。另外，奥林巴斯公司和富士胶片公司也分别推出了与自家 EUS 设备相兼容的超声处理系统。

3 造影增强 EUS 的实际操作

造影前首先按照以下①～⑤的步骤对超声处理系统进行设定，并按照步骤⑥进行造影剂的准备。

①与普通的灰阶模式（fundamental B 模式）相比，造影模式由于声波衰减，深部病变的观察会变得较为困难，因此在造影前应先贴近病灶，找到需要观察的部位（图 1A、B）**拨云见日**。

②为了使造影过程中的观察目标更容易定位，需要在超声显示屏上同步一个灰阶画面（图 1C）。

③注射造影剂前，应将组织来源的信号减小到几乎无法辨识的程度（图 1D）。

④将焦点（focus point）设定到病变的最下方（图 1E）。

⑤将超声处理系统的机械指数（MI）值设定为 0.25～0.3（图 1F）。

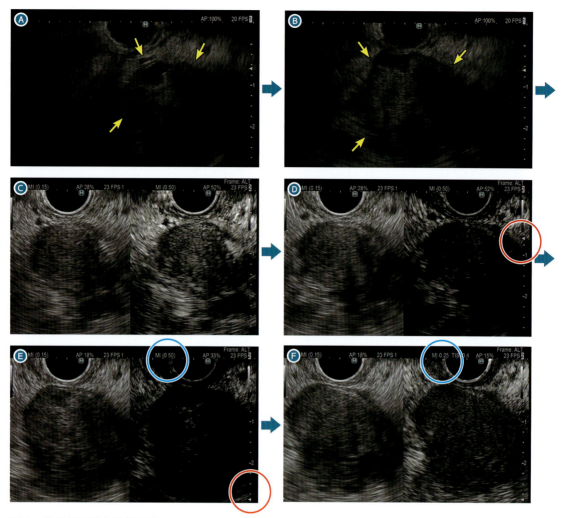

图 1　造影前屏幕参数的调整

Ⓐ 在显示屏上开启造影模式
Ⓑ 接近病变找到观察对象
Ⓒ 在显示屏上同步一个灰阶模式图像（左：灰阶模式；右：造影增强模式）
Ⓓ 造影模式下组织来源的信号应减小到几乎无法辨识的程度
Ⓔ 将焦点（focus point）设定到病变的最下方（○）
Ⓕ 将机械指数（MI）值设定为 0.25 ~ 0.3（○）

⑥使用示卓安时应加入注射用蒸馏水，搅拌后形成浊液，然后按 15μL/kg 的剂量一次性静脉给药。

　➡正常胰腺在注射造影剂 10 ~ 15 秒后会出现点状的造影剂信号，20 秒后信号达峰，实质显像可达数分钟。为了能实时评估病变处的血流，需要使画面保持稳定，这一要点非常重要 `拨云见日` 。

⑦增强图像的评估。

　➡有时肿瘤深部会出现声波衰减。衰减区域乍一看呈现低增强（hypo-enhancement）表现，注意不要错误评估 `注意` 。

4 造影增强图像的评估方法

将病变与周围器官或正常组织进行对比，从增强程度［高增强 / 等增强 / 低增强（hyper-enhancement/iso-enhancement/hypo-enhancement）］和造影剂的分布形式［均匀 / 不均匀（homogeneous/heterogeneous）］两个方面对造影的动态变化进行评估 拨云见日 。

但是也有报道认为上述评估指标来自术者的主观判断，且高度依赖于术者的经验。解决这个问题的办法就是对造影增强 EUS 所见的结果进行量化。在造影强度评估方面，有对辉度随时间的变化进行量化分析的时间 – 强度曲线（time intensity curve；TIC），以及其他相关客观的评估方法。

5 造影增强 EUS 在胰腺疾病中的应用

在造影增强 EUS 中，正常胰腺呈均匀增强图像，胰管为无血流信号的管状结构，血管则为高信号的管状结构，因此与普通的灰阶模式相比，造影增强 EUS 有助于判断胰管及血管的形态及两者之间的鉴别。

1） 胰腺实性病变的鉴别诊断

由于灰阶模式下，许多胰腺实性病变表现为低回声团块，所以在鉴别胰腺实性病变方面有一定困难，但通过造影增强，这类病变之间的鉴别诊断就会变得比较容易。普通的胰腺癌多呈 hypo-enhancement 型（图 2A，视频 1），肿块型胰腺炎（含肿块型自身免疫性胰腺炎）多呈 iso-enhancement 型（图 2B，视频 2），神经内分泌肿瘤多呈 hyper-enhancement 型（图 2C，视频 3）。在胰腺癌诊疗方面，有报道指出造影增强 EUS 的灵敏度和特异度分别达到 95% 和 89%，即具有优良的诊断性能。

2） 胰腺囊性病变的鉴别诊断

由于胰腺囊肿在造影增强 EUS 中呈现为无血流区域，因此与灰阶模式相比，边界更加清晰。胰腺囊性病变中，EUS 可以对胰腺导管内乳头状黏液性肿瘤（intraductal papillary mucinous neoplasm；IPMN）的发病率、癌变风险、手术适应证等因素结合分析，在其诊断和治疗方面发挥着重要作用。附壁结节的诊断是影响 IPMN 手术决策的重要因素。在临床实践中，有时会难以判断 IPMN 内存在的病变究竟是结节还是黏液块。在常规 EUS 发现囊性病变内存在团块时，可以借助造影增强 EUS，根据有无血流来鉴别是附壁结节还是黏液块（图 3）。另外，在对 IPMN 和其他胰腺囊性病变进行鉴别时，造影增强 EUS 可以明确病变的内部结构、形状以及与胰管有无交通等情况，因而具有良好的应用价值。

Ⓐ 胰腺癌（hypo-enhancement 型）　　　**Ⓑ** 自身免疫性胰腺炎（iso-enhancement 型）

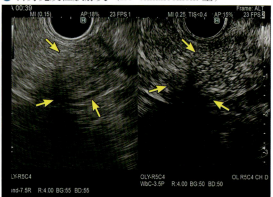

Ⓒ 神经内分泌肿瘤（hyper-enhancement 型）

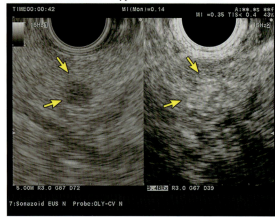

图 2　胰腺实性病变的鉴别诊断　视频 1～3
左：灰阶模式　右：造影增强模式

Ⓐ IPMN（结节）　　　**Ⓑ** IPMN（黏液块）

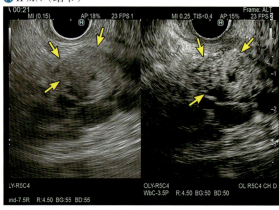
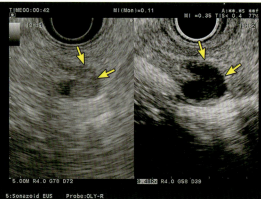

图 3　IPMN 的鉴别诊断
灰阶模式下难以鉴别结节和黏液块，但通过造影就可以清晰地鉴别两者。鉴别要点：造影增强后有血流→结节，无血流→黏液块
左：灰阶模式　右：造影增强模式

胆胰内镜的基础及技巧

6 造影增强 EUS 在胆管疾病中的应用

胆管在造影增强下表现为无血流信号的管状结构，因此可以通过造影清晰地呈现出来。对于胆管隆起型病变，灰阶模式下许多隆起型病变的回声模式相似，有时会遇到难以鉴别胆泥和肿瘤的情况。此时进行造影增强 EUS，判断其**有无血流**，就容易将两者鉴别开来。

● 胆囊病变的鉴别诊断

在胆囊病变中，胆囊癌和良性病变的鉴别往往让人煞费苦心。有报道指出，对伴有胆囊壁肥厚的病变，通过造影增强 EUS，将不均匀增强的病变判定为胆囊癌时，其灵敏度和特异度分别为 87% 和 98%，具有较高的诊断价值。

7 造影增强 EUS 在 TNM 分期方面的应用

1）胰腺癌与胆管癌的 T 分期

在 T 分期中，判断肿瘤有无向周围血管浸润往往决定了后续的治疗方针。有些情况下，肿瘤的浸润范围难以准确判断，但借助造影增强 EUS 清晰勾勒出血管情况后，浸润情况就变得易于观察了，这种方法尤其对门静脉侵犯的判断具有一定优势。另外，通过造影增强 EUS，可使胆囊癌的管壁浸润更加清晰，有助于其 T 分期的诊断。

2）胰腺癌与胆管癌的 N 分期

有无淋巴结转移对于制定胰腺癌和胆管癌的治疗策略具有重大意义。然而，当影像学上观察到肿大的淋巴结时，有时难以确定它们是良性的还是转移性的。有报道指出，当对胆胰来源的肿瘤进行造影增强 EUS 时，转移性淋巴结不均匀增强，良性淋巴结均匀增强，其敏感度、特异度和正确诊断率分别为 83%、91% 和 88%，这表明造影增强 EUS 在此方面有一定价值。

3）胰腺癌与胆管癌的 M 分期

肝脏是胰腺癌和胆管癌最常见的转移部位。临床上对于转移的评估往往会借助增强 CT、增强 MRI 以及 PET-CT 检查，但造影增强 EUS 可以检测肝左叶的微小转移灶（图 4）。

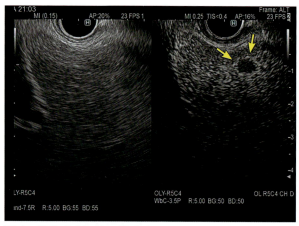

图4 胰腺癌来源的肝转移瘤

肝左叶在枯否期可见一 5mm 大小的无回声肿块。对该部位进行穿刺，诊断为腺癌
左：灰阶模式　右：造影增强模式

8 小结

在胆胰领域，造影增强 EUS 在疾病的鉴别诊断及进展程度判断方面发挥着非常重要的作用。造影增强 EUS 所使用的造影剂安全性较高，对于不适合通过其他影像学检查进行增强的病例具有较高的诊断价值。

■参考文献

[1] Kitano M, et al：Impact of endoscopic ultrasonography on diagnosis of pancreatic cancer. J Gastroenterol, 54：19–32, 2019.

[2] Hirooka Y, et al：Contrast–enhanced endoscopic ultrasonography in gallbladder diseases. Gastrointest Endosc, 48：406–410, 1998.

[3] Miyata T, et al：Contrast–enhanced harmonic endoscopic ultrasonography for assessment of lymph node metastases in pancreatobiliary carcinoma. World J Gastroenterol, 22：3381–3391, 2016.

[4] Kitano M, et al：Characterization of small solid tumors in the pancreas：the value of contrast–enhanced harmonic endoscopic ultrasonography. Am J Gastroenterol, 107：303–310, 2012.

→造影 EUS が広まるきっかけとなった論文

谐波造影增强EUS的开发秘史

北野　雅之

● 向实现谐波造影增强EUS 技术迈出的第一步

1999 年，随着第一代超声造影剂 Levovist® 开始投入临床使用，超声诊断技术有了质的飞跃。在当时的超声检查中，观察血流的技术只有彩色多普勒和能量多普勒这两种，运用这些技术并没有办法获得如同增强 CT 检查中所看到的实质强化表现。而使用了 Levovist® 造影剂的谐波造影增强超声技术的魅力在于可以获得媲美增强 CT、增强 MRI 检查的实质强化图像，而且可以实时观察到每个脏器的血流情况，这一点可以说已经凌驾于增强 CT 和增强 MRI 之上。

从那时起我们就在思考，如果在胰腺影像学诊断中也能运用最高分辨率的 EUS 实时观察血流动态、获取实质增强图像的话，是否就能观察到微循环动态。但是使用 Levovist® 造影剂的谐波造影增强超声技术在进行检查时必须借助高声压，这使得小型超声探头的 EUS 在应用时就存在一定限制。另外，以 DEFINITY®、SonoVue®、Sonazoid® 为代表的第二代超声造影剂在低声压时也可以发生共振并产生谐波信号，据此我们提出使用第二代超声造影剂能够实现在 EUS 中获得谐波造影增强图像的构想，并提出与奥林巴斯公司、阿洛卡公司共同研究开发谐波造影增强 EUS 技术，并于 2003 年开始在狗身上开展动物实验。

刚刚提出共同研究的时候，两个公司都认为 EUS 中不存在组织谐波成像，因此无法马上实现谐波造影增强的构想。但是在进行动物实验时，我们使用近似 EUS 的线阵式高频探头接触处于开腹状态下狗的胰腺时，实时观察到了之前从未见到过的胰腺内微循环。正是因为获得了这一令人感动的影像，促使开发速度不断加快，大约 3 年就完成了样机的制作。

● 在德国开展全球首个临床研究

其实在当时，由于第二代超声造影剂在日本国内还没有获得使用许可，所以我们于 2006 年动身前往德国使用 SonoVue®，开始了世界首个谐波造影增强 EUS 技术的临床研究。听说有位精通日德两国语言的消化内镜医生松井宇部在德国汉堡市郊外的贝塞斯达综合医院里工作，我们就提出与他进行共同研究。我和我的同事坂本洋城医生每人去了 2 个月，一共花了 4 个月的时间，在该医院探讨了谐波造影增强 EUS 技术成像的最佳设定条件，并最终成功获得了消化系统器官的微循环影像和实质强化影像。

幸运的是，从德国回国后，日本国内也在肝脏肿瘤性病变诊疗方面将 Sonazoid® 纳入医保范围内，这使得我们能够继续开展临床研究，并发表了 17 篇与谐波造影增强 EUS 技术相关的英文论文。目前，Sonazoid® 还未将除了肝脏肿瘤性病变及乳腺肿瘤性病变以外的疾病纳入医保范围。这是我们亟须解决的课题。希望在不久的将来，Sonazoid® 的医保适用范围能够扩大到胆胰、消化道疾病。

▉ 参考文献

[1]Kitano M, et al：Dynamic imaging of pancreatic diseases by contrast enhanced coded phase inversion harmonic ultrasonography. Gut, 53：854-859, 2004.

[2]Kitano M, et al：A novel perfusion imaging technique of the pancreas: contrast-enhanced harmonic EUS (with video). Gastrointest Endosc, 67：141-150, 2008.

[3]Kitano M, et al：Characterization of small solid tumors in the pancreas: the value of contrast-enhanced harmonic endoscopic ultrasonography. Am J Gastroenterol, 107：303-310, 2012.

关于同国外医生之间的联系

良沢 昭銘

　　我在成为医生的第 10 年，也就是 2000 年时前往德国汉堡大学艾本多夫医院内镜科跟随 Soehendra 教授学习。当决定留学时，山口大学第一内科的冲田極教授曾对我说：除了多学习，也要多扩展人脉。我留学的科室每年都会接收很多来自世界各国的长期、短期留学生。留学后也一直保持联系的有泰国的 Tawatchai 医生、马来西亚的 Ryan 医生和中国的杨爱明医生。Tawatchai 医生也是泰国内镜学会的理事长，通过他我又认识了 Thawee 医生和 Rungsun 医生。马来西亚的 Ryan 医生给我介绍了担任亚太消化疾病周（APDW）理事长的 KLGoh 医生，以及新加坡的 Christo-pher Khor 医生和 Lawrence Ho 医生。杨爱明医生给我介绍了金震东医生和胡冰医生。回国后，又通过被冲田教授称为"大哥"的台湾地区消化界重要人物陈宝辉医生，认识了王秀伯医生，而我也学着冲田教授的样子，将王秀伯医生称为"大哥"。另外我和韩国的 Moon Jong-Ho 医生、Seo Dong-Wan 医生、Lee Dong-Ki 医生也有很深的交集。

　　以前曾有消化内镜医生说，在消化道领域中，国外的医生相对本国医生来说好比是学生，就算在国际学会上讨论也不会出现辩论的情况，因此很是无聊。而在胆胰内镜领域中，国外的医生与日本本国医生经常会站在对等的立场上进行辩论，因此很是羡慕。对于他的说法我非常感同身受。现在，包括日本国内同年龄层的医生在内，与国外医生的联系愈加密切，在国际舞台上也经常见到大家活跃的身影。因此，我希望年轻医生也能够鼓起勇气，主动与国外的医生进行联系，多学习多互动，为自己的职业生涯打开更宽广的大门。

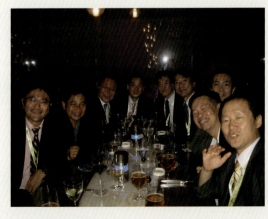

该照片摄于 2010 年（APDW），与正好在场的医生们一起喝酒时的合影留念。左起依次为伊佐山医生、Rungsun 医生、Moon 医生、胡冰医生、王医生、笔者（良沢）、糸井医生、Chris.Khor 医生、Seo 医生。

4 EUS 弹性成像的操作技巧

不要没动筷子就觉得难吃，弹性成像实际上非常"美味"！

大本 俊介，竹中 完

如坐云雾

- 弹性成像究竟是什么？

- 不清楚如何进行弹性成像……

拨云见日

- 只要按下弹性成像按键，就可以对肿瘤和淋巴结的良恶性进行诊断！

- 应变式弹性成像中蓝色代表坚硬，红色代表柔软。肿瘤往往较硬！

- 剪切波弹性成像要在呼吸活动的合适时机进行测量！

前言

　　所谓弹性成像，就是利用超声波对组织硬度进行测量的一种技术。弹性成像在体外超声诊断中非常常见，在消化系统疾病中主要用于肝脏的纤维化诊断，而在其他学科领域中则往往用于乳腺、甲状腺、前列腺等器官的诊断。

　　近年来也有不少研究涉及超声内镜下弹性成像应用价值的研究。弹性成像推测硬度的方法大致可分为两种。第一种是应变式弹性成像（strain imaging），这是一种测量在压迫下组织产生形变的速度差的方法。而另一种方法是剪切波弹性成像（shear wave measurement），它通过测定超声波产生的剪切波来实现。

　　本节将主要介绍临床广泛应用的应变式弹性成像，同时兼顾介绍剪切波弹性成像，对两种成像的适用范围及操作技巧进行阐述。

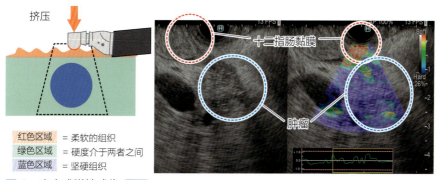

红色区域 = 柔软的组织
绿色区域 = 硬度介于两者之间
蓝色区域 = 坚硬组织

图 1 应变式弹性成像 （视频1）
通过探头压迫产生的形变来测定组织硬度的方法

1 应变式弹性成像 （图1~图3，视频1）

1） 利用色彩分布反应肿瘤硬度的方法

应变式弹性成像是通过探头压迫产生形变从而反映组织硬度的一种技术（图1左）。

所谓形变，是指物体原有的形态在外力的作用下发生变形、弯曲、扭曲的现象。例如，布丁受到按压时会产生明显的形变，这是因为布丁本身非常柔软。应变式弹性成像就是通过按压来反映硬度的技术。另外，应变法还可以实时对感兴趣区域的形变分布进行计算，通过不同色调的呈现将硬度这一特性可视化。在默认设定中，以蓝色代表坚硬的组织，红色代表柔软的组织。

图1右是从十二指肠球部对胰头部肿瘤进行应变式弹性成像的画面。十二指肠黏膜较为柔软，显示为红色，而肿瘤区域较为坚硬，显示为蓝色。

对于胰腺肿瘤，当它们较硬时，往往恶性居多，在弹性成像上，坚硬的区域通常被认为是恶性病灶。有报道研究发现，如果将弹性成像中蓝色区域超过50%的情况视为恶性，则其灵敏度可达92%，特异度也有80%。

对淋巴结等组织也要进行相同的评估，坚硬的部分（主要为蓝色区域）也被认为是恶性的。

弹性评分：利用色彩分布进行诊断
如图2所示，在不设定感兴趣区域的情况下，根据外观（所显示的颜色）进行硬度判断，从而鉴定病灶的良恶性。

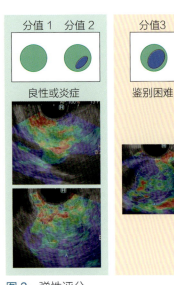
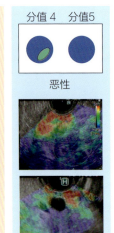

分值1　分值2　　分值3　　分值4　分值5

● 蓝＝坚硬→恶性
● 绿＝柔软→良性

良性或炎症　　鉴别困难　　恶性

弹性评分的诊断性能

	敏感度	特异度
胰腺癌	92.3%	80%
淋巴结转移	91.8%	82.5%

图2　弹性评分

分值1：完全柔软（soft-homogeneous）（良性）
分值2：总体柔软（soft-heterogeneous）（良性）
分值3：柔软坚硬各占一半（soft and hard mix）（鉴别困难）
分值4：基本坚硬（soft-heterogeneous）（恶性）
分值5：完全坚硬（hard-homogeneous）（恶性）
（根据参考文献1制作）

2）应变率比值的应用方法

应变式弹性成像是一种仅通过外观来推测组织的硬度的方法，但也有一种客观量化的评估指标，即应变率比值（strain ratio）。

应变率比值，是在弹性成像中能够体现硬度分布的区域中选取两处感兴趣区域（region of interest；ROI）。将这两个区域记为A和B，通常默认将区域A作为肿瘤区域，而区域B则多选取胃、十二指肠黏膜，以示对比（图3）。将区域B设在胃和十二指肠黏膜的原因是它们非常柔软。由于A的硬度是通过坚硬部分和柔软部分的比值来反映的，所以区域B应选取硬度不变的红色（柔软）区域，也就是消化道黏膜。如图3所示，胃黏膜记为B，胰腺肿瘤部分记为A，从而计算应变率比值。

应变率比值的计算方法是"应变率比值＝B/A"，反映胰腺肿瘤的硬度为十二指肠黏膜的多少倍。在图3中，该值为19.88，表明肿瘤较硬，考虑为恶性肿瘤。应变率比值达到多少才考虑为癌，目前仍处于研究探讨中。但多数研究表明，**应变率比值超过5～10时病灶恶性可能性较大**。

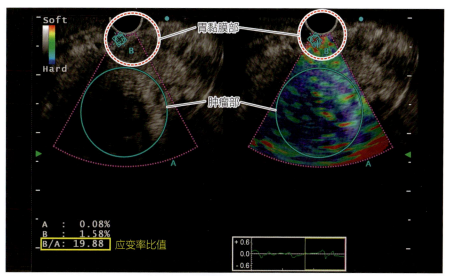

图 3   应变率比值的测定：胰腺肿瘤 `视频 1`

为了计算应变率比值，在柔软的胃黏膜和肿瘤区域分别设置了 ROI。首先，围绕肿瘤部分设定一个区域 A，其次再将胃黏膜的红色部分设定为区域 B

3） 应变率比值测定的实际操作

① 按下 Elast 按键。

② 选择有硬度的图像后，按测量键并选择应变率。

➡ 弹性成像的分布与冻结图像的时机有关，容易受到呼吸运动等因素的影响，有时候不一定能获取理想的图像。因此要尽量选择一个分布良好的图像进行应变率测量，并且重复测量 3 次，将 3 次应变率比值的平均值作为结果进行记录 `拨云见日`。

③ ROI（感兴趣区域）的设定：首先在主病变上设置 ROI（主病变：A）。随后将第二个 ROI（比较对象：B）设置在胃黏膜或十二指肠黏膜的红色部分。设置时，将探头正下方的红色部位（胃、十二指肠黏膜）囊括进 ROI。

➡ ROI B 应尽量选择红色图像的部分。如果选择蓝色部分，就没有可比性了 `注意`。

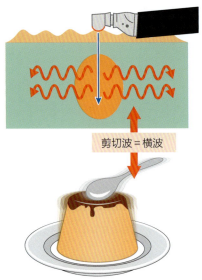

图 4　剪切波弹性成像
根据剪切波（shear wave）的速度对组织的硬度进行测定

2　剪切波弹性成像

1）利用横波测定肿瘤硬度的方法

剪切波弹性成像在体表超声中被广泛应用于肝硬化的评估等工作，从 2016 年 12 月发售 ARIETTA 850（日立公司）开始，EUS 也搭载了剪切波弹性成像。

所谓剪切波弹性成像，就是对探头产生的冲击脉冲引起的剪切波（shear wave）的速度 V_s（m/s）进行定量测定，以此来推测物体硬度的技术（图 4）。上面的描述多少有些费解，很多人甚至对剪切波这一概念也是一头雾水。为了便于理解，此处也以大布丁进行类比。请尝试从上方摇动大布丁的表面，这个过程产生的横波就好比剪切波。众所周知，这些剪切波（横波）在物体中传播的速度（V_s）与物体的硬度相关，越坚硬的物体 V_s 越大。

可将冲击脉冲类比为摇动布丁的操作。如果将其应用于胰腺实质，当探头发出冲击脉冲时，就会产生一个横波。通过测量其 V_s，便可推测胰腺实质的硬度。

此外，还可以结合有效质控指标 VsN 和四分位数范围（IQR）一起评估测量结果的可靠性。

由于目前兼容剪切波弹性成像的机型很少，缺少高水平证据的多中心研究报告，但还是有些涉及慢性胰腺炎的硬度测量以及自身免疫性胰腺炎治疗前后硬度改善的研究陆续发表，未来这方面的研究也值得期待。

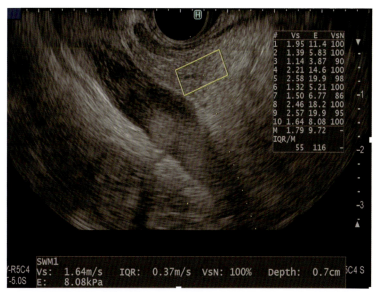

图5 剪切波弹性成像测定：慢性胰腺炎

2) 剪切波弹性成像测量的实际操作（图5）

①确定 ROI 的大小，选择相对均匀的胰腺实质。

②在呼吸活动度较小的时候按下测量按钮（update 按钮）。

➡在吸气后或呼气后等呼吸活动暂停的瞬间进行测量（不要屏气） **拨云见日**。

③测量 5~10 次，计算出 Vs 的中位数。

➡测量深度尽量控制在 3cm 以内。

➡如果过度下压大旋钮（up angle），会使得组织变硬，可能会造成 Vs 增大 **注意**。

➡VsN 尽量采用超过 50% 的值。

■参考文献

[1] Giovannini M, et al：Endoscopic ultrasound elastography for evaluation of lymph nodes and pancreatic masses：a multicenter study. World J Gastroenterol, 15：1587–1593, 2009.

5 EUS-FNA ①
穿刺针的选择，基本的操作

精准的穿刺是顺利取材的前提！

金 俊文

如坐云雾

● 为什么在 EUS 上扫查到病灶却仍无法穿刺？

● 穿刺针无法刺入病变……

● 无法获取足量的标本……

拨云见日

● 在 5—6 点钟方向扫查出病灶！

● 使内镜如同"抱住"病变一般进行穿刺！

● 根据病灶特点选择匹配的穿刺针及合适的负压！

● 学会巧用扇形穿刺技术（fanning technique）！

前言

超声内镜引导下细针穿刺吸引术（EUS-FNA）是一种在 EUS 引导下利用专用穿刺针采集腹腔内和纵隔病变标本的技术。EUS-FNA 于 1992 年由 Vilmann 等首次报道，此后成为胆胰腺疾病的标本采集方法并受到广泛关注。日本于 2010 年将 EUS-FNA 纳入医保，从那时起，EUS-FNA 便成为胆胰疾病诊疗领域的一个重要检查方法，在许多机构广泛开展。

得益于以穿刺针为中心的器械的不断改良和开发，EUS-FNA 的操作难度相比过去已有所下降。尽管如此，对于很多初学者来说，即使 EUS 下扫查到病变也难以完成穿刺，或者说好不容易穿刺成功却怎么也取不出标本，这样的窘境在临床上也经常可以遇到。

本节将对 EUS-FNA 相关知识进行阐述，包括穿刺针的选择、基础操作，以及提高 EUS-FNA 操作能力的相关技巧。

1 穿刺针的选择

表 1 中列出了在日本使用的具有代表性的穿刺针。Acquire 和 EchoTip Procore 也被称为 FNB 针（细针活检），它们的针尖被设计成特殊形状，用来获取较多的组织标本（图 1A、B）。另一方面，EZshot3 和 SonoTip 穿刺针本身较为柔软，即使在内镜镜角过大的情况下，也可以较为轻松地操作（图 1C、D）。对于穿刺针的直径，一般认为直径较大的穿刺针可以获得较多的标本量，而细针头则更容易进行穿刺操作。

在选择穿刺针时，**提前估计所需的标本量**是很重要的。例如，在确认肿大的淋巴结有无实体癌成分转移时，若仅针对淋巴结的良恶性进行鉴别，则不需要较多标本，25G

表 1　日本使用的具有代表性的穿刺针一览

	厂商	口径（G）	侧孔	特征
Acquire	Boston Scientific 公司	19/22/25	–	针尖具有三爪样结构（Franseen），有利于标本采集
EchoTip Procore	Cook Medical 公司	19/20/22/25	+	具有 Core Trap 结构 20G 的 Core Trap 有倒刺样结构，有利于标本采集
EZshot3	Olympus 公司	22/25	+/–	使用螺纹状鞘管，柔软性较好
SonoTip	Medi-Globe 公司	19/22/25	–	穿刺针为镍钛合金制，柔软性较好

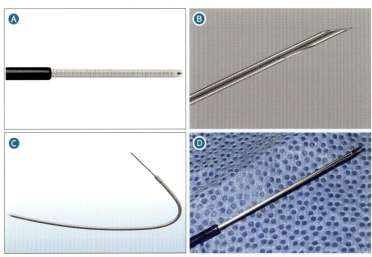

图 1　穿刺针的形状

Ⓐ Acquire 22G（图片提供：Boston Scientific 公司）
Ⓑ EchoTip Procore 20G（图片提供：Cook Medical 公司）
Ⓒ EZshot3 22G（图片提供：Olympus 公司）
Ⓓ SonoTip 22G（笔者所在医院拍摄）

的针头就已足够；但如果该肿大的淋巴结考虑为恶性淋巴瘤时，除需进行病理组织学检查外，还要进行染色体检查和流式细胞学检查，此时就需要较多标本，应选择 FNB 针或 19G 针。在胰腺癌的 EUS-FNA 检查中也是如此，无论是单纯对病灶的良恶性进行判断，还是针对特殊类型的胰腺癌进行免疫组化染色，抑或是考虑进行基因检测，根据所需标本量的不同，穿刺针的应用也相应受到限制。

然而，与过去相比，不同种类和口径的穿刺针之间的性能差异正在变小。例如，临床上常常可以见到不借助 FNB 穿刺针就能采集到满足免疫组化染色所需标本量的情况；而有时也会用 FNB 穿刺针从十二指肠球部进行穿刺。目前使用的穿刺针口径多为 22G，然而实际工作中，针的种类主要取决于各个机构的偏好。

2 EUS-FNA 的基本手法

下面对实际操作中 EUS-FNA 的基本事项进行解说（图 2，视频 1）。

①在内镜附近 5—6 点钟方向扫查出病变（图 2A） **拨云见日**。
➡结合穿刺针的出针方向对病变进行扫查。这时，应尽可能对穿刺距离进行充分预估，扫查出病变的最大截面。如果内镜的位置不理想，也可以考虑改变扫查部位。

②将穿刺针的鞘管伸出钳道口（图 2B）。
➡在穿刺针的鞘管未伸出钳道口的情况下就尝试穿刺会造成内镜的损坏，所以应确保鞘管伸出钳道口 **注意**。

③确认穿刺路径上是否存在血管（图 2C）。
➡可以通过多普勒方法确认穿刺路径上有无血管存在。如果多普勒的灵敏度设置过高，则消化道管壁上的毛细血管也可能被探测到，可能会让人误以为消化道管壁所在的区域是一根血管。在这种情况下，应调低多普勒的灵敏度，并检查多普勒模式下识别的血管在普通 EUS 下是否为无回声的管状结构。

④穿刺病变（图 2D、E）。
➡用抬钳器调整穿刺针方向，用穿刺针卡锁调整穿刺针长度后，进行穿刺。这时要重点关注穿刺针的针尖，不要让它离开超声显示屏。如果针芯完全填满穿刺针，则很难进行穿刺操作，因此在穿刺前要将针芯回退数厘米，穿刺后为了防止消化道组织混入针道，应将针芯压回到原来位置后再回退 **注意**。

⑤将穿刺针在病变内进行 20~30 次的提插。
➡穿刺病灶后，在穿刺针内接上负压，并在病灶内进行 20~30 次的提插。此时要重点关注穿刺针在病变内的来回运动。如果提插幅度过小，导致病变和针头同步移动的话，则有可能完全采集不到标本 **注意**。

⑥将穿刺针从病变中拔出，确认采集的标本。
➡完成提插后，将穿刺针从病变部位拔出。若在存在负压的情况下拔出针头，则可能会造成消化液倒吸进入穿刺针，因此在拔针前应解除负压 **注意**。

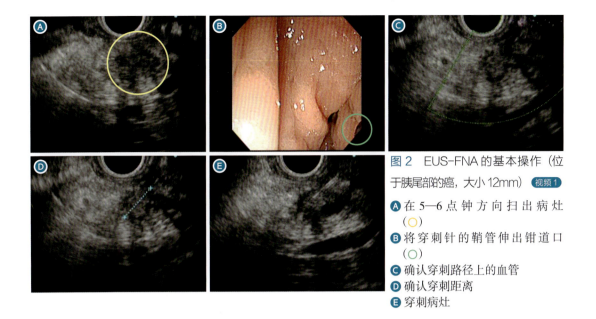

图2 EUS-FNA 的基本操作（位于胰尾部的癌，大小12mm） 视频1

Ⓐ 在 5—6 点 钟 方 向 扫 出 病 灶（○）

Ⓑ 将 穿 刺 针 的 鞘 管 伸 出 钳 道 口（○）

Ⓒ 确认穿刺路径上的血管

Ⓓ 确认穿刺距离

Ⓔ 穿刺病灶

3 EUS-FNA 操作成功的要点

　　如上所述，EUS-FNA 技术本身并不复杂。然而，为了借助 EUS-FNA 顺利地采集标本，每个动作都必须极其仔细轻柔地进行。下面将对操作中各个步骤的注意要点进行阐述。

①穿刺针鞘管的伸出方式。

➡ 伸出鞘管的方式有两种：在白光直视下伸出鞘管，或者在超声屏幕上确认鞘管。一般情况下采用在白光直视下观察鞘管，但这种情况就有可能需要调整内镜位置，或者需要从超声屏幕切换到内镜屏幕，此时就会导致好不容易扫查到的病变再次从视野中丢失。通过超声屏幕确认鞘管外伸时，很少需要调整内镜的位置，但这种情况下鞘管外伸的长度会比白光直视下长。如果鞘管伸得过长，那么在消化道管壁及内镜之间的针头就会弯曲，穿刺方向就有可能会偏离预定的方向。

➡ 因此，当病变容易扫查，但穿刺方向受限（如必须避开血管、涉及坏死灶等情况）的时候应该选择白光直视下伸出鞘管，扫查较为困难等情况时可选择超声屏幕下伸出鞘管。

②穿刺时内镜的位置（图3） 拨云见日 。

➡ 在穿刺病灶时，应使内镜处于如同"抱住"病变一样的镜身位置。具体来说，就是从扫出病变的地方再将内镜往深部送入一点，同时大幅度下压大旋钮（up angle）。这样就使得内镜如同"抱住"病变一般，减少穿刺过程中病变的偏移。

③穿刺距离和提插长度。

➡ 为了获得较多的标本量，穿刺距离和提插长度最好尽可能长。但是，如果长度过长，有穿刺到深部组织的危险 注意 。

➡ 对于初学者而言，在穿刺过程中应测量从鞘管到穿刺部位的距离，在此基础上利用穿刺针卡锁固

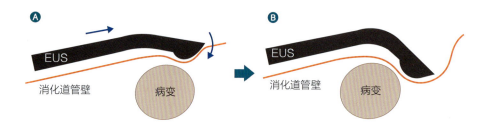

图3　穿刺时内镜的位置
从可以扫出病变的位置（Ⓐ），再往前送镜，同时下压大旋钮（up angle），使内镜如同
"抱住"病变一样（Ⓑ）

定穿刺距离（图 2D，视频 1）。在实际操作中，由于胃肠壁的伸展以及穿刺针对病变的推挤，穿刺距离往往比预定的要长。在这种情况下，穿刺距离要进行 5 ~ 10mm 的调整。

➡ 关于提插幅度，即使在第一次穿刺时已经通过卡锁固定了距离，也可能会因为意外的穿刺操作而损伤深部组织。另外，穿刺深度也有随着反复提插而逐渐变深的倾向。因此，为了避免不必要的深部穿刺，应通过卡锁调整适当的穿刺距离 <mark>注意</mark>。

④穿刺及提插的速度（视频 1）。

➡ 在初次穿刺时的速度方面，首先在使针尖处于超声画面可以看到的方位，慢慢前推穿刺针，确认能否进行穿刺。在此基础上，如果遇到消化道管壁无法穿透，或者穿刺针无法进入病变等情况时，就要加大穿刺力度。但也不是一口气直接穿刺到病变深部，而是要循序渐进地穿透消化道管壁、刺入病变，这样依次穿刺就可避免不必要的深部穿刺 <mark>注意</mark>。

➡ 在提插速度方面，目前的主流是在穿刺时采用快速移动的敲门法（door knocking method）。但是，本方法在提针时要格外慎重，以免针从病变内滑脱。

⑤提插时的负压 <mark>拨云见日</mark>。

➡ 在提插吸引时施加负压方面，涌现了各种各样的技术，一般使用附带的注射器抽吸 10 ~ 20mL 的空气形成负压（视频 1）。但最好能根据病变各自的特点，提供与之匹配的负压。例如，对于血运比较丰富的病变（神经内分泌肿瘤、淋巴结等），由于在提插吸引时可能会引起大量血液混入，故可尝试解除负压或使用带有轻微负压的手法（slow pull 法）等进行抽吸。另外，对于纤维化强、肿瘤细胞少的病变（胰野型胰癌、神经丛等），可使用扩张球囊时的充气装置和 50mL 注射器加大负压进行吸引（high negative pressure 法）。

4　EUS-FNA 的进阶技术　成为 EUS-FNA 大师的小技巧

仅仅掌握上述几个要点便可完成大多数病变的 EUS-FNA 操作。然而，要想成为 EUS-FNA 的大师，必须能对各种病变的标本采集都游刃有余。当然一定的经验必不可少，此处也会对标本采集及操作难度较大的病变的操作技巧进行解说。

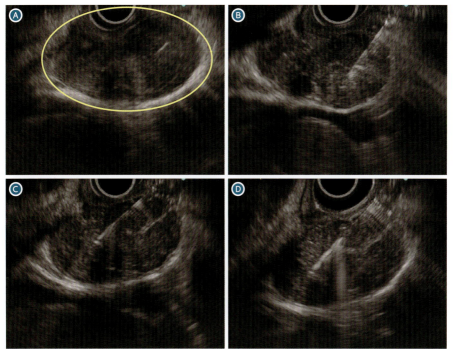

图 4　使用 Fanning technique 进行 EUS-FNA（纵隔肺癌转移性淋巴结，大小 35mm）

（视频 2）

Ⓐ 在 5—6 点方向扫查出病灶
Ⓑ 下压抬钳器扳扭进行穿刺
Ⓒ 松开抬钳器扳扭，改变穿刺路径
Ⓓ 调整内镜位置，改变穿刺路径

① 巧用 fanning technique（图 4，视频 2）　拨云见日。

➡ fanning technique（扇形穿刺技术）是一种改变病灶内穿刺针方向，尽可能从多个方向进行穿刺，以获得较多标本量的技术。具体来说，就是沿某一方向穿刺后，将针回退到病灶近端，然后改变进针方向再次穿刺。一个较为简单的方法就是通过调节抬钳器改变进针方向，但有时也会遇到难以改变进针方向的情况，此时可以通过推拉镜身或操作大旋钮或来改变进针方向。具体来说，如果前推镜身并大幅度下压大旋钮（up angle），则可穿刺到病灶的远侧，如果回拉镜身并上推大旋钮（down angle），则可穿刺病灶的近侧。然而，如果镜身或大旋钮运动幅度过大，则可能会造成穿刺针从病灶滑脱，或者连病灶本身都可能从视野中丢失，因此要做小幅度的调整以保证病灶稳定在视野中，这一点需要引起重视 注意。

② 针对小型病灶的 EUS-FNA（图 5，视频 3）。

➡ 当病灶较小时，提插幅度不够往往成为穿刺中遇到的问题。因此，如果病灶远侧没有走行的血管时，最好对病灶进行贯穿式穿刺。尤其是像胰腺内小肿块这类病变，穿刺时针尖应达到病灶远侧的胰腺实质内，以获得足够的提插范围。而如果遇到病灶远侧存在血管的情况（如淋巴结），可以像啄木鸟啄木动作那样，使穿刺针在病灶内部轻微振动进行取样（Woodpecker method）。

③ 针对伴有坏死的病灶的 EUS-FNA（图 6，视频 4）。

➡ 对于伴有坏死的病灶，必须对其中没有坏死或坏死较少的部分进行靶向穿刺，因此事先在超声画面上明辨坏死区域就显得尤为重要。坏死区域在超声上呈稍高回声，通常位于病灶的中心。因此

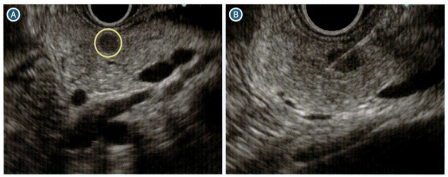

图 5 针对小型病灶的 EUS-FNA（胰体处 7mm 的神经内分泌肿瘤） 视频3

Ⓐ 在 5—6 点钟方向扫查出病灶

Ⓑ 下压抬钳器扳扭进行穿刺

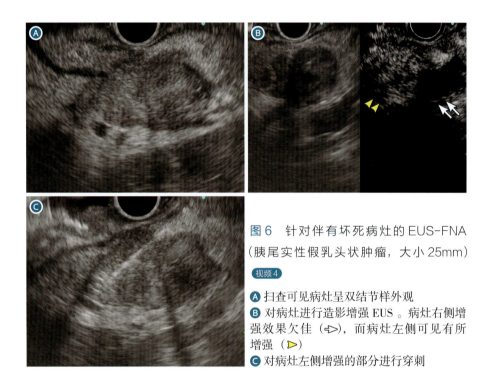

图 6 针对伴有坏死病灶的 EUS-FNA

（胰尾实性假乳头状肿瘤，大小 25mm）

视频4

Ⓐ 扫查可见病灶呈双结节样外观

Ⓑ 对病灶进行造影增强 EUS 。病灶右侧增强效果欠佳（⇨），而病灶左侧可见有所增强（▷）

Ⓒ 对病灶左侧增强的部分进行穿刺

尽量针对病变边缘的低回声区进行靶向活检。在有条件开展造影增强 EUS 的机构中，对注射造影剂后能够被增强的区域进行穿刺也是一种可选的方法。

➡ 但如果遇到只有坏死区域可供穿刺的情况，也不要过于悲观，由于在坏死组织中往往也混有肿瘤细胞，若有条件开展快速细胞学诊断，就可确认采集的标本是否合适。

5 小结

本节对于 EUS-FNA 中穿刺针的选择以及内镜操作等方面，进行了基本事项和部分应用技巧的概述。当进行内镜操作时，使镜身处于合适位置这一点极其重要。为了能尽快熟练掌握 EUS-FNA 操作，在日常的 EUS 扫查中，也要不断训练精确扫查靶器官和靶病变的能力。

■ 参考文献

[1] Vilmann P, et al：Endoscopic ultrasonography with guided fine needle aspiration biopsy in pancreatic disease. Gastrointest Endosc, 38：172-173, 1992.

[2]「EUS 下穿刺術 interventional EUS の基礎と実践テクニック」(山雄健次，入澤篤志 / 編)，南江堂，2011.
　→EUS-FNA および FNA 関連処置の全般についてエキスパートの先生方が解説された教科書.

[3]「胆膵 EUS セミナー CT・シェーマ・動画と合わせてわかる手技の基本から治療まで」(肱岡 範 / 著)，羊土社，2019.
　→胆膵 EUS に関して，基本的な観察から EUS-FNA，FNA 関連処置まで丁寧に解説された教科書.

6 EUS-FNA ②
ROSE，标本的处理

即使不依赖细胞检验员也可完成

栗田 亮

如坐云雾

- 不太清楚 EUS-FNA 操作后标本的处理方法……

- 现场没有细胞检验员或病理医生……

拨云见日

- 只要能扫查到靶病灶，EUS-FNA 的操作就不难！

- 熟悉流程后 EUS-FNA 的标本处理也不难，消化内科医生也可完成！

- 消化内科医生也可通过 ROSE 初步判断是否采集到目标细胞！

- 细胞良恶性之间的鉴别较难，这部分可交由相关专家处理！

前言

超声内镜引导下细针穿刺吸引术（EUS-FNA）是一项自 2010 年被纳入医保后便在日本广泛开展的技术，通过 EUS 对病灶进行实时观察，同时可通过穿刺消化道获取标本，先后用于采集胰腺肿物、消化道黏膜下肿瘤及纵隔、腹腔内肿物的组织样本，其有效性已得到认可。然而，由于 EUS-FNA 采集的标本体积较小，如果没有采集到足量的细胞，可能难以做出诊断，甚至需要重新进行检查。

另外，在胰腺癌术前检查中，EUS-FNA 引起的肿瘤播散风险也是一个值得关注的临床问题，因此在操作中应尽可能地减少穿刺次数。为了在床旁就能判定所采集的标本是否合格，很多机构开展了快速细胞学检查 / 快速现场评估（rapid onsite evaluation；ROSE），这项技术可以在有限的穿刺次数下明确是否采集到目标标本。然而，并非所有机构都能在穿刺现场配备细胞检验员或病理医生。

本节将以我们医院的消化内科医生对标本的挑选、细胞涂片、染色和镜检的实际操作为例，进行相关内容的阐述。

1 标本处理的准备

首先，需要准备的物品如下所示。

①染色试剂：用于快速 Giemsa 染色的试剂（快速且简便）。

➡Hemacolor® 显微镜用简便快速染色试剂套装（Merck 股份有限公司）。

➡简便快速染色液 Diff-Quik®（Sysmex 股份有限公司）。

➡上述试剂只是生产公司不同，除此之外相差不大。

②准备 6 个小瓶用于分装染色试剂（包括 3 个清洗用的瓶子）。

③镊子：选择牙科专用的前端弯曲的镊子，有助于挑选标本（图 1A）。

④培养皿（最好使用一次性的）。

⑤照明装置：在该照明装置上放置培养皿进行操作，能较为容易地从采集的标本中筛选出白色有形成分（图 1B）。

⑥标本风干器：用于压片标本的干燥（图 1C）。也可选用吹风机。

⑦载玻片。

➡我院将上述① ~ ⑦所列的物品放在可移动的推车上，方便取用（图 2A）。

⑧95% 的乙醇：用于放置巴氏染色时的压片标本。

⑨细胞培养液或 BD CytoRic™Red 保存液：用于灌洗细胞学检查。

⑩显微镜：用于快速 Giemsa 标本的镜检，对采集的标本进行评估。

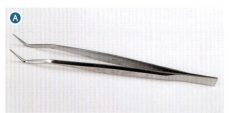

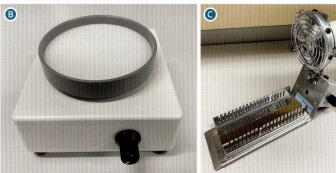

图 1 准备的物品

Ⓐ KFI 牙科镊子（幸和医用镊）
Ⓑ LED viewer BOX 照明装置（宫岛医疗器械）
Ⓒ 玻片风干器 Z – fan（宫岛医疗器械）

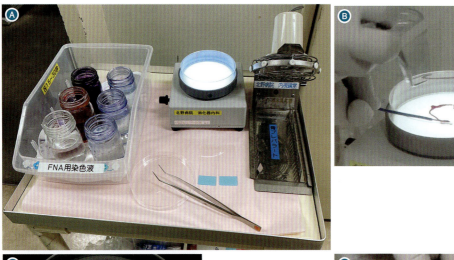

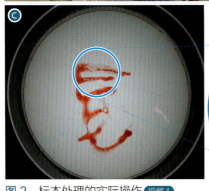
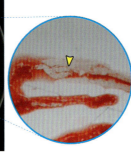
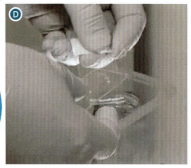

图 2　标本处理的实际操作 视频1

Ⓐ 我院标本处理物品一览
ⒷⒸ 利用照明装置照亮标本，从中找到白色标本（▷）
Ⓓ 制作压片标本

2　标本处理的实际操作（图 2B ～ D，视频 1）

①培养皿放置于照明装置上，将 FNA 穿刺针的针尖对准培养皿。

②插入 FNA 穿刺针的针芯，将标本推入培养皿（图 2B）。

③用镊子将标本分开，在确认白色标本（图 2C）之后将其一部分置于载玻片上，并在其上方再盖上一个载玻片，制成压片标本（图 2D）。

④将两个压片标本中的一个在标本风干器下彻底干燥（15～20 秒），以便进行快速 Giemsa 染色。

⑤剩下的一个标本放入 95 ％乙醇中用于巴氏染色。

➡标本一旦干燥后就无法评估，因此在压片后还未进行风干前迅速放入乙醇中，这一点很重要。

⑥将剩余的标本放入福尔马林中用于病理组织学诊断，之后用细胞培养液或细胞保存液（如 BD CytoRich™Red 保存液）清洗培养皿，回收于 Spitz 离心管中。

➡不建议用生理盐水进行清洗，因为在渗透压等因素影响下获得的细胞会发生膨胀。

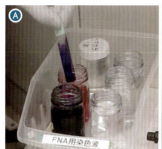
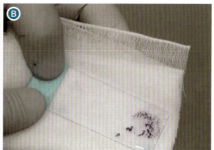

图3 快速 Giemsa 染色的实际操作 视频1

3 快速 Giemsa 染色的实际操作 (图3，视频1)

①将标本按照溶液 1（甲醇：透明），溶液 2（伊红染液：红色），溶液 3（天青染液：蓝色）的顺序依次浸泡 15~20 秒。

➡ 染色液长期使用后，其染色性能会变差，这种情况下应适当延长染色时间 注意 。

➡ 溶液 1 的挥发性极高，需要频繁向瓶内补充。溶液 2 和溶液 3 的染色性能如果变差，请及时废弃并更换新染液。

②准备 3 瓶自来水，将标本依次浸泡其中进行漂洗。

➡ 在完成当天的所有检查后，应及时倒掉自来水。如果长时间使用而不更换，瓶身容易滋生霉菌 注意 。

4 通过镜检对采集的细胞进行判定

　　快速 Giemsa 染色和巴氏染色下细胞的特点见表 1。快速 Giemsa 染色法很简单，但其缺点是难以辨别核仁，所以在对标本镜检时着重检查细胞核的排列、大小及形态。

　　判断 EUS-FNA 操作是否准确采集到了细胞（良恶性的判定除外），只要在镜检中辨认到核被染成蓝色的细胞团即可。

　　本段主要针对进阶人群，镜检下细胞良恶性的鉴别要点可归纳为以下 3 点（表 2）。如果这 3 点都满足，就可诊断为癌（图 4）。下面将详细介绍其中每一点的具体内容。首先，细胞极性看的是细胞团内的细胞排列方式。正常细胞呈片状排列，细胞核之间的距离相对恒定，细胞排列也较为整齐规则（图 4A），而癌细胞的细胞核朝向及细胞排列零散，细胞核的长轴方向紊乱，细胞之间相互堆叠。细胞核大小不一指的是核的大小不一致。在癌灶中，细胞核的尺寸多种多样，从小型核到大型核均可见到（图 4B）。如果一个细胞团内的细胞核之间直径相差两倍以上，则判定为细胞核大小不等。核形指的是细胞核的形态。正常的细胞核呈现为规则的圆形，而癌细胞的细胞核形态怪异且不规则（图 4B）。

表1　不同染色下细胞特点的比较

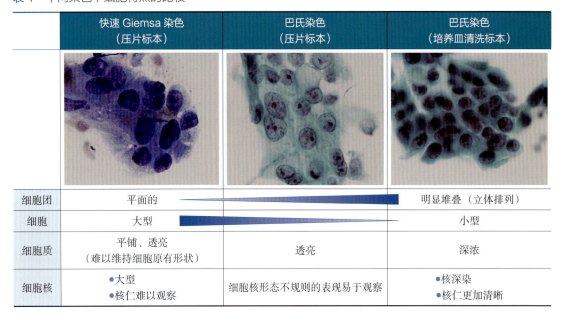

	快速 Giemsa 染色（压片标本）	巴氏染色（压片标本）	巴氏染色（培养皿清洗标本）
细胞团	平面的		明显堆叠（立体排列）
细胞	大型		小型
细胞质	平铺、透亮（难以维持细胞原有形状）	透亮	深浓
细胞核	●大型 ●核仁难以观察	细胞核形态不规则的表现易于观察	●核深染 ●核仁更加清晰

表2　细胞学诊断中恶性表现的判断依据

① 细胞极性紊乱
●核间距离不均匀 ●细胞核朝向（长轴方向）七零八散
② 细胞核大小不同
●细胞核大小大致相差两倍以上
③ 细胞核形态怪异、不规则

5　小结

　　对于消化内科医生而言，通过镜检做出"是否为癌细胞"的判断相当困难，不过，如果能粗略地判断待检细胞是否为恶性的话，也会大大增加自己的诊断自信。标本的处理和染色过程较为简单，也不用花费太多时间，因此，所在机构未开展 ROSE 技术的医生可以尝试一下。对于镜检也是同样道理，每次在 FNA 操作后都对标本进行镜检，诊断能力就会有一定程度的提升，也请务必挑战一下。

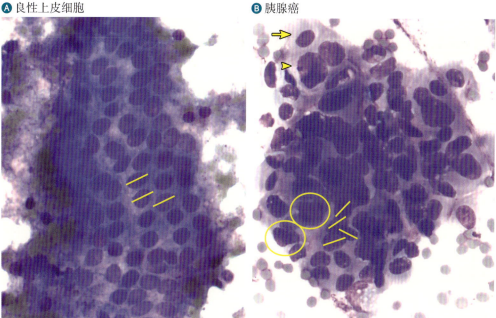

Ⓐ 良性上皮细胞　　**Ⓑ 胰腺癌**

图4　快速 Giemsa 染色下不同细胞形态的对比

Ⓐ 在细胞核的长轴方向上画一条线，可见良性细胞的朝向是一致的

Ⓑ 在细胞核的长轴方向上画一条线，可见恶性细胞的朝向极其散乱，核的大小也各不相同（▷：小型；▷：大型），形态不规则（○）

■参考文献

[1] Hikichi T, et al：Endoscopic ultrasound-guided fine-needle aspiration of solid pancreatic masses with rapid on-site cytological evaluation by endosonographers without attendance of cytopathologists. J Gastroenterol, 44：322-328, 2009.

　　→入澤篤志先生のご施設からの報告で，内視鏡医による ROSE の有用性を報告した論文．これを受けてわれわれも内視鏡医による ROSE を行っている．

[2] Wani S, et al：The clinical impact of immediate on-site cytopathology evaluation during endoscopic ultrasound-guided fine needle aspiration of pancreatic masses：a prospective multicenter randomized controlled trial. Am J Gastroenterol, 110：1429-1439, 2015.

　　→ROSE のありなしの RCT の論文．診断率には差がなかったものの ROSE ありの方が有意に穿刺回数が少なかったという報告．

第**4**章

EUS 相关操作的技巧

7 EUS-TD 的基础及技巧

不要让导丝离开 EUS 画面！

盐見 英之

如坐云雾

● 不确定合适的穿刺部位在哪里……

● 无法顺利地插入扩张器械……

拨云见日

● 在 EUS 图像上找到囊肿壁和消化道管壁之间层次不清的地方！

● 保证导丝始终出现在 EUS 图像中！

● 视野不稳定时，可以请助手帮忙固定镜身！

● 插入扩张器械时要通过 EUS 画面及 X 线透视画面进行确认，不要盯着内镜画面！

前言

超声内镜引导下腔内引流术（EUS-TD），是指利用超声内镜对胰腺假性囊肿（pancreatic pseudocyst；PPC）及包裹性坏死（walled-off necrosis；WON）进行消化道内（胃 / 十二指肠）引流的一种技术。此外，对于除液体成分外还含有多种坏死组织的 WON，如果仅靠 EUS-TD 无法有效控制感染，还可以联合应用内镜下坏死组织清除术（endoscopic necrosectomy；EN），从瘘管直接将内镜插入 WON 内，对坏死组织进行清理。

EUS-TD 是许多介入性 EUS 操作的基础，所以应该尽量学习掌握。然而 EUS-TD 也可能造成一些致命性的并发症，因此应在熟练掌握手法的基础上操作，而不应该盲目开展。本文将对 EUS-TD（含 EN）的实际操作以及安全完成操作的技巧进行阐述。

1 EUS-TD 的实际操作

1） 器械的选择

■a) 穿刺针

通常选用 19G 穿刺针。市场上有很多穿刺针，但我们机构主要使用 SonoTip（Medi-Globe 公司，图 1A）。该穿刺针柔软性良好，便于操控，而且针尖切面大，不容易出现导丝的卡顿，且损伤风险较小。

■b) 导丝（guidewire；GW）

选用 0.025in 的 VisiGlide 2（奥林巴斯公司，图 1B）。这款导丝的硬度较高，插入性能优良。导丝前端较为柔软，容易在囊肿内形成襻曲，故可降低穿孔的风险。

■c) 扩张器械

扩张器械包括用于胆道扩张的扩张球囊、扩张器（dilator）和通电扩张器（囊肿切开刀）等。扩张球囊 REN（Kaneka Medical 公司，图 1C）的前端外径（3Fr）很细，与 0.025in 的 GW 之间的粗细差距非常小，因此能够顺利插入穿刺部。由于插入导管后便可进行球囊的扩张，故可缩短操作时间。当扩张困难时，也可使用硬度较大、前端粗细和 GW 相差不大的 ES 扩张器（Zeon Medical 公司）或通电扩张器（6Fr Cysto-Gastro set）（Century Medical 公司）。

■d) 支架

一期操作主要是留置内外引流支架（引流管）。

对于内引流支架，为了防止其异位或滑脱，通常使用双猪尾巴型塑料支架。如前端逐渐变细、插入性良好的 Zimmon biliary stent（Cook Medical 公司），以及为了防止操作中支架异位而采用引导导管、支架、支架推送器一体式设计的 Through Pass DP（Gadelius Medical 公司，图 1D）。支架尺寸取决于囊肿的大小，但主要采用 7Fr×7cm 的规格。

外引流管通常选用 6～7.5Fr Flexima（Boston Scientific 公司），为了加强引流及清洗的效率，在放置引流管前通常会在其前端附近开若干个侧孔。

由于本院一期处理时就会留置内外引流支架（引流管），因此在留置双导丝时，会使用 Uneven Double Lumen Catheter（Piolax Medical Devices 公司，图 1E）。

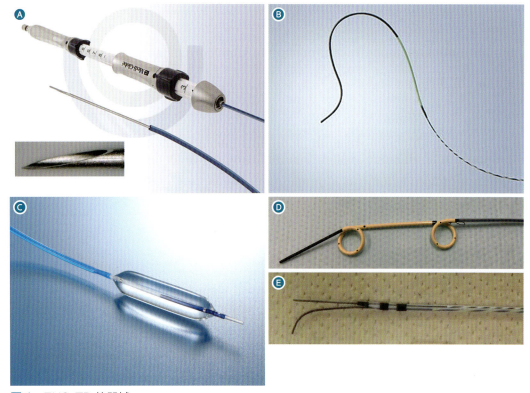

图 1 EUS-TD 的器械

Ⓐ 穿刺针：SonoTip 19G 穿刺针（Medi-Globe 公司）
Ⓑ 导丝：VisiGlide 2（奥林巴斯公司）
Ⓒ 扩张球囊：REN，球囊直径 6mm（Kaneka Medical 公司）
Ⓓ 支架：Through Pass DP（Gadelius Medical 公司）
Ⓔ 非对称双腔导管：Uneven Double Lumen Catheter（Piolax Medical Devices 公司）
（图片提供：Ⓐ Medico's Hirata 公司　Ⓑ奥林巴斯公司　Ⓒ Kaneka Medical 公司　ⒹⒺ 笔者所在医院拍摄）

2）操作的实际情况（图 2，视频 1）

①扫查出目标囊肿（图 2A）。

➡ 适合进行穿刺的部位是囊肿壁与消化道管壁粘连的部位。EUS 图像上此部位的囊肿壁与消化道管壁之间的层次不清（图 2B）拨云见日。

➡ 对于 WON，有时不得不进行 EN 操作，操作时最好选择胃体中上部，因为此部位便于内镜插入 WON 内部。

②将穿刺针插入内镜钳道并做好固定。然后确认穿刺针从钳道口出来。

➡ 如果在插入穿刺针时感到有阻力，不要盲目送针，应将内镜的旋钮恢复到可以顺利通过穿刺针的状态。

➡ 如果鞘管从钳道口伸出的距离过长，则穿刺及后续的操作都会变得较为困难。最好是以 EUS 屏幕上刚好看到鞘管为基准，然后调节抬钳器，一边在 EUS 画面上观察鞘管的运动，一边及时做出调整。

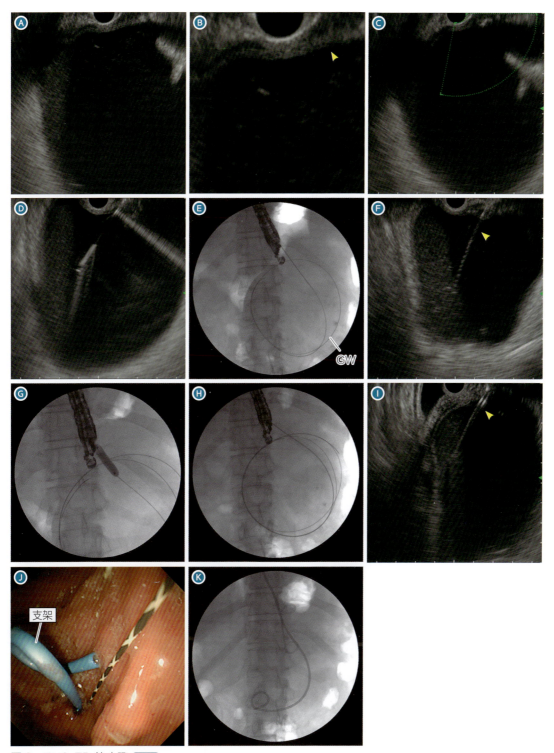

图 2 EUS-TD 的步骤 视频1

Ⓑ 囊肿壁与消化道管壁之间的层次不清 （▶：囊肿壁与消化道管壁的粘连部位）

Ⓕ 导丝 （▶：EUS 画面）

Ⓘ 塑料支架 （▶：EUS 画面）

③用彩色多普勒检查穿刺路径上是否存在血管（图2C）。

➡由于血管（尤其是静脉）可能会受到内镜的压迫而无法被扫查出来，此时可以松开旋钮以解除内镜的压迫，然后再仔细确认有无血流。

④测量从消化道管壁到囊肿中心的距离，在这个距离基础上固定好穿刺针的卡锁，然后一口气推针穿刺（图2D）<mark>注意</mark>。

➡如果穿刺动作拖泥带水，穿刺针就有可能在消化道管壁和囊肿壁之间打滑，需引起注意。

⑤拔出针芯，抽吸囊液用以明确性质，并送检细菌培养。之后注入少量造影剂，以确认穿刺针进入目标病变。

⑥经由穿刺针插入导丝，使其在囊肿内形成2~3圈的襻曲。之后，在X线透视下将穿刺针退出，留下导丝（图2E）。

➡回拉导丝的操作可能会引起导丝与穿刺针尖之间互相干扰，从而可能造成导丝的损坏，要格外注意。

⑦导丝引导下插入扩张器械（扩张球囊），扩张穿刺路径。

➡扩张操作中最重要的部分。为了保证扩张过程中穿刺轴不发生偏移，往往在导丝不离开EUS画面的情况下插入扩张器械（图2F、G）拨云见日。

➡不应在直视内镜画面下插入扩张器械，因为这会导致其偏离穿刺轴（图3）。

➡如果自己没有办法稳定镜身，可以让助手协助固定镜身拨云见日。

⑧撤去扩张器械后，在导丝引导下插入非对称双腔导管，然后再置入一根导丝（图2H）。

➡留置双导丝就可一期对囊肿进行内、外引流。

➡留置两根导丝后，EUS画面上更容易辨认到导丝，且内镜的操作稳定性得到改善，穿刺轴不易偏移，有利于后续器械的插入。

⑨留置双导丝后，首先留置内引流支架。插入支架的过程需在EUS图像和透视图像监测下进行（图2I）拨云见日，支架前端充分插入后，就可将EUS图像重新切换到内镜图像，然后释放支架（图2J）。

➡防止支架释放时发生异位的技巧是使支架推送器和支架两者的轴错位。如果支架推送器和支架在同一轴线上，则在推送器前推时有可能造成支架异位进入囊肿内。

➡首先，保证穿刺部位与内镜之间有足够的距离。然后上推大旋钮（down angle），再松开抬钳器，将支架从下方推出，就可以安全地释放支架，而不会进一步将支架推入囊肿中。

⑩内引流支架置入后，将内镜复位。再次通过EUS画面确认导丝后，在透视画面下插入经鼻外引流管，最终退出内镜（图2K）。

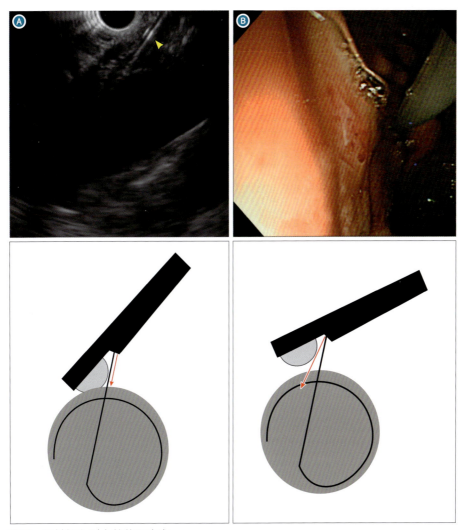

图 3　器械插入时力的传导方向

Ⓐ 若在 EUS 画面下插入器械，则力的传导方向与穿刺轴一致
Ⓑ 若在内镜画面下插入器械，则力的传导方向就会与穿刺轴发生偏移

2　EN 的实际操作

　　EN 治疗分两种：与首次穿刺一同进行的一期 EN 治疗，以及在 EUS-TD 操作形成瘘管后进行的二期 EN 治疗。我们机构遵循渐进式治疗（step-up approach）的原则，即先通过 EUS-TD 进行一段时间的引流治疗，再对疗效进行评估，若疗效不明显，则进行二期 EN 治疗。

1）器械的选择

■ a）内镜

　　坏死组织清除术需要进行反复清洗，因此推荐使用搭载有水泵功能的胃镜（GIF-

Q260J：奥林巴斯公司）。

- b）**瘘管扩张球囊**

    扩张瘘管使用的是用于胆管扩张的大口径球囊（Giga：Kaneka Medical 公司）。扩张瘘管使用直径为 18mm 的球囊，以便内镜能顺利进出，同时也能预防 WON 内压力升高。另外，扩张瘘管时若发生出血，则需要压迫止血，因而需常备直径为 20mm 的球囊。

- c）**清理坏死组织的器械**

    清理坏死组织使用异物钳（FG-49L-1：奥林巴斯公司，图 4A），直径 10mm 的小型圈套器，（SnareMaster Plus：奥林巴斯公司，图 4B），五爪型异物钳（FG-46L-1：奥林巴斯公司，图 4C）。清理器械的选择由坏死组织的黏性及坏死腔内的视野范围决定。坏死组织质地较硬时使用异物钳（大，中，小），质地较软时使用小型圈套器或五爪型异物钳。

2）实际操作（图 5，视频 2）

①将内镜插入胃内。

➡为了避免空气栓塞，本操作必须选择 CO_2 注气模式。

②沿留置于瘘管处的内引流支架插入 ERCP 导管及导丝，注入造影剂，明确已到达 WON 腔内（图 5A）。

③导丝引导下插入大口径扩张球囊，慢慢充盈球囊扩张瘘管，直至不留缝隙（即透视下的"腰"消失）（图 5B）。

➡为了预防出血，需保持球囊处于扩张状态 3 分钟。

➡在保留前次操作留置支架的情况下进行扩张，即使 GW 不慎脱出，也能非常容易地将其重新引导至瘘管内。

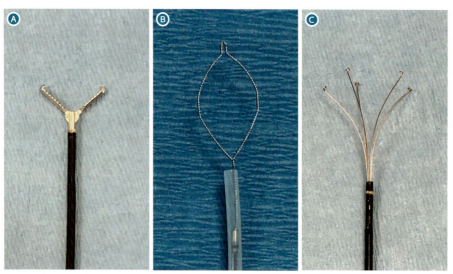

图 4　清理坏死组织的器械

Ⓐ 异物钳：FG-49L-1（奥林巴斯公司）
Ⓑ 小型圈套器：SnareMaster Plus（奥林巴斯公司）
Ⓒ 五爪型异物钳：FG-46L-1（奥林巴斯公司）
（笔者所在医院拍摄）

➡若事先在球囊中央做好标记，就可在内镜确认下将其置于合适的位置进行扩张。

④将内镜前端与球囊紧密贴合，使得两者在 X 线透视下保持同轴关系。抽出球囊内容物使之逐渐变瘪，将其往钳道口回拉，同时顺势将内镜缓缓送入 WON 内（图 5C）。

➡理想的状态是 X 线透视下内镜与球囊宛如形成一根笔直的棒状物（即两者处于同一轴线上）。

➡如果强行推镜，会导致球囊往 WON 深部移动，有穿孔的风险，因此遇到有抵抗感的情况时应使球囊进一步变瘪，然后再进镜。

⑤用前文提及的清理器械抓取坏死组织，将它们拖入胃内（图 5D、E）。

➡要警惕坏死组织下藏有大血管的可能，也要注意到囊肿壁局部比较薄弱等情况，故在清理坏死组织时应从表面开始一点点往深部清理。

➡夹持住坏死组织后，可以通过推拉或旋转内镜等操作将坏死组织剥落下来，这样清理的效率更高。

➡这个操作是在仔细清洗、视野良好的条件下进行的。

➡为了防止吸入性肺炎等并发症，治疗时间最好控制在 1 小时内，用于冲洗的生理盐水量也应限制在 500mL 以内。

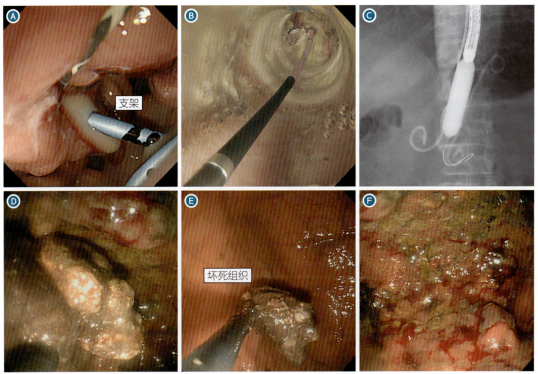

图 5　EN 的步骤 视频2

Ⓒ 在 X 线透视下确认内镜与扩张球囊同轴后，将内镜送入 WON 内
Ⓕ 清理坏死组织后，可见新鲜的肉芽组织

⑥为了保证瘘管不闭合，需留置 1~2 根双猪尾巴型支架，至此 EN 操作就结束了。有时为了清洗也会同时留置一根经鼻外引流管。

➡ 继续以每周 2~3 次的频率进行清理，直到坏死组织被清除，显露出新鲜的肉芽组织（图 5F）。

3 小结

在大多数情况下，联合应用 EUS-TD 和 EN 技术可使得急性胰腺炎并发的 PPC 和 WON 得到治愈。然而，此操作带来的致命性并发症并不少见。因而在实际进行操作时，要对操作的步骤和可能发生的并发症了然于心，这一点相当重要。对于难以进行内镜下治疗的困难病例，不应拘泥于内镜操作，而应考虑外科手术治疗。

■ 参考文献

[1] Grimm H, et al：Endosonography—guided drainage of a pancreatic pseudocyst. Gastrointest Endosc, 38：170–171, 1992.

[2] Seifert H, et al：Retroperitoneal endoscopic debridement for infected peripancreatic necrosis. Lancet, 356：653–655, 2000.

[3]「急性膵炎診療ガイドライン 2015 第 4 版」(急性膵炎診療ガイドライン 2015 改訂出版委員会/編)，金原出版，2015.

→急性膵炎の診療にかかわる医生は必読

8 EUS-HGS 的基础及技巧

黄金比例就是 EUS-HGS 的精髓！

小倉 健

如坐云雾

- EUS-HGS 好难啊……

- 最让人担心的是操作造成的并发症……

拨云见日

- 穿刺前内镜的形态决定了操作的难易度！

- 导丝操作过程中遇到阻力时，可尝试稍稍回退穿刺针！

- 在留置支架前都不要随意移动镜身！

- 支架展开到内镜内还剩余 3 ~ 5cm 之前请保持耐心！

前言

大家对超声内镜引导下肝胆管胃吻合术（EUS-HGS）有什么印象？ EUS-HGS 是在 EUS 引导下从胃向肝内胆管穿刺，吻合两者进而引流胆汁的技术，正如日本消化内镜学会在《关于利用超声内镜瘘管成形术治疗梗阻性黄疸的建议》一文中所述的那样，很多医生都觉得这是一项门槛极高的技术。确实，我也不建议大家照葫芦画瓢地进行尝试，第一次操作最好在专家的指导下进行。但我私下认为，如果能充分理解基础和技巧的话，EUS-HGS 反而比其他超声内镜引导下胆管引流术（EUS-BD）更加可靠。EUS-HGS 并不是专属于大师的技术，如果大家都能达到相近的操作水平，那么 EUS-HGS 就能作为一种新的引流技术而得到认可、普及。

在本节中，我们将以迄今为止 300 例以上的 EUS-HGS 操作经验为基础，着重从操作手法的角度，对 EUS-HGS 的基本知识和技巧进行概述，以便安全且可靠地开展该技术。

内镜角度的黄金比例是什么?

有关 EUS-HGS 穿刺时的注意事项,其实在很多书中都有提及。那就是"由于Ⅱ段胆管(B2)穿刺多为经纵隔穿刺,所以优先考虑Ⅲ段胆管(B3)穿刺"。这句话有一定道理,但并不是所有的 B2 穿刺都经由纵隔,对于肝左叶肿大等病例,可能也只能采取 B2 穿刺。最重要的是内镜是否能在体内形成反"L"形态(镜身弯曲近 90°)(图 1A)。经食管进行穿刺时,虽然会经纵隔穿刺,但在狭窄的食管管腔内,内镜无法形成反"L"形态(图 1B)。穿刺前通过 X 线透视进行确认,若内镜在 X 线下呈反"L"形,那么几乎可以确定是从胃内向外穿刺的。内镜若处于这种形态,对 EUS-HGS 的后续一系列的操作步骤都极为有利(这一点将在后文叙述)。这个接近 90°的范围弯曲正是 EUS-HGS 的黄金比例。可以毫不夸张地说,若能保持这种形态进行穿刺,那么 EUS-HGS 就已成功了 80%。

另外,合适的穿刺部位应该是 B2、B3 交汇处。虽然也有人说在此处留置金属支架有可能导致分支阻塞,引发节段性胆管炎,但笔者几乎没有遇到过。即使发生节段性胆管炎,大多也可通过保守治疗得到改善。相比之下,确保 EUS-HGS 的成功更为重要。该部位的胆管直径相对较粗,穿刺容易。另外一个优点是,该部位较粗的胆管与金属支架之间存在一定间隙,不易形成炎性肉芽组织(stent-induced ductal change)。

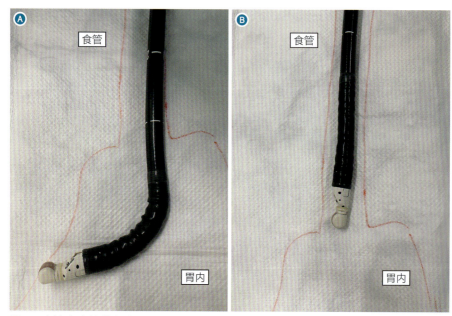

图 1 内镜角度的黄金比例

🅐 若内镜呈反"L"形态,则基本可以认为其处于胃内
🅑 内镜在食管中就无法形成 90°的弯曲

2 导丝插入时的黄金比例是什么?

在 EUS-HGS 操作中,学员失败率最高的是**插入导丝**(guidewire;GW)这一步骤。在 GW 插入过程中,为了保证后续瘘管扩张和支架置入的安全性,导丝的硬性部分需要插入足够的长度。但是在实际操作中经常会将 GW 插入与预定目标不符的胆管,例如 B3 的分支等,那么此时就需要稍稍回退 GW,重新调整并插入目标胆管支。

这里需要注意的是,穿刺针可能会对 GW 操作产生干扰,极端的情况下会造成 GW 断裂。如图 2 所示,从图中也可看出角度的影响。在穿刺针与 GW 形成锐角的状态下回拉导丝就容易产生阻力(图 2B)。若两者成钝角关系,它们之间的干扰幅度就会小很多(图 2A)。总而言之,在插入 GW 时如果遇到抵抗感,就不要再勉强操作,此时可将穿刺针稍稍回退(提针),再对导丝进行操作,如果还存在抵抗感,则再重复同样的步骤,这样就可以顺利地将导丝插入胆管(图 2C)。然而,过度回拉会将 GW 拉入肝脏实质内,此时由于穿刺针已不在胆管内,想要再次将 GW 插入胆管内就变得十分困难,因此要加以注意。

在这里我们回顾下前文提到的内镜角度的黄金比例(图 1)。当内镜在黄金比例状态下对胆管进行穿刺时,胆管一般是向头侧走行。在这种情况下,GW 和穿刺针之间的角度接近 180°。这就是 GW 插入时的黄金比例,此时 GW 遇到的阻力就很小,容易进行操作。

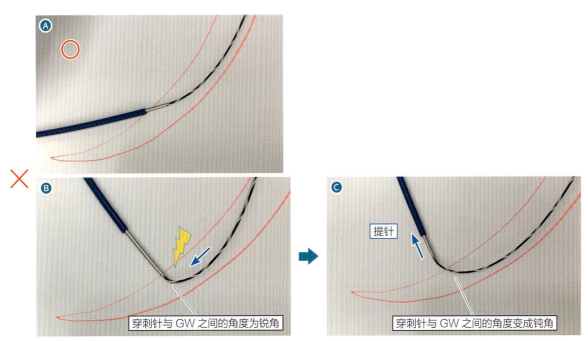

图 2 插入导丝时的黄金比例

Ⓐ 穿刺针与 GW 之间成钝角,阻力较小
Ⓑ 两者成锐角关系,容易形成干扰
Ⓒ GW 回退时若有抵抗感,则稍稍回退穿刺针

3 插入器械时一定要注意"轴"的重要性！

留置支架前必须要进行瘘管扩张。换句话说，必须用某种器械对胆管壁和胃壁进行扩张。关于这些器械各自的优缺点在许多报道中均有提及，详细情况可查阅相关论文。但是，无论用哪种方法操作器械，都遵循一个共同点。那就是"轴"的重要性。

如图3所演示的那样，若器械与穿刺孔道之间的轴相重合，则各种器械都可以轻松地经由穿刺孔道插入（图3A），至少其前端会容易进入，对于头端较细体部较粗的器械，也可以借由其体部的钝性扩张"挤"过穿刺孔（图3B）。但如果两者之间的轴发生偏移，那么原本可以插入的器械也会变得难以插入（图3C）。遇到这种情况，有些人就会慌不择路地使用扩张器、扩张球囊，甚至通电扩张器等，然后就在"泥潭"中越陷越深。

那么，如何在EUS-HGS中维持轴的一致性？需要掌握以下两个要点：第一是在EUS下辨认各种器械的**长轴**，这在很多专著中都有提及，然而仅仅做到这一点并不意味着轴已经一致；第二则是**内镜的形状**。从开始穿刺到后续支架的展开过程中，保持内镜的形状几乎不变这一点很重要。只有达到这种状态才可以说真正做到了轴的一致。严禁随意移动镜身。EUS-HGS中，几乎总是可以通过右手腕的轻微扭动来调整轴的关系，对于上述要点一定要多加注意。观看视频1中专家的演示，就可以发现内镜在他们手中有多么稳定。

另外，用**球囊导管扩张**时，应从胆管壁侧开始扩张。如果从胃壁一侧扩张，那么操作过程中胆汁漏出的时间就相应变长。器械插入的次数越多，"轴"发生偏移的可能性就越大。瘘管扩张的步骤要尽量简便，最好能够一步到位。

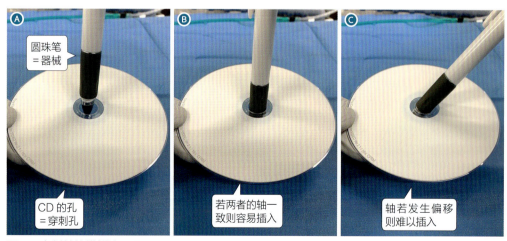

图3 穿刺轴的模拟演示图

4 培养耐心！

对于 EUS-HGS，展开金属支架的诀窍实际上就是"耐心"。在 EUS-HGS 留置金属支架的过程中，最应该避免的严重并发症是支架的**腹腔内异位**。如果发生这种情况，可能会造成致命性后果。正如教科书中经常提到的那样，"为了避免这种灾难性的后果，在术前就应该做好其他胆道减压术的准备（如 PTBD），联系好外科，首当其冲的是要做好术前充分的知情同意"，尽管这些措施的重要性不言而喻，但首要任务还是要避免支架的异位。虽然无法拍着胸脯百分百地给予保证，但我们认为至少可以利用**支架长度（10cm 或更长）** 和**留置方法**来最大限度地避免操作中的支架异位（即支架在腹腔内展开）。下面将对支架留置方法进行阐述。

EUS-HGS，顾名思义，就是指胆管和胃的吻合。由于胃具有一定的活动度，因此需要利用金属支架自身的膨胀性能将肝脏和胃"锁定"在一起。当内镜角度处于黄金比例并对胆管进行穿刺时，一般大旋钮处于最大限度的下压状态，也就是说，此时胃壁被内镜推向肝脏并压在肝脏表面。若一直保持这种状态，原则上就可在肝脏与胃壁相互贴合的情况下留置支架。术前及术后的 CT 影像对比如图 4A、B 所示，看起来是不是有一种胃壁被牵拉至肝脏侧的感觉？ 此外，保证金属支架在胃内留有足够的长度，通过这种方式可以尽量避免支架的异位。那么，具体应该如何操作呢？ 如上所述，应在肝脏和胃贴在一起的基础上展开支架。具体来说，就是将金属支架输送系统插入肝门部，此时若推动支架输送系统，肝脏和胃壁便会稍稍分离，接着将输送系统拉回至 B2、B3 汇合部，通过这样的操作，分离开来的肝脏会再次向胃壁靠近。然后开始展开支架。此时需要保持充足的耐心，要极力抑制住想要通过内镜画面观察支架的冲动，小心翼翼地展开支架，直到内镜内还留有 3～5cm 的长度（图 4C）。随后，稍稍前推支架输送系统，轻轻上推大旋钮（down angle），此时内镜才有所移动（如前文所述，为避免穿刺轴的移位，在此之前原则上都要保持内镜不发生移动）（图 4D）。以上便是内镜中展开支架的方法。为了防止出现意外情况，应将 GW 保留到操作的最后一刻。

扫码获取
配套视频

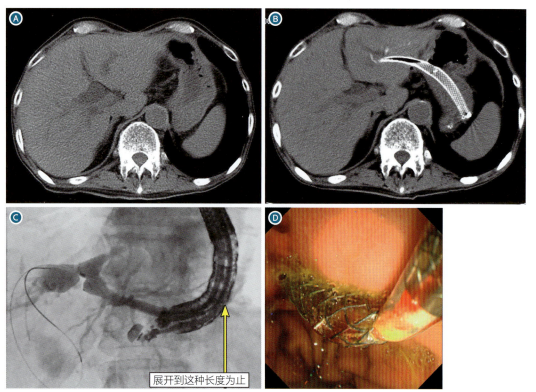

图4　EUS-HGS 术前术后 CT 的对比

Ⓐ 术前的 CT 图像
Ⓑ 术后的 CT 图像。胃壁被"拉"至肝脏侧
Ⓒ 小心翼翼地展开支架,直到内镜内还留有 3～5cm 的长度
Ⓓ 在支架展开后,再在内镜画面下进行确认

5　EUS-HGS 的实际操作 (图5,视频1)

下面是 EUS-HGS 的实际操作,请参照前文所提及的要点进行操作。

①用 19G 的穿刺针轻柔地穿刺肝内胆管。

➡ 在穿刺前通过 X 线透视确认内镜的形态是否近似黄金比例 **拨云见日** 。

②确认胆汁充分吸引后,再注入造影剂。

➡ 为了便于导丝的插入,注入的造影剂至少要使左肝管也得以显示。

③将 GW 插入胆管内。

➡ 如果能以黄金比例进行穿刺的话导丝大概率能顺利进入。回拉 GW,若有抵抗感的话,回退穿刺针,使之与 GW 之间形成钝角,这样在操作中才不会有阻力 **拨云见日** 。

➡ 如果遇到抵抗感,就严禁强行操作 **注意** 。与其弄断导丝,还不如选择再次穿刺。

④利用球囊导管等器械对胃壁与胆管壁进行扩张。

➡ 操作中要时刻有"轴"的概念。要关注在 EUS 下能否看到器械的长轴,应确保内镜镜身从始至终保持不动 **拨云见日** 。

⑤插入支架输送系统。

➡ 将支架输送系统插入足够深的位置(靠近肝门),以确保它被留置在胆管内。然后,将其拉回至

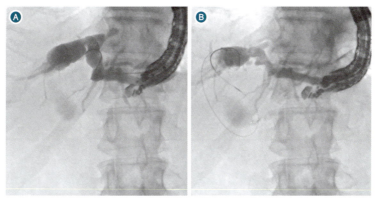

图5 EUS-HGS 的操作过程 视频1

目标部位。这个回拉动作是使胃和肝脏紧贴的要点之一。

⑥小心翼翼地展开支架。

➡展开支架，直到内镜内还留有 3~5cm 的长度。在此之前要控制住内心想要移动镜身的冲动，拨云见日。之后推出支架输送系统，完成留置。

6 进一步精进操作技术

以上是对 EUS-HGS 操作技巧的概述。如果还要多啰嗦一句，那就是要注重操作前的预习和操作后的复习。这和学校里的学习过程极其类似。为了更好地掌握这门技术，必须在术前对照 CT 和 MRCP，在脑海中模拟穿刺路径和支架留置的形态，然后通过术后 CT 来进行检验。此外，观看大量的操作视频也很重要。表象训练是指"在不进行实际操作的情况下，通过阅读图像来掌握技术或战术的训练"，尽管我已经进行了 300 多例的 EUS-HGS 操作，但我仍然经常回顾、复习以往自己的操作视频。这种表象训练对我来说不可或缺，因为我希望将来能够比现在做得更好、更安全、更可靠。这对需要进行 EUS-HGS 的患者来说，也是一个安心的答复。

■参考文献

[1] Vila JJ, et al：Initial experience with EUS-guided cholangiopancreatography for biliary and pancreatic duct drainage：a Spanish national survey. Gastrointest Endosc, 76：1133-1141, 2012.

[2] Honjo M, et al：Safety and efficacy of ultra-tapered mechanical dilator for EUS-guided hepaticogastrostomy and pancreatic duct drainage compared with electrocautery dilator（with video）. Endosc Ultrasound, 7：376-382, 2018.

[3] Ogura T, et al：Novel fine gauge electrocautery dilator for endoscopic ultrasound-guided biliary drainage：experimental and clinical evaluation study（with video）. Endosc Int Open, 7：E1652-E1657, 2019.

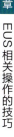

9 EUS-CDS 的基础及技巧

EUS-CDS 由"punCture（穿刺）""Dilation（扩张）"
"Stenting（留置支架）"这 3 个步骤组成

三長 孝輔，竹中 完

> **如坐云雾**
>
> - 合适的穿刺位点在哪里？在哪里下针比较好……
>
> - 难以顺利地展开支架……

> **拨云见日**
>
> - 术者和助手应同步参与到操作过程中去！
>
> - 在距离肝门至少 2cm，且水平方向扫查出胆总管的部位进行穿刺！
>
> - 插入器械时，要确保胆管和导丝处于超声画面之中！
>
> - 在展开支架时，应使胆管与十二指肠紧密贴合，在内镜中展开支架！

前言

作为 EUS 引导下引流技术的一种，超声内镜引导下胆总管十二指肠吻合术（EUS-CDS）是指利用超声内镜，将肝外胆管与十二指肠球部通过支架相连（吻合），并对胆汁进行引流的内镜技术（图 1），能针对梗阻性黄疸进行胆汁引流的技术。

EUS-CDS 于 2001 年被初次报道，是一种相对新颖的胆管引流技术，主要针对 ERCP 不成功的病例，作为替代传统经皮经肝胆管引流（PTBD）的一种方法而备受关注，现在越来越多的机构都已开展。由于 EUS-CDS 可以不通过乳头进行引流，因而具有"避免 PTBD 体表穿刺外引流造成患者生活质量低下""避免 ERCP 并发的术后胰腺炎"这两大优点。

对于某些病例而言，EUS-CDS 在不久的将来可能会成为它们首选的分流手术，由于 EUS-CDS 专用的内镜相关器械较少，如何确保操作的安全性就显得非常重要，这就务必要求术者和助手掌握扎实的理论基础，同时精通 EUS-FNA 及 ERCP 相关操作。熟练掌握 EUS-CDS 会历经一个学习曲线（笔者也是如此），对于刚开始学习 EUS-CDS 的学员，推荐在成熟开展该技术的机构进行见习或进修。EUS-CDS 乍一看容易上手，实际上其中的陷阱非常之多，在刚开始进行 EUS-CDS 操作时，预先学习各个步骤的注意要点及困难病例的应对技巧是一件非常重要的事。

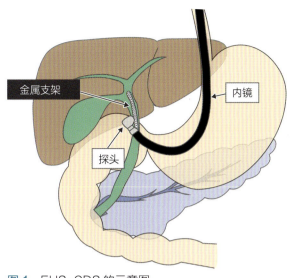

图 1　EUS-CDS 的示意图

（图中标注）金属支架　内镜　探头

本节将对 EUS-CDS 的基本操作及如何避免并发症进行解说。

1　理解 EUS-CDS 的适应证

什么样的病例适合进行 EUS-CDS？简单概括一下，就是"难以进行 ERCP（困难 ERCP）"，且"无法切除"的"远端胆管恶性狭窄"。"困难 ERCP"这一定义在不同机构和不同内镜医生之间有所差异，但总的来说是指无法进行深部胆管插管或无法接近主乳头（由于肿瘤浸润或十二指肠支架等因素导致）等状况。EUS-CDS 是用支架将远端胆管和十二指肠进行吻合的技术，不适用于肝门区有狭窄的病例。另外需要注意的是，穿刺路径上存在肿瘤浸润以及十二指肠狭窄等情况也不适合穿刺。由此可见，EUS-CDS 的适应证似乎比想象的要有限得多。这里可将适应证按照下述公式进行记忆。

EUS-CDS 的适应证："ERCP 困难"∩"无法切除的恶性病变"∩"远端胆管狭窄"。

2　EUS-CDS 的实际操作

接下来就对 EUS-CDS 的实际操作进行解说。EUS-CDS 由"punCture（穿刺）""Dilation（扩张）""Stenting（留置支架）"这 3 个步骤组成。以下对各个步骤的操作技巧进行详细说明，表 1 罗列了各个步骤需要用到的器械，在阅读各步骤操作手法的同时可参考该表格内容。

1) 步骤 1：punCture（胆管穿刺～插入导丝，图2，图3）

将超声内镜插入十二指肠球部，在镜身处于推镜的状态（长镜身状态）下对胆总管进行扫查。穿刺位置的确定对后续步骤能否顺利进行至关重要，要寻找"镜身相对稳定，胆管与十二指肠壁之间的距离尽可能近的扫查位置"。为了选择合适的穿刺位置，即使穿刺前在扫查上多花一些时间也在所不惜。

① 选择容易将导丝送往胆管近端的位点进行穿刺。
➡ EUS-CDS 需要将导丝从穿刺点向近端胆管（靠近肝门侧）插入，因而在 EUS 下要尽量使胆总管在水平方向扫查出来，避免垂直扫查胆总管（图2A）。这样可比较容易地将导丝送往胆管近端。

② 确认肝总动脉与其分支，以及门静脉的走行。
➡ 在穿刺前，通过 EUS 的多普勒模式明确穿刺路径周围有无血管（图2A）。解剖学上，肝总动脉及其分支往往走行于穿刺路径周围，因而在穿刺前需要再次明确血管的走行。

③ 确认胆囊管的汇合部。
➡ 为了避免误穿胆囊管或者将导丝插入胆囊管，在穿刺前就需要确定胆囊管的汇合部。由于 EUS-CDS 多留置覆膜型金属支架，如果在胆囊管汇合部进行穿刺并留置支架，则有可能造成胆囊梗阻，进而引起胆囊炎。

④ 选择距离肝门至少 2cm 的位置向乳头方向穿刺（拨云见日）。
➡ 如果穿刺位点靠近肝门，那么在留置支架时，其前端有可能会被留置在左侧或右侧的肝内胆管，此时对侧的胆管就有可能发生胆管炎，因此穿刺的位置应该距离肝门至少 2cm。换句话说，如果

表1 EUS-CDS 的相关器械

步骤	器械	代表性器械
1	穿刺针	通常使用 19G 的 EUS-FNA 穿刺针 EZ shot 3plus（奥林巴斯公司），SonoTip Pro Control（Medi-Globe 公司）： 通畅性良好的 FNA 穿刺针
	导丝	直径 0.025 英寸。前端成角（弯头型）的导丝具有更高的选择性，且柔软性较好，推荐使用，为了确保后续步骤能顺利进行，导丝还需具有较强的刚性 EndoSelector®（Boston Scientific 公司），VisiGlide2®（奥林巴斯公司）
2	扩张器 ①扩张器	Soehendra® Biliary Dilation Catheter（Cook Medica 公司）， ES 扩张器（Zeon Medical 公司）
	②扩张球囊	REN®（Kaneka 公司）
	③通电扩张器	Cysto-Gastro-Set（Century Medica 公司）
3	支架 ①塑料支架	Through-Pass DP（Gadelius Medical 公司）：具有回装功能的双猪尾巴型支架
	②金属支架	推荐覆膜支架。通常选用直径 8～10mm、长度 4～6cm 的支架 • Niti-S S-type Stent（Taewoong Medical 公司）：编织型 • X-Suit NIR（奥林巴斯公司），Covered BileRush Advance（Piolax Medical Devices 公司）：激光雕刻型。特点是支架几乎无法短缩，支架输送系统管径较细

穿刺位点只能选择位于离肝门不到 2cm 的地方，那么该病例就不适合进行 EUS-CDS。

⑤插入导丝（图 3）。

➡ 0.025in 的导丝可顺畅地插入 19G 的穿刺针中，一旦导丝从穿刺针的前端推出，就尽量不要再回拉导丝。穿刺针的前端会与导丝摩擦，可能导致其涂层脱落。而选择容易使导丝朝向胆管近端的穿刺位点也是避免这种情况发生的一种解决办法。

2) 步骤 2：Dilation（扩张）

为了置入支架，前期需对穿刺部位进行扩张。

这一步骤中最重要的一点便是"**始终确保胆管以及胆管内的导丝出现在 EUS 画面**

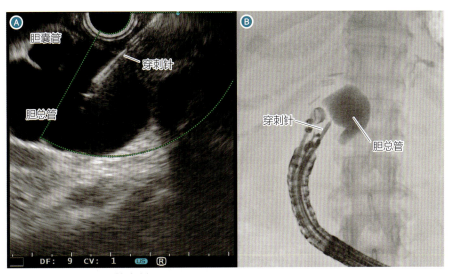

图 2 EUS-CDS 胆管穿刺

在近似水平方向扫查出胆总管。确认穿刺路径周围有无血管存在

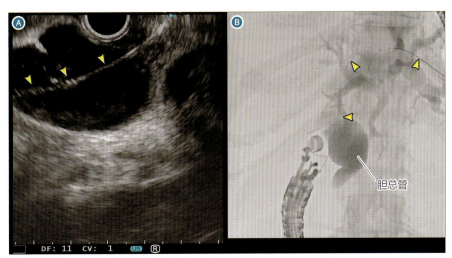

图 3 EUS-CDS 插入导丝

▷：导丝

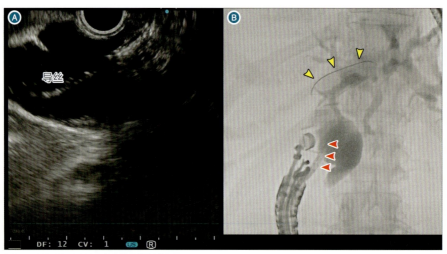

图 4　EUS-CDS 穿刺部位的扩张

Ⓐ 保证胆管及胆管内的导丝不离开 EUS 画面
Ⓑ 穿刺时确保内镜的位置不会发生改变
（▷：导丝；▶：球囊扩张）

中"。当然，在透视画面上确保穿刺时内镜镜身位置的恒定也非常重要（图 4）。有时会遇到难以插入扩张器械的情况，大多是因为 EUS 画面下难以辨认器械的轴与内镜的轴是否存在较好的匹配，这种情况下应该在超声画面和透视画面之间来回切换进行明确。如果轴之间存在较好的匹配，则插入器械的过程会变得比较顺利。

● 扩张到什么程度比较合适？

　　扩张程度取决于最终插入的支架输送系统的直径。例如，置入 7Fr 的塑料支架时，最少也要将口径扩张至 7Fr；若置入金属支架时，则要扩张至与支架输送系统直径（7.5 ~ 8Fr）相匹配的程度。

　　扩张器械主要有 3 种，分别是扩张器，扩张球囊，通电扩张器。本院首选扩张球囊（直径 3 ~ 4mm）进行扩张（**参照第 4 章第 14 节**）。

3) 步骤 3：Stenting（留置支架）

终于来到最后一步。EUS-CDS 中使用的支架可以是塑料或金属支架。塑料支架比金属支架更为经济，但其直径较小。此外，由于十二指肠壁和胆管原本就没有粘连，与留置可自膨的金属支架相比，塑料支架在穿刺路径上更容易发生胆漏。近年来，CDS 多使用 ERCP 中的自膨式覆膜金属支架（图 5）。留置金属支架时，如果支架伸入消化道的距离过长，支架的近端可能会与消化道管壁摩擦并形成溃疡（图 6）。在这种情况下，可考虑使用较短的金属支架，或换成塑料支架。另外，目前用于 EUS 引导下引流技术的专用支架 Lumen-apposing metal stent（哑铃型金属支架，未纳入日本医疗保险）已被开发出来，并取得了良好的疗效。还有备受瞩目的 HOT AXIOS™ 支架（Boston Scientific 公司），它可将上述步骤 1~3 简化为一个步骤，最大限度地减少器械交换时发生的胆漏等并发症，预计将来会在日本应用（图 7）。

■ 支架展开的技巧

①在导丝充分插入深部肝内胆管的情况下，插入支架输送系统。

➡ 与步骤 2 类似，此时也要始终确保胆管以及导丝出现在 EUS 画面中。

➡ 将支架输送系统插入后，首先将支架整体插入胆管内，然后再通过回拉支架输送系统来确定支架留置的位置。在 EUS-CDS 中，由于胆管与十二指肠壁极其贴近，因此支架的腹腔侧较难出现移位，但十二指肠侧的金属支架至少要留出 2cm 的长度。笔者所在的医院往往将支架肝脏侧的前端留置到肝门部附近，所以大多病例使用的是长 6cm 的支架。

②支架展开的要点就是，尽可能使胆管壁和十二指肠壁之间不要留有空隙，即在 EUS 探头牢牢压着十二指肠壁的状态下开始展开支架（图 8） `拨云见日` 。

➡ 内镜钳道内不断展开支架。有时候支架可能会在钳道内完全展开，但一般对后续操作没多大影响。

Ⓐ 编织型支架

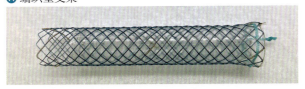

Ⓑ 激光雕刻型支架

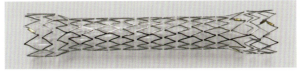

图 5　CDS 中使用的金属支架种类

Ⓐ Niti-S S-type Stent（照片提供：Century Medical 公司）

Ⓑ Covered BileRush Advance（照片提供：Piolax Medical Devices 公司）

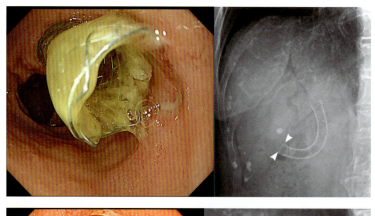

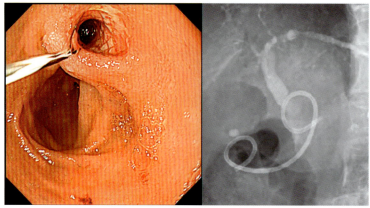

图6 CDS 操作后金属支架引起的消化道溃疡

EUS-CDS 操作后，在随访过程中可见金属支架摩擦形成的十二指肠溃疡。若长期留置有可能会造成十二指肠穿孔，故拔除金属支架，从瘘管开口处留置 7Fr 的双猪尾巴型塑料支架

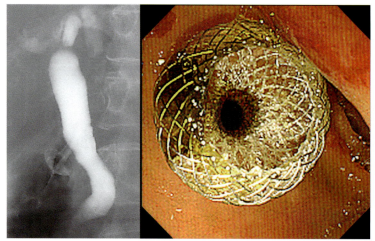

图7 使用 Lumen apposing metal stent（HOT AXIOS™）进行 CDS 的病例

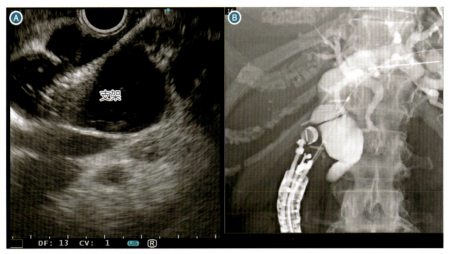

图 8　EUS-CDS 下支架展开

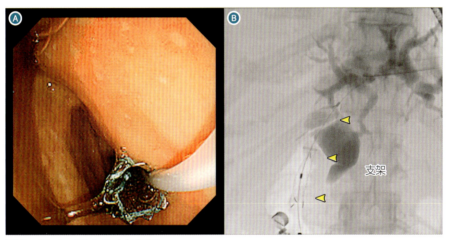

图 9　EUS-CDS 下支架留置

松开抬钳器，展开支架，将支架输送系统推出

③将支架完全展开后通过输送系统推出，完成支架留置（图 9）。

➡ 从 EUS 画面切换到内镜画面，松开抬钳器，将支架输送系统稍稍外推，在内镜画面下仔细辨认展开的支架。当推出支架输送系统时，要确保松开抬钳器。为了防止推出后的支架远端从十二指肠侧往胆管方向异位，可在输送系统轴与支架轴稍稍偏移的状态下推出支架。

3 EUS-CDS 的成绩

　　一项纳入 200 多个 CDS 病例的系统评价显示 EUS-CDS 操作的成功率很高，大约为 94%；而从该报道来看其并发症的发生率也不低，约占 19%。期待将来有更好的 EUS-CDS 专用器械被开发出来，从而减少并发症的发生率，但很显然目前的关注重点在于如何避免时下的器械所引起的并发症。虽然部分报道认为 EUS-CDS 可作为恶性远端胆管梗阻的首选治疗方法，且疗效肯定，但目前大多时候它仍然作为 ERCP 不成功情况下的一种补救手段。由于 EUS-CDS 操作的各个步骤都有涉及 ERCP 相关的操作技巧，因而笔者认为术者及助手都应具备丰富的 ERCP 操作经验。

4 小结

　　本节主要向读者介绍了"EUS-CDS（EUS-choledochoduodenostomy）是由 punCture（穿刺）、Dilation（扩张）、Stenting（留置支架）这 3 个步骤组成"这一操作要点。笔者所在的医院也将"Communication""Discussion""Simulation"3 个单词的首字母简写为 CDS 并牢记于心，尽一切努力确保操作的安全性。

　　器械的准备及操作顺序也可参照核查表（表2），与周围的同事一起核对。

表2 EUS-CDS 步骤核查表

序号	EUS-BD 顺序核查	核查有无遗漏
1	确认所有的器械都已备齐 （穿刺针、导丝、扩张器、支架等）	
2	选择合适的穿刺位点	
3	在合适的角度扫查出待穿刺的胆管	
4	用彩色多普勒对穿刺路径上的血管进行评估	
5	在评估呼吸运动及后续导丝引导等因素的影响后进行穿刺	
6	确认有无胆汁反流、胆管造影	
7	插入导丝，退出穿刺针	
8	检查并安装内镜的活检帽	
9	保持 EUS 画面稳定（术者），通过透视画面确认（助手）	
10	选择合适的器械进行扩张（含球囊选项）	
11	选择合适的支架，选择合适的留置位点	
12	往胆管内插入支架	
13	在镜身压着十二指肠壁的状态下在钳道内释放支架	
14	小心退出导丝及支架输送系统	
15	X 线拍摄（确认留置支架的形态以及有无并发症发生）	

■ **参考文献**

[1] Giovannini M, et al：Endoscopic ultrasound-guided bilioduodenal anastomosis：a new technique for biliary drainage. Endoscopy, 33：898–900, 2001.

[2] Anderloni A, et al：Single-stage EUS-guided choledochoduodenostomy using a lumen-apposing metal stent for malignant distal biliary obstruction. Gastrointest Endosc, 89：69–76, 2019.

[3] Uemura RS, et al：EUS-guided Choledochoduodenostomy Versus Hepaticogastrostomy：A Systematic Review and Meta-analysis. J Clin Gastroenterol, 52：123–130, 2018.

[4] Itoi T, et al：Stent selection and tips on placement technique of EUS-guided biliary drainage：transduodenal and transgastric stenting. J Hepatobiliary Pancreat Sci, 18：664–672, 2011.

[5] Kawakubo K, et al：Multicenter retrospective study of endoscopic ultrasound-guided biliary drainage for malignant biliary obstruction in Japan. J Hepatobiliary Pancreat Sci, 21：328–334, 2014.

[6] Minaga K & Kitano M：Recent advances in endoscopic ultrasound-guided biliary drainage. Dig Endosc, 30：38–47, 2018.

[7] Isayama H, et al：Clinical practice guidelines for safe performance of endoscopic ultrasound / ultrasonography-guided biliary drainage：2018. J Hepatobiliary Pancreat Sci, 26：249–269, 2019.

10 EUS-RV 的基础及技巧

会师术中最重要的就是到乳头的距离及穿刺方向

岩下 拓司

> **如坐云雾**
>
> ● 穿刺胆管时不知道哪些注意要点……

拨云见日

● 要充分预估穿刺后的导丝操作!

● 胆管穿刺方向要朝向乳头侧!

● 穿刺点到乳头的距离应尽可能短!

前言

内镜下逆行性胰胆管造影（ERCP）在临床上广泛应用于胆道疾病的精查、治疗，而高质量的 ERCP 首先就需要完成深部插管。在常规插管技术基础上，随着双导丝技术或括约肌预切开技术等高级插管技术的普及，深部插管已具有较高的成功率。

然而，也确实存在一些病例，即使应用上述技术，也难以完成深部插管。最近有报道表明，超声内镜引导下胆管会师术（EUS-RV）是获得深部插管的一种有效的补救性措施。

本文将对 EUS-RV 的实际操作与技巧进行概述。

1 EUS-RV 的实际操作

当判断某病例难以通过 ERCP 完成深部插管，有条件进行 EUS-RV 时，退出十二指肠镜，更换为凸阵型 EUS 插入。从胃、十二指肠球降部扫查到胆管，并确认穿刺路径上有无血管，评估是否适合进行穿刺。

①用充满造影剂的 19G FNA 穿刺针穿刺胆管，注入造影剂，确认胆管走行，进一步评估穿刺可行性（图 1A）。

➡ 通过 EUS 画面和透视画面确认穿刺针朝向乳头侧。

②将导丝通过穿刺针插入胆管内，然后越过乳头留置十二指肠肠腔内（图 1B）。

➡ 在操作时要注意避免穿刺针尖端对导丝的损伤。具体地说，就是尽可能较多地捻转导丝，避免推拉导丝的操作。

③在留置导丝后，退出穿刺针及 EUS（图 1C）。以 EUS 下留置的导丝为标记，插入十二指肠镜，在十二指肠降部找到从乳头开口处伸出的导丝。

➡ 在留置导丝时，为了防止导丝滑脱，应避免过度推送或后拉导丝，在透视下导丝形态应与自然状态下的消化道走行相匹配。

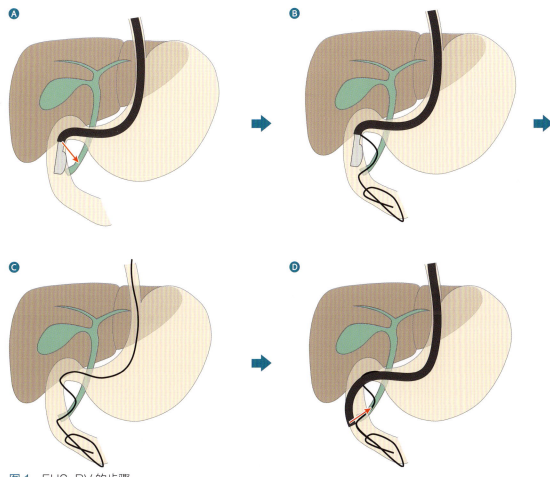

图 1　EUS-RV 的步骤

Ⓐ EUS 引导下从消化道对胆管进行穿刺（➤）
Ⓑ 通过穿刺针将导丝置入胆管，跨越乳头留置于十二指肠内
Ⓒ 留置导丝后，退出 EUS
Ⓓ 插入十二指肠镜，利用预先留置的导丝进行胆管插管（➤）

④平行于导丝再次进行胆管插管，或用圈套器、钳子夹住导丝拉入钳道口，沿着导丝伸入器械完成深部插管（图 1D）。

➡ 夹住导丝软性部分往外拉时容易导致导丝断裂，而若夹住硬性部分又无法将导丝拉入钳道，因此需夹住软性部分与硬性部分的结合点进行回拉。

⑤完成深部插管后，将 EUS 引导下留置的导丝退出，然后按预先的计划进行 ERCP 下操作。

➡ 为了尽量降低胆管穿刺部位的胆漏风险，操作后应注意确保胆管内压力不会因引流不畅等原因而增加。

2 充分考虑穿刺后的导丝操作

EUS-RV 中最困难的步骤为留置导丝。除了通过 FNA 穿刺针对导丝进行操作外，EUS-RV 也无法像经皮穿刺那样将导管送入胆管，且要将导丝跨越乳头送入十二指肠内。此外要注意在操作中避免穿刺针锋利的尖端划破或割断导丝。因而在选择胆管穿刺路径时，不应仅着眼于容易穿刺的胆管，还应考虑到穿刺后导丝操作方面的问题。影响导丝操作的相关因素包括：①与胆管轴相对应的穿刺方向；②穿刺点到乳头的距离。

EUS-RV 必须将导丝向乳头方向引导。通过超声画面上胆管的走行以及透视画面上内镜的镜身位置可确认穿刺方向是否朝向乳头侧。穿刺方向若朝向乳头侧，则容易将导丝引导至乳头侧（图 2A），若穿刺方向朝向末梢侧，则将导丝引导至乳头侧的难度会大幅增加，且穿刺针的尖端更易损伤导丝（图 2B）。胆管穿刺点离乳头距离过远会造成导丝的推送性与扭矩传导性能下降，因此选择靠近乳头的胆管进行穿刺更有利于保证导丝的操作性。基于这些因素，我们将穿刺方向容易调整至乳头侧且距离乳头较近的十二指肠降部 - 胆总管的穿刺路径作为首选穿刺路径（图 3A），若难以在此路径上完成操作时，仍需在考虑上述两个因素的同时尝试十二指肠球部 - 胆总管穿刺路径（图 3B）或胃 - 肝内胆管穿刺路径（图 3C）。

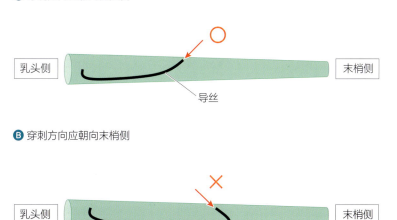

Ⓐ 穿刺方向应朝向乳头侧

乳头侧 　　　　　　　　　　　　　　　　　　末梢侧

导丝

Ⓑ 穿刺方向应朝向末梢侧

乳头侧 　　　　　　　　　　　　　　　　　　末梢侧

图 2　胆管穿刺方向与导丝留置的示意图

➡：穿刺方向

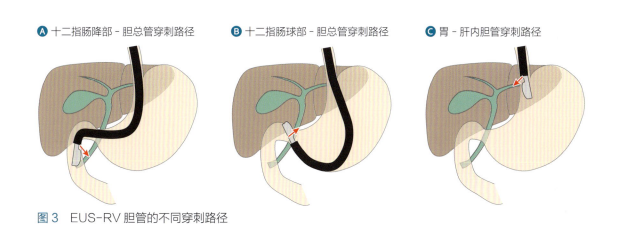

Ⓐ 十二指肠降部 - 胆总管穿刺路径　　Ⓑ 十二指肠球部 - 胆总管穿刺路径　　Ⓒ 胃 - 肝内胆管穿刺路径

图 3　EUS-RV 胆管的不同穿刺路径

3　以安全的 EUS-RV 为目标

　　虽然 EUS-RV 对胆管的穿刺是临时性的，但由于有留置导丝的操作，因而仍有发生出血及胆漏的风险。在穿刺胆管时使用多普勒等技术避开血管可降低出血风险。预防持续性胆漏对于降低后续严重不良事件的风险至关重要，控制胆管内压力则是预防持续性胆漏最重要的因素，而胆管内压力的高低最终取决于胆管引流操作的成功与否。因此，我们要选择 EUS-RV 成功率最高的镜身位置和穿刺点。另外，也要事先准备 EUS-RV 失败时的替代方案，如经皮穿刺或外科手术等。

11 EUS-GBD 的基础及技巧

内镜位置和穿刺部位是操作的关键！

鎌田 研，竹中 完

如坐云雾

● 经由胃还是十二指肠进行穿刺？纠结于穿刺部位的选择……

● 不清楚是否应取出支架……

拨云见日

● 原则上从十二指肠球部进行穿刺！

● 去除胆囊结石后，可以选择取出支架！

前言

超声内镜引导下胆囊引流术（EUS-GBD）是在 EUS 扫查出胆囊的状态下经十二指肠对胆囊进行引流的技术（图 1）。是通过一期内引流造瘘，以缓解急性胆囊炎为目的的新型引流技术，于 2007 年报道。EUS-GBD 最初是用于治疗恶性胆管狭窄留置自膨式金属支架（SEMS）后发生的胆囊炎。EUS-GBD 可能会引起胆汁性腹膜炎及消化道穿孔等并发症，故在当前阶段只适用于癌症患者或手术风险极大的胆囊炎病例。若涉及一些困难病变的治疗，还需要配备完善的器械，且术者要具有丰富的经验。因此对于一般医院来说，EUS-GBD 是一项开展难度较高的技术。近年来，随着新型工具的开发，EUS-GBD 的实用性已在许多病例中得以报道，我们认为 EUS-GBD 是一种具有良好前景的治疗方法。

本节将以笔者所在机构的 EUS-GBD 操作经验为基础，对其基本手法与技巧进行解说。

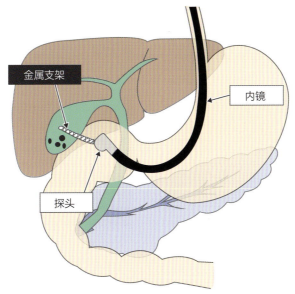

图 1　EUS-GBD 的示意图

图中标注：金属支架、内镜、探头

1　适应证

急性胆囊炎的根治性治疗就是在其发病早期就进行外科胆囊切除术。笔者所在机构在诊断急性胆囊炎后，基本的处理原则也是请外科会诊协助诊治。然而对高龄患者或基础疾病较多的患者进行急诊手术的风险很高，因而会先进行经皮穿刺引流缓解胆囊炎，这种情况下进行的穿刺引流就是作为择期手术前的桥接治疗。但有部分病例既不适合急诊手术，也无法耐受择期手术，对于这样的病例，如果在胆囊炎改善后夹闭或拔除引流管，很快再次复发，就可以考虑进行 EUS-GBD。

以下 4 种情况适合进行 EUS-GBD。①无法手术，在经皮穿刺引流后需要改为内引流的病例是 EUS-GBD 的良好适应证。其他适应证包括：②恶性胆管狭窄置入 SEMS 后发生的胆囊炎。③高龄或认知障碍，合并基础疾病不适合进行手术，且不愿意接受外引流的急性胆囊炎。④无法切除的远端胆管恶性梗阻引起的梗阻性黄疸。对于④，笔者所在的机构只有难以穿刺胆总管 / 肝内胆管进行 EUS-BD 或穿刺失败时才将 EUS-GBD 作为挽救性治疗，但这种病例要求其胆囊管仍然通畅。

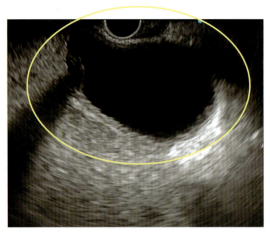

图2 扫查胆囊

从十二指肠球部扫查出胆囊。找到探头与胆囊距离
最近的位置进行穿刺

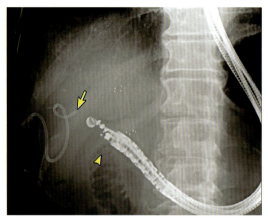

图3 经十二指肠穿刺

经皮胆囊穿刺引流术后进行 EUS-GBD 的病例
透视画面上可见经皮穿刺的引流管（➡）
内镜前端形成宛如"鹤"一般的形态（▷）

2 EUS-GBD 的实际操作

　　EUS-GBD 的手法与其他介入性 EUS 一样，大致可分为穿刺、扩张、支架置入 3 个
步骤。在进行穿刺时，首先要对最佳的内镜状态及穿刺部位有充分的理解。

①EUS 扫查出胆囊。

➡虽然胆囊可在十二指肠球部、胃窦部、胃体上部扫查到，但在 EUS 画面上找到胆囊与消化道管壁
　距离最短的部位是本操作中扫查的基本原则（图2）。由于胆囊颈与胆囊床的解剖关系较为固定，
　因此在 EUS 上也相对比较容易扫查到。

②选择穿刺点。

➡针对胆囊颈，多经由十二指肠进行穿刺，透视画面上内镜多呈现宛如于"鹤"一般的形态（图
　3）。选择胆囊颈作为穿刺部位的优点是穿刺后的扩张、支架送入等操作较为稳定。但由于它可造
　成胆囊三角（肝脏下表面、肝总管、胆囊管）附近的粘连，对于将来要进行外科手术的病例来
　说，可能会给手术带来一定干扰，需引起注意。因而对于有可能接受手术的患者来说，选择胆囊
　体进行穿刺可能更好。胆囊体多在十二指肠球部后壁扫查到。

③穿刺：EUS 内镜扫查出胆囊，通过多普勒模式明确穿刺路径上有无血管后再进行穿刺。

➡胆囊颈部管壁最薄且能进行垂直穿刺的部位是最佳的穿刺部位，但实际操作中并非总能找到这种
　理想的穿刺点。优先选择消化道管壁与胆囊之间的距离尽可能短的部位进行穿刺也比较理想。若
　消化道管壁与胆囊壁存在一定距离，支架留置后胆囊肿胀缓解时，两者之间的距离会进一步增
　宽，有可能会导致支架脱落或异位等并发症。为了防范这种状况，尽量优先使用自膨式金属支架，
　而尽量避免使用塑料支架（PS）。

④造影、留置导丝。

➡穿刺后，通过吸引胆汁及注入造影剂，确认穿刺针的尖端位于胆囊内。此时用生理盐水充分冲洗
　胆囊腔，用生理盐水置换胆囊内容物也是一种选择。然而，胆囊内容物的黏稠度比较高或胆囊肿

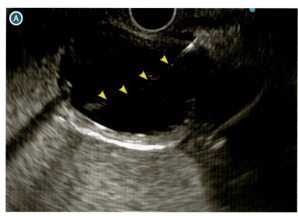
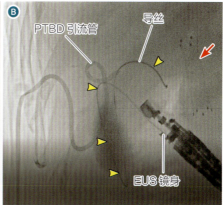
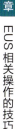

图 4 留置导丝

Ⓐ 在 EUS 画面上确认进入胆囊内的引导导丝（▷）
Ⓑ 透视画面下将导丝充分留置到胆囊内（▷）
➡：胆道 SEMS

胀明显时，冲洗会比较费时间，导致总时长延长，增加操作风险。因此对于胆囊冲洗，最好评估具体情况后再决定是否冲洗。

➡ 在到支架留置的最终阶段之前，都要保持内镜稳定，使 EUS 画面保持在穿刺时的状态，这一点相当重要。在留置导丝时也要确保 EUS 画面中能够观察到细线状高回声的导丝（图 4A）。使导丝在胆囊内盘绕 2～3 圈，可提高后续治疗的稳定性（图 4B）。

⑤扩张球囊对穿刺部位进行扩张。

➡ 为了留置支架，必须对穿刺点进行扩张。但如果过度扩张，则胆汁经由穿刺部位漏入腹腔的风险就很大。因此，最好根据最终留置的支架类型来预估扩张直径，选择扩张器械。

➡ 在留置 7Fr 的双猪尾巴型塑料支架时，我们选择扩张器（Soehendra，Cook Medical 公司）将穿刺部位扩张至 7Fr；留置 8mm 或 10mm 的 SEMS 时，选择胆管扩张球囊（REN，Kaneka Medical 公司）将穿刺部位扩张至 3～4mm（图 5）。遇到胆囊壁质地较硬、上述器械扩张较为困难的情况时，可使用电外科设备辅助扩张。

⑥确认支架在胆囊内展开，留置支架。

➡ 选择双猪尾巴型塑料支架时需要注意，由于支架大多不与推送器相连，一旦插入后便无法回装，且穿刺部位若只扩张到与留置的支架直径相同的程度时，支架前端有可能无法突破胆囊壁。鉴于这种情况，我们会使用可回装的双猪尾巴型塑料支架（ThroughPass-DP，Gadelius Medical 公司）。释放时，将导丝往支架内回拉，支架的胆囊端便会在胆囊内形成猪尾巴结构。之后，上推大旋钮（down angle）使镜身离开消化道管壁，释放支架 拨云见日 。

➡ 在留置 SEMS 时，可通过 EUS 画面或透视画面两种方式观察支架的胆囊侧前端展开的过程（图 6）。支架在胆囊内的长度在 2cm 左右就足够。胆囊肿胀改善时，支架的胆囊端容易贴到胆囊壁，导致引流效果下降，故多使用部分覆膜的 SEMS。在内镜钳道内释放后，上推大旋钮（down angle）使镜身离开消化道管壁，再用器械将支架推出，展开支架（钳道内释放法）。

➡ 最近，用于 EUS 引导下引流术的哑铃型金属支架（lumen-apposing metal stent；LAMS）备受关注。尽管从 LAMS 的几何角度来看，它似乎不太适合用于消化道管壁与胆囊壁之间存在一定距离的病例，但从实际报道的病例来看，使用 LAMS 进行 EUS-GBD 可取得良好的疗效。

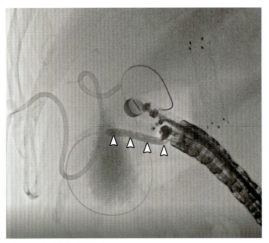

图5 穿刺点的扩张

利用扩张球囊对穿刺点进行扩张。透视画面下可见膨胀的球囊（▷）

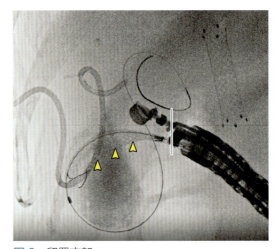

图6 留置支架

透视画面下可见 SEMS 的胆囊端开始展开（▷）

3 治疗后

对于良性病变，长期留置 SEMS 的安全性还存在许多争议，实际情况中可能会遇到支架的脱落、异位或者食糜误入等并发症。为了避免这些意外情况，我们机构在留置 SEMS 后一个月内将其移除，并对此进行研究论证。在我们自己的研究中，去除胆囊结石的病例在治疗后一个月内移除 SEMS 时，没有观察到其他并发症，在中位观察期 304 天的观察期后，除了 1 例胆囊炎复发外，没有观察到其他不良事件。在胆囊结石性胆囊炎中，若结石主要为小结石或胆泥，则多可经置入的 SEMS 排入胃肠道。然而，如果存在结石残留或胆囊炎复发的风险，可尝试通过将 SEMS 更换为双猪尾巴型塑料支架，尽量减少与 SEMS 相关的食物嵌顿的风险。

4 小结

在日本，EUS-GBD 目前还没纳入医疗保险，因而并不是胆囊引流的首选治疗手段。EUS-GBD 虽然是一项问世仅 10 年左右的新技术，但这项技术的一大优点是能保证患者术后的生活质量。将来，EUS-GBD 可能会成为胆囊引流术的一种常规选择。本文有幸能在 EUS-GBD 的推广方面起到一点帮助。

▇参考文献

[1] Baron TH & Topazian MD：Endoscopic transduodenal drainage of the gallbladder：implications for endoluminal treatment of gallbladder disease. Gastrointest Endosc, 65：735–737, 2007.

[2] 松原三郎，他．EUS–guided gallbladder drainage の適応と手技の実際～胆囊結石症による急性胆囊炎～．胆と膵，36：785–792，2015.

[3] Itoi T, et al：Clinical evaluation of a novel lumen—apposing metal stent for endosonography–guided pancreatic pseudocyst and gallbladder drainage（with videos）. Gastrointest Endosc, 75：870–876, 2012.

[4] Kamata K, et al：Endoscopic ultrasound—guided gallbladder drainage for acute cholecystitis：Long–term outcomes after removal of a self—expandable metal stent. World J Gastroenterol, 23：661–667, 2017.

12 EUS-PD 的基础及技巧

心态调整好了吗？道具准备充分了吗？

土屋 貴愛

> **如坐云雾**
> - 镜身偏离了胰管穿刺的位置……
> - 留置导丝后却无法置入扩张器械……
> - 可以选择留置常规胰管支架吗？

> **拨云见日**
> - 进行穿刺时要牢记内镜的位置及镜身的弯曲角度！
> - 为了减轻术者的操作负担，可由助手扶镜稳定穿刺的位置！
> - 提前准备好必要的器械，以应对复杂的情况！

前言

超声内镜引导下胰管引流术（EUS-PD）是一项革命性技术，可以不经由外科途径实现胃和胰管的吻合。尽管 EUS-PD 发展至今已有 20 年的历史，其仍然没有成为一种标准的治疗方法，而同时期作为新技术的"内镜下乳头大球囊扩张术（EPLBD）"却早已普及开来。这其中的原因可能是 ERCP 操作医生都知道术后胰腺炎的可怕之处，当 EUS-FNA 引起胰瘘或胰腺炎时，他们也往往会被告知"不要穿刺胰管"，正因如此，他们对胰管穿刺带有一种抵触心理。

当然这种心理无可厚非，如果操作没法顺利完成，就有可能发生胰腺炎、胰瘘、出血等各种并发症，即使顺利完成操作，并发症的发生率也较高，为了确保操作成功，最重要的是要想方设法避免胰瘘发生，并准备好必要的器械。

鉴于上述情况，我将对成功进行 EUS-PD 的技巧进行阐述。

1 EUS-PD 的适应证

　　EUS-PD 仅适用于胰管内压升高引起各种症状（腹痛、急性胰腺炎、胰瘘等），且难以通过内镜下逆行性胰管引流的病例。最佳适应证为胰头十二指肠切除等术后胰管空肠吻合处狭窄、难以经由吻合口进行引流操作，且反复发生胰腺炎或产生腹痛的病例。主胰管扩张若没达到 4～5mm，穿刺的难度也会比较大。当然，有时候 EUS-PD 可作为一种急诊治疗手段或成为外科治疗的一种替代方式，此时就要将 EUS-PD 的利弊充分告知患方并取得知情同意。

2 EUS-PD 的实际操作 (图1～图4，图6，图7，视频1)

①胰管扫查：利用凸阵型 EUS，从胃内扫查胰腺，并找到胰管。

➡胰头十二指肠切除术后的胰腺，其胰管走行与正常不同，因而要沿着胰管追查确认胰头侧和胰尾侧，穿刺方向要朝向头侧。胰管距离探头较近、穿刺路径较短的位置容易进行穿刺。

➡这里需要注意的是，从操作的稳定性以及留置支架时预留的空间来考虑，我们倾向往胰尾侧的方向穿刺以留置充分长度的导丝，但由于穿刺针方向本来就容易垂直胰管，穿刺胰尾侧时穿刺针的方向可能更容易偏向尾侧。若穿刺后导丝只能朝向尾侧，则需要重新穿刺，故要在透视下明确探头是否朝向头侧（图 1） 注意 。

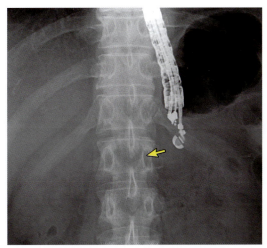

图 1　穿刺前确认穿刺方向的透视图 视频1
确认超声探头朝向胰头侧（➡）

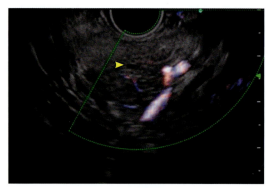

图2 穿刺前的 EUS 图 [视频1]

用多普勒模式明确穿刺路径上有无血管（▷为胰管）

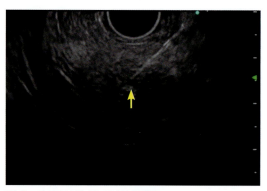

图3 穿刺时的 EUS 图 [视频1]

该病例胰管较细，只有 2mm，故选择 22G 的穿刺针进行穿刺，可见胰管内穿刺针的针尖（⇨）

②穿刺：使用多普勒模式明确穿刺路径上有无血管后，用 19G 的 FNA 穿刺针穿刺胰管（图2）。

➡若在下压大旋钮（up angle）的状态下开启多普勒模式，由于胃壁血管受到镜头推压，可能无法探查到多普勒信号，此时应稍稍松开旋钮，再开启多普勒模式进行探查。需要注意的是穿刺胰管的位置是胃左动脉或其分支所在的位置。与 FNA 不同之处在于，穿刺胰管前要拔出穿刺针针芯并往里面填充造影剂，这样不仅可缩短操作时间，同时也可以防止拔除针芯期间穿刺针的偏移，还可以防止胰管造影时混入空气。进行 EUS-PD 的大多是反复复发的胰腺炎患者，由于炎症及纤维化的影响，胰管管壁较硬，这些都是造成 EUS-PD 操作困难的原因。

➡适合进行穿刺的位置是张力最容易传导且器械最容易插入的位置。在穿刺开始到留置支架的整个过程中，为了防止内镜位置的偏离，可选择一名值得信赖的助手帮忙扶镜。助手一边盯着超声画面一边把持镜身，保证在长轴方向上显示穿刺的位置及导丝，且不发生偏移 [拨云见日]。

➡若胰管太细，无论如何也无法完成穿刺，可使用 22G 的 FNA 穿刺针（图3，见后述）。

③胰管造影：在胰管造影的时候，要在透视下对内镜的镜身位置、内镜头端的弯曲角度进行拍摄。

➡一旦后续扩张或者留置支架过程中丢失视野，可依据此时拍摄的图片为标记回到最初的穿刺点位。

④插入导丝：造影后往 FNA 穿刺针里插入 0.025in 的导丝（VisiGlide2：奥林巴斯公司）。

➡22G 针进行穿刺的时候选择 0.018in 的导丝（Fielder18：奥林巴斯公司；Nova-Gold：Boston Scientific 公司）（图4）。

➡在导丝操作中需要注意，相比在 ERCP 的导管中，导丝在穿刺针中扭矩传导性能更差，而且容易在穿刺针尖端发生弯折。避免导丝弯折的技巧是回退穿刺针，直到针尖的斜面约有一半处于胰腺实质中，这样最容易卡住导丝的部分（图5）就不会直接干扰到导丝，从而提高可操作性。

⑤留置导丝：顺行插入导丝，越过吻合口狭窄区域进入消化道，在消化道内留置足够长度。

➡无法越过吻合口的情况也不少见，此时在胰管内留置足够长度的导丝，使前端形成襻曲，为扩张做准备。

⑥穿刺路径的扩张：为了减少出血及胰腺炎的风险，用钝性扩张器械对穿刺部位进行扩张。当吻合口狭窄部位能通过导丝时，用 4mm 左右的扩张球囊对狭窄部进行扩张（图6F），随后留置塑料支架。

➡穿刺部位难以扩张的情况并不少见。使用尖端逐渐变细的 ES 扩张器（Zeon Medical 公司）虽然也是一种方法，但如果穿刺胰管的穿刺角度接近直角时，由于扩张器连接段较硬，即使在导丝引导

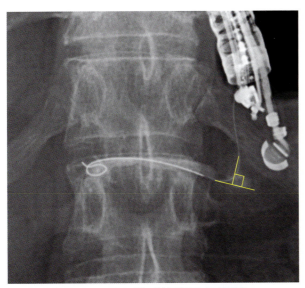

图4 胰管造影、留置导丝后的透视画面 视频1

胰管造影没有显示空肠，将 0.018in 的导丝留置于胰管内。
透视下可见穿刺胰管的角度几乎为直角

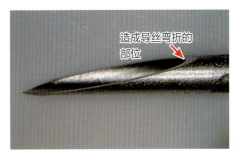

造成导丝弯折的
部位

图5 穿刺针前端的放大图

下扩张器也难以进入胰管（图6A，尖端逐渐变细的扩张器在扩张胃壁及胰管壁方面具有优势，因而单纯对此二者进行扩张时可考虑选用），此时就要使用通电扩张器 Cyst-Gastro set（EndoFlex）进行扩张。

➡ 使用 0.018in 的导丝时，导丝有可能会被 ES 扩张器折断，因而不要勉强操作 注意。

由于 0.018in 的 Fielder18 不支持通电，必须要更换成 0.025in 支持通电的导丝，因而必须先插入 ERCP 导管等器械（图6B）。

⑦留置支架。

➡ 我们主要使用的支架是 EUS-PD 专用的 7Fr 塑料支架 type IT（Gadelius 公司） 拨云见日。这种支架前端逐渐变细，便于插入（图7），支架释放也仅需要上推内镜大旋钮，将支架推出即可，非常方便。为了防止支架异位，让支架的猪尾巴结构留在胃侧（图7）。支架有分体式和支架–推送器一体式 2 种款式。分体式前端逐渐变细，比较容易插入，而一体式支架万一难以插入胰管时还可以将支架回装。

3 EUS-PD 的困难解析及对策

1）难以进行穿刺

若难以进行穿刺时，可更换成 22G 穿刺针进行穿刺（图3），但由于 EUS-PD 后续的扩张与导丝操作等问题，最好还是使用 19G 穿刺针进行穿刺。这种情况下，可先用 22G 穿刺针进行穿刺，对胰管进行造影与扩张后，重新更换回 19G 穿刺针进行穿刺，这也是一种可行的方法。

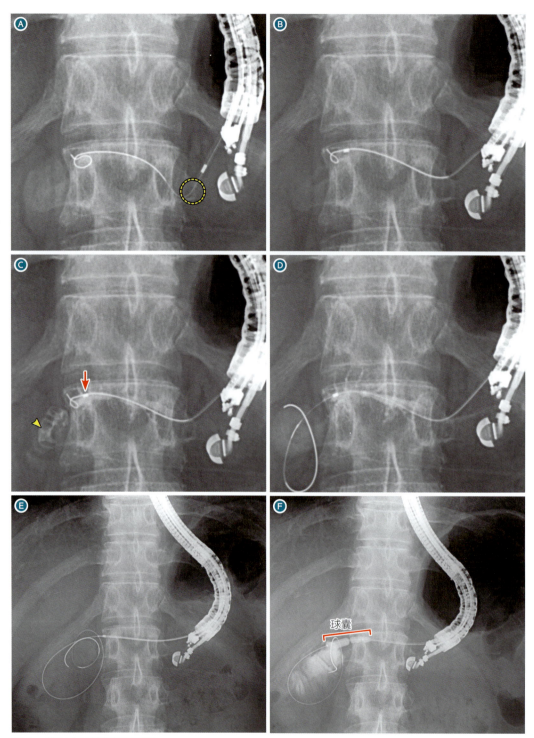

图 6　扩张中的透视图 视频 1

Ⓐ ES 扩张器仅对胃壁和胰管壁进行扩张 （◯）。而无法进一步进入胰管内

Ⓑ 将尖端较细的 ERCP 导管留置于胰管内

Ⓒ 将 ERCP 造影导管 （➡）贴于吻合口进行造影，可见空肠显影 （▷）

Ⓓ 将导丝更换成 0.025in 的 VisiGlide2，穿过吻合口留置于空肠内

Ⓔ 下压大旋钮 （up angle），使内镜与胰管的角度成钝角，用通电扩张器 Fine025 对穿刺部位及狭窄部位进行电烧扩张

Ⓕ 用 4mm 扩张球囊在狭窄部位追加扩张

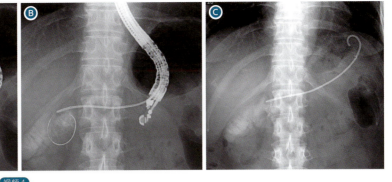

图7 留置专用支架的透视所见 视频1

与图 6E 类似，使内镜与胰管成钝角，将塑料支架 type IT 往前推送（Ⓐ）。支架前端通过吻合口（Ⓑ）。Ⓒ是留置完成后的透视图像

2）导丝弯折

当导丝完全弯折时，切忌强行将导丝回拉，这可能会致使导丝被穿刺针的尖端切断从而残留于胰管内，正确的做法是应重新穿刺。导丝的操作技巧主要是遵循轻柔的操作原则，在推进的同时加以捻转操作，避免过多地回拉。

3）难以置入扩张器械

由于导丝的操作性能良好，以及可根据需要更换成 ERCP 导管操作，即使吻合口狭窄明显，目前也多能对空肠侧进行造影（图 6C），或突破狭窄部位（图 6D）。

当难以置入扩张器械时，可大幅度下压内镜大旋钮（up angle），同时稍稍推镜，使得原先几乎垂直进入胰管的导丝角度变钝，从而顺利置入扩张器械（图 6E）拨云见日。

最近，切开效果柔和、对周围组织灼烧损伤较轻的通电扩张器 flex type（Medicos-Hirata 公司）也已应用于临床（图 6E）。

4）无法留置塑料支架

如果胰管周围僵硬，无论如何也无法插入塑料支架时，留置 5Fr 的 ENPD 也是一种替代选择。然而 ENPD 容易自发脱落或被患者不慎拔掉，因而在留置时需要结合患者的的实际情况。在留置 ENPD 数日后可形成瘘管，此时也可利用瘘管再次进行 EUS-PD。

4　小结

一旦决定尝试进行 EUS-PD，就需要事先反复进行模拟，准备必要的器械，并且要想方设法防止胰瘘出现。一定要竭力避免出现电烧扩张后难以置入支架、引起持续性胰

瘘这样的情况。这就要求术者首先必须精通 EUS-BD（第4章第11节中记载），在充分理解各种器械的特征之后再开展 EUS-PD。

■参考文献

[1] Matsunami Y, et al：Evaluation of a new stent for EUS-guided pancreatic duct drainage：long-term follow-up outcome. Endosc Int Open, 6：E505-E512, 2018.
　　→EUS-PD（専用プラスチックステント使用）の長期成績
[2] Chen YI, et al：An international multicenter study comparing EUS-guided pancreatic duct drainage with enteroscopy-assisted endoscopic retrograde pancreatography after Whipple surgery. Gastrointest Endosc, 85：170-177, 2017.
　　→膵管空腸吻合部狭窄における EUS-PD vs BE-ERCP の国際多施設比較研究
[3] François E, et al：EUS-guided pancreaticogastrostomy. Gastrointest Endosc, 56：128-133, 2002.
　　→世界で最初の EUS-PD 報告

13 EUS-CPN/CGN 的基础及技巧

EUS 下的姑息性治疗！首先找到腹腔神经节！

土井 晋平

如坐云雾

- 不知道如何扫查到腹腔神经节……

- 不清楚药物注射是否成功……

- 不清楚药物注射的剂量……

拨云见日

- 腹腔神经节应以左肾上腺为起点进行探查，而非腹腔干！

- 药物注射的成功与否通过回声的改变来判断！

- 无水乙醇的注射总量应以 20mL 左右为宜。但 EUS-CGN 的注射量多需控制在 10mL 以内。

前言

腹腔神经丛阻滞是一种用于缓解胰腺癌引起的癌性疼痛的辅助性治疗手段。经 CT 或透视引导的背侧穿刺是比较经典的入路，但这些经皮入路可能会误穿脊髓及血管，导致神经麻痹等严重并发症。超声内镜引导下腹腔神经丛阻滞术（EUS-CPN）的穿刺路径较短，因而路径上包含的组织量较少，利用多普勒等功能还可降低误穿血管等结构的风险，因而可成为安全且疗效肯定的治疗手段（图 1）。

本文将对 EUS-CPN 相关操作的适应证、不同手法间的区别、实际操作、具体技巧等内容进行解说。

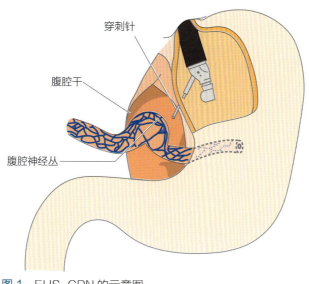

図 1　EUS-CPN 的示意图

<figure>
穿刺针

腹腔干

腹腔神经丛
</figure>

1 适应证

EUS-CPN 操作的创伤性相对较小，通常 EUS-CPN 对全身基础状况的要求与 EUS-FNA 类似。在疼痛范围方面，只要是来源于上腹部内脏的疼痛，不论是原发还是转移，都适合进行 EUS-CPN，但是对于癌性腹膜炎及腹水潴留引起的躯体性疼痛，EUS-CPN 的效果不理想。

通常在阿片类药物难以达到镇痛效果或患者无法耐受副作用的时候才考虑进行 EUS-CPN。另外，由于终末期病例还会叠加癌性腹膜炎、腹水潴留引起的躯体性疼痛，故有报道指出，早期进行 EUS-CPN 的患者疗效较好。

2 手法选择的依据

EUS-CPN 的操作手法多种多样，有以腹腔干起始部为靶点注射药物的 Central 法，在腹腔干的两侧进行穿刺、注射的 Bilateral 法，以及在超声内镜引导下直接针对腹腔神经节进行穿刺、注射的**腹腔神经节阻滞术**（EUS-CGN）。

其中 Central 法是最标准也是最基础的操作。初学者应该将熟练掌握 Central 法作为目标。Central 法要在经胃扫查明确辨认腹腔干及其起始部的情况下进行。

Bilateral 法有着更好的疗效，但难度比 Central 法更高，并发症的发生率也更高。由于需要在腹腔干两侧进行盲穿，非常依赖穿刺的手感，因而建议在熟练掌握 Central 法的基础上开展 Bilateral 法。为了避免并发症发生，必须明确扫查出腹腔干到肠系膜上动脉之间的区域。

EUS-CGN 的疗效也优于 Central 法。优点是穿刺对象较为明确，穿刺、注射的成功与否较易判别。当肿瘤浸润或解剖学变异等因素导致腹腔干难以扫查时，如果能扫查到腹腔神经节，那也就能进行 EUS-CGN。

有时会根据实际情况将上述方法组合运用（后述）。

3　准备 (图2)

注射用药通常是 2~3mL 的 0.25%~0.75% 盐酸布比卡因这种局麻药，随后注入 10~20mL 的无水乙醇。EUS-CGN 注射对象为神经节，故总剂量相对较小，由于初次穿刺、注射最为关键，因此笔者所在机构通常仅用无水乙醇进行注射。

准备 2 支 10mL 注射器，并抽取 10mL 的无水乙醇，为了方便术后在腹部 CT 上评估药物的分布，需要事先预混 2mL 左右的非离子型造影剂（Iopamidol® 等）。EUS-CGN 时注射药物的阻力往往较大，故推荐选用鲁尔接头型的注射器。助手通过高压造影注射延长管将药物注入。

选用 22G 的 FNA 穿刺针。由于少量气泡的混入就会对 EUS-CPN/CGN 的操作视野产生较大干扰，故需先拔出穿刺针的针芯，将注射器与延长管相接，然后在这一通路空腔内预先灌满药剂，排出空气。

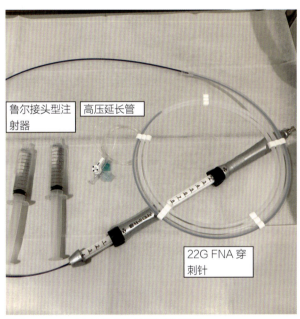

鲁尔接头型注射器　高压延长管

22G FNA 穿刺针

图2　EUS-CPN/CGN 使用到的器械

1) Central 法

①插入凸阵型 EUS，经胃扫查，首先沿长轴方向扫查出主动脉。

②明确腹腔干及肠系膜上动脉

➡有时会遇到主动脉及腹腔干明显变形、迂曲的病例，或因肿瘤浸润、术后影响导致腹腔干起始部不清晰的病例。这种情况下不要强行操作，应中止操作，如能扫查出腹腔神经节，也可仅进行 EUS-CGN。

③在彩色多普勒下一边评估穿刺路径上的血流一边进针，将针尖推进到腹腔干根部正上方。

④注射器回抽明确无回血后，一边关注监护仪参数及患者体动情况，一边将药物缓慢注入。药物注入后，注射部位回声会变高。

➡如果腹腔干的能见度不佳，则应暂时拔出穿刺针，再行穿刺。

➡注入的无水乙醇总量在 20mL 左右。当目标区域的能见度下降时，停止注射。

2) Bilateral 法

①与 Central 法类似，首先明确腹腔干及肠系膜上动脉。

②慢慢顺时针旋转镜身，直到超声画面上无法辨认腹腔干。

③利用彩色多普勒明确穿刺路径上没有血流后，将穿刺针推进至腹腔干左侧附近。

④注射 10mL 左右的无水乙醇后，拔出穿刺针。

⑤按同样的方法，逆时针旋转镜身至腹腔干在超声画面上刚好消失，在腹腔干的右侧附近穿刺、注射。

3) EUS-CGN

■ a) 扫查出腹腔神经节

　　由于腹腔神经节体积较小，盲目扫查往往难以发现。为了高效地扫查到腹腔神经节，需要事先对其形态特点及分布区域有充分的认识。根据既往的研究报道，凸阵型 EUS 扫查腹腔神经节的发现率为 70% ~ 80%。表现为长径 10mm 左右的类圆形或椭圆形低回声结构，多位于腹腔干的左侧，可在左侧肾上腺内侧扫查到。

■ b) 扫描腹腔神经节的技巧

①首先确定腹腔干（图 3A）。

②一边稍稍回退镜身，一边顺时针旋镜，扫查出左肾及其右侧的左肾上腺（图 3B）。

③稍稍回退镜身，将左肾上腺从画面 5 点钟的方位移动到 6 点钟左右的方位（图 3C）。

④从这个位置沿逆时针方向稍稍旋镜，大概率可观察到腹腔神经节（图 3D）。

➡对比图 3D 与图 3A，是不是能看出腹腔干是往画面左侧移动？因此扫查的技巧不是在腹腔干周围扫查，而是要有往左肾上腺内侧区域扫查的意识 拨云见日 。

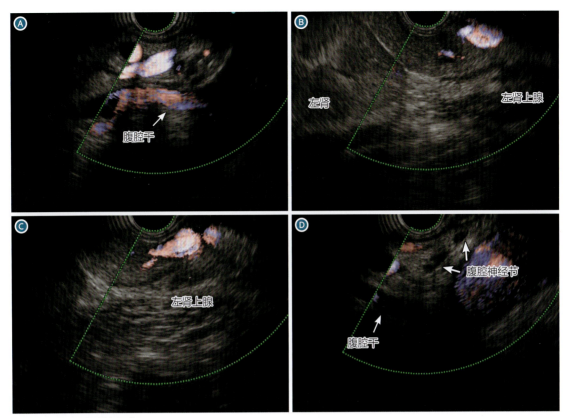

图3 扫查出腹腔神经节

- **c）穿刺的实际操作**

①对于 10mm 以下的结节状神经节，直接对准其中心刺入，对于 10mm 以上的细长型神经节，则应倾斜穿刺，往神经节深部方向贯穿神经节（图 4A）。

②一边缓缓回退穿刺针一边注入乙醇。如果注射顺利，则可看到整个神经节回声增高（图 4B）。

③对扫查到的所有神经节都重复上述步骤。

➡ EUS-CGN 相比 EUS-CPN，在注射药物时阻力较大，一次穿刺只能注射 1～2mL，每个神经节的最大注射量仅为 5mL。若注射总量不足 10mL，可联合 Central 法或 Bilateral 法进行补充注射 拨云见日 。

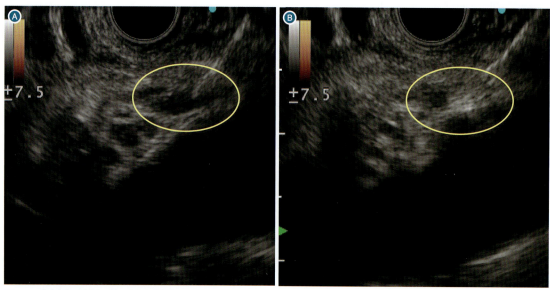

图4 穿刺腹腔神经节，注入药物

■参考文献

[1] Wyse JM, et al：Randomized, double-blind, controlled trial of early endoscopic ultrasound-guided celiac plexus neurolysis to prevent pain progression in patients with newly diagnosed, painful, inoperable pancreatic cancer. J Clin Oncol, 29：3541-3546, 2011.

[2] Doi S, et al：Endoscopic ultrasound-guided celiac ganglia neurolysis vs. celiac plexus neurolysis：a randomized multicenter trial. Endoscopy, 45：362-369, 2013.

[3] Gleeson FC, et al：Frequency of visualization of presumed celiac ganglia by endoscopic ultrasound. Endoscopy, 39：620-624, 2007.

14 困难 EUS 引导下引流术的应对策略

知己知彼，百战不殆！

三長　孝輔，竹中　完

如坐云雾

● 无法顺利穿刺……

● 无法插入扩张器械……

● 难以顺利留置支架……

拨云见日

● 掌握足够的策略应对难题！

● 选择穿透性良好的穿刺针，联合造影增强 EUS，以达到安全且精准的穿刺！

● 扩张时通过超声或透视画面对比穿刺时的图像，使扩张器械的轴与穿刺路径的轴相匹配！

● 支架展开时可选择内镜中展开法，避免留置支架过程中出现异位！

前言

　　EUS 引导下的引流术已在日常诊疗中广泛开展，多数研究报道也都肯定了它的疗效。这是一项普适性较高的治疗技术，可用于胰腺炎后的液体潴留和包裹性坏死（wall-off necrosis；WON）的引流，也可用于胆管、胆囊、胰管和腹腔内脓肿等，但由于这项技术开展的时间不长，故与 EUS 治疗适配的器械也很少。正因如此，EUS 引导下引流术的并发症的发生率并不低，有时甚至可出现严重并发症，所以内镜医生在治疗前对可能发生的问题及其应对策略要有足够的认知，这一点非常重要。通过学习前人总结的方法，多数问题可以得到解决。但偶尔也会遇到意外的难题，这种情况下，如果具备处理困难 EUS-FNA 和 ERCP 操作方面的知识经验，大多难题也能迎刃而解。当遇到难题时，内镜医生要意识到团队协助的重要性，不能成为唯一思考应对策略的人，也要学会与助手、外科医生、放射科医生等人进行沟通讨论。建立一个囊括普通 EUS 操作与困难 EUS 操作的应对体系将有助于避免发生严重并发症。

　　EUS 引导下引流术无论涉及的对象是哪种结构，其操作都由①穿刺、导丝置入，②穿

刺路径扩张，③留置支架这 3 个步骤组成。任何一个步骤都可能造成并发症。本节将对
EUS 引导下引流术中各个步骤可能发生的并发症及相应的处理对策进行阐述。

1 穿刺、置入导丝时困难的解析与对策

1） 无法顺利完成穿刺

EUS 引导下引流术的穿刺，是通过超声扫查出穿刺对象，并在实时超声引导下将
穿刺针刺入穿刺对象的操作。若无法完成穿刺，就需要思考穿刺失败的原因。通常可
能的原因包括"穿刺对象细小""无法清晰扫查出穿刺对象""穿刺针无法贯穿穿刺对
象""无法明确穿刺路径"。下面将逐一介绍这些原因。

■ a） 穿刺对象细小

当穿刺的胆管或胰管的管腔较细、胆囊及胰腺假性囊肿体积较小时，穿刺操作就有
可能比较困难。此时就要重新审视是否有穿刺的必要。如果明确有穿刺必要，则可参考
下述的对策。

I. 选择细径的穿刺针

通常，EUS 引导下引流术选择的穿刺针为 19G 的 FNA 穿刺针，当穿刺对象较为细
小时，可尝试更换为 22G 的穿刺针。但要注意，与 22G 穿刺针相匹配的为 0.018in 或
0.021in 的导丝，这可能会导致后续在穿刺部位进行扩张时难以插入器械。

II. 改变穿刺对象的大小

不难想象，穿刺对象越粗大，穿刺操作就越容易。例如，在梗阻性黄疸引起胆管炎
等情况下，若没有急诊引流的指征，可以等胆管扩张后再考虑穿刺；胰腺炎后形成的
假性囊肿也可按这种原则进行处理。另外，如果胆囊炎或胆管炎已经留置了经皮穿刺的
引流管，可从经皮路径注入造影剂或生理盐水，使穿刺对象增粗变大，从而有利于穿刺
（图 1）。

■ b） 无法清晰扫查出穿刺对象

在 CT 及 MRI 图像上再次明确穿刺对象的位置，或以邻近病灶的脉管或脏器作为标
识。若还是无法清晰观察到穿刺对象，则有可能是它在灰阶模式下的回声与周边组织接
近，从而难以辨认。这种情况下**注射全氟丁烷（Sonazoid®）进行造影增强 EUS，可使周
边实质的边界清晰化，从而有助于辨认穿刺对象**。这种方法尤其适用于①复发性胆管炎
或胰腺炎导致胆管 / 胰管内充满胆泥 / 蛋白栓的病例（图 2），②胆管出血或胰管内出血
的病例（图 3），③胰腺包裹性坏死内充满坏死物的病例（图 4）等。穿刺对象在造影增
强 EUS 下通常呈现为清晰的无血流区域。造影增强 EUS 也可以清晰地显示血管，可用
于评价胰腺包裹性坏死内有无血管，对于穿刺路径的选择很有帮助（图 5）。

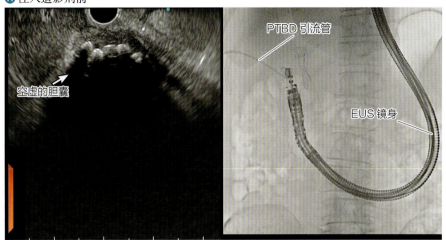

Ⓐ 注入造影剂前

空虚的胆囊

PTBD 引流管

EUS 镜身

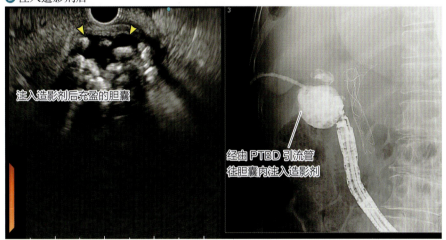

Ⓑ 注入造影剂后

注入造影剂后充盈的胆囊

经由 PTBD 引流管
往胆囊内注入造影剂

图1　往胆管金属支架留置后发生胆囊炎的病例注入造影剂

留置经皮引流管后胆囊处于空虚状态（Ⓐ），由经皮路径注入造影剂，使胆囊充盈，便于后续穿刺（Ⓑ）。同时在透视画面下确认胆囊的位置，使内镜下治疗安全性进一步提高

■ c）穿刺针无法贯穿穿刺对象

当穿刺对象没有"张力"时，穿刺针有时会发生弯曲，难以穿透。这种现象可见于结石性胆管炎胆管内压尚未明显升高的阶段，也可见于胆管或胆囊因留置经皮穿刺引流管而充分减压的病例。这种情况可**更换穿透性良好的穿刺针或细径的穿刺针**。考虑到穿刺性能，笔者所在的医院偏好 19G 的 EZ shot 3plus（奥林巴斯公司）以及 EonoTip Pro Contro l（Medi-Globe 公司）。更换为细径的 22G 穿刺针虽然便于穿刺，但不利于后续的扩张操作及支架置入，因此用 22G 穿刺针穿刺病灶，注入造影剂并扩张穿刺对象后，重新更换成 19G 的穿刺针进行穿刺，以便后续的扩张操作。

穿刺的角度也相当重要。经验表明，**以近似垂直于目标物体的角度进行穿刺，可获**

第**4**章

EUS 相关操作的技巧

373

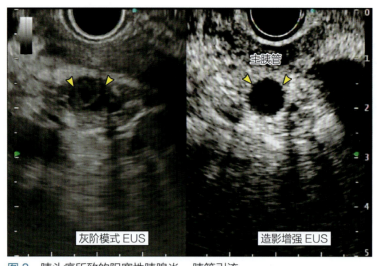

图2 胰头癌所致的阻塞性胰腺炎：胰管引流

进行造影增强 EUS 后，胰管逐渐清晰。胰管内没有强化的结节状结构考虑为蛋白栓

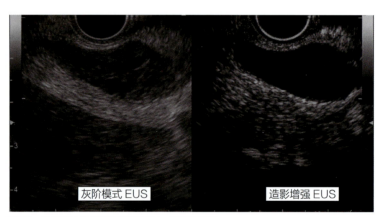

图3 胆管出血伴梗阻性黄疸：胆管引流

造影增强 EUS 下胆总管清晰可见，未见明确活动性出血

得良好的穿透性。因此要尽可能在垂直于穿刺角度的方向上扫查出穿刺对象。

■ d）无法明确穿刺路径

由于脉管及淋巴结等结构的干扰，有时穿刺路径会难以明确。如果能通过小幅度旋转镜身避开穿刺路径上的干扰结构当然再好不过，但有时也会遇到避无可避的情况。此时就要考虑变更穿刺路径。例如在进行胆管穿刺时，如果经由胃体上部穿刺肝内胆管较为困难时，可选择经由十二指肠球部穿刺胆总管。每次穿刺前都要反复研究是否存在更加安全的穿刺路径，养成这样的习惯非常重要。笔者所在的医院至今已进行了 208 例胆管引流，其中有 39 例（19%）变更了治疗路径，同期治疗中变更治疗路径可获得较高的操作成功率（97%）。灵活变更操作策略有时可成为绕过困难的捷径。图 6、图 7 为具体病例。

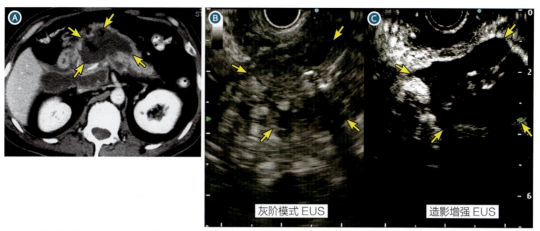

图 4   针对急性胰腺炎后包裹性坏死的引流

增强 CT 可见急性胰腺炎后的包裹性坏死（🅐⇨）。灰阶模式 EUS 下包裹性坏死内回声不均一，与周边组织分界不清（🅑），通过造影增强 EUS 可使边界清晰化，进而明确包裹性坏死的轮廓（🅒），从而提高穿刺的安全性

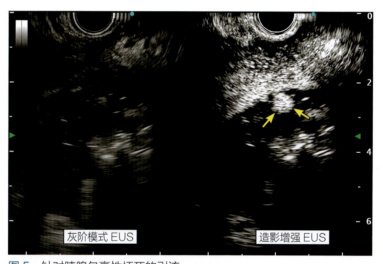

图 5   针对胰腺包裹性坏死的引流

灰阶模式下无法辨认胰腺包裹性坏死内部的血管，造影增强 EUS 下得以明确，据此重新制定穿刺路径

穿刺肝内胆管时，为避免经食管穿刺，应先在食管胃结合部安置组织夹作为标记，然后在透视画面下一边确认夹子的位置，一边进行胆管引流操作，从而避免食管穿刺（图 8）。

2） 无法置入导丝

穿刺目标、抽吸内容物明确穿刺无误后，注入造影剂，并置入导丝。导丝无法置入的原因通常有 2 个：①穿刺针偏离穿刺对象；②无法将导丝引导到合适位置。

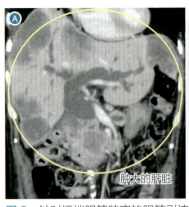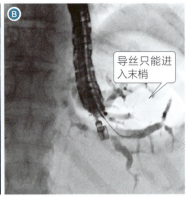

肿大的肝脏

导丝只能进入末梢

图 6 针对远端胆管狭窄的胆管引流术：从 HGS 变更为 CDS 的病例

尝试用 EUS-HGS 治疗远端胆管狭窄，但由于肝脏肿大，内镜只能处于朝向胆管末梢侧的状态下才能获得肝内胆管的穿刺路径，这样一来导丝只能往末梢侧推进，故放弃 HGS，改由经十二指肠球部穿刺胆总管进行 CDS。通过术前 CT 充分评估肝脏及扩张胆管的形态非常重要

■ a）穿刺针偏离穿刺对象

如果导丝无法顺利地从穿刺针的尖端进入穿刺对象，就有必要检查穿刺针的尖端是否偏离了预定的穿刺对象。**建议先退出导丝，注入造影剂确认穿刺针针尖是否在穿刺对象内。**注射造影剂还可以使穿刺对象扩张，使之更容易置入导丝。若穿刺针完全脱离了穿刺对象，应考虑重新穿刺。

■ b）无法将导丝引导到合适位置

在操作导丝时，有时会难以将导丝引导到理想的位置。如果此时拉动导丝，穿刺针的尖端可能会与导丝摩擦，导致导丝磨损断裂或被卡死。**当导丝处于穿刺针针芯内时，尽量避免回拉导丝。**若导丝被卡死，应连同穿刺针一起拔出，然后再次穿刺。

如果难以一次性将导丝引导到预定位置，可暂时将导丝留在原处，然后拔出穿刺针，插入扩张器械后再进行导丝操作。应选择拥有良好选择性及具有"筋道"（硬且富有弹性）的导丝，笔者所在的医院喜欢用弯头型的 VisiGlide2（奥林巴斯公司）和 EndoSelector（Boston Scientific 公司）。导丝操作对于 EUS 引导下胆管会师术的影响很大。例如为了可以比较容易地将导丝引导至乳头部，会优先选择从十二指肠降部进行穿刺（图 9）。

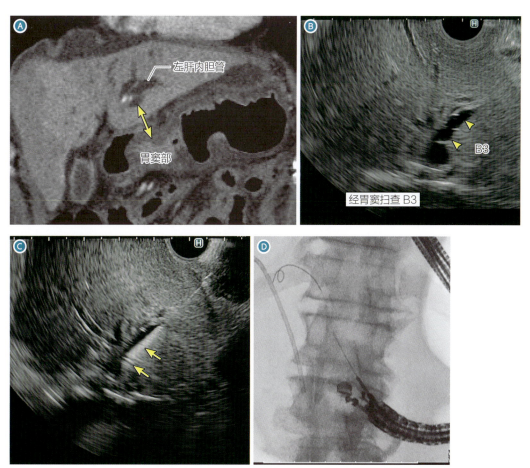

图7　针对肝门部胆管狭窄的胆管会师术：将穿刺路径由胃体上部变更为胃窦部

因肝门部胆管狭窄，尝试进行经胃 – 肝内胆管穿刺路径的胆管会师术。由于病例无法获得从胃体上部到肝内胆管的安全穿刺路径，不得不考虑经食管的穿刺路径，然而有报道指出经食管穿刺路径有引起纵隔炎等严重并发症的可能，所以应尽量避免。仔细阅读 CT 影像可以发现，胃窦部与左肝内胆管之间距离较短，因而将内镜插入胃窦，扫查出扩张的左肝内胆管，获得相对安全的穿刺路径

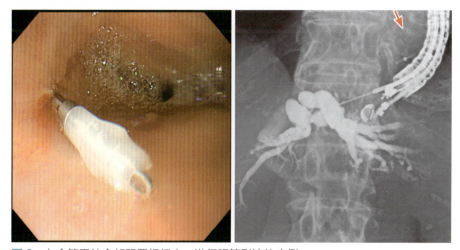

图8　在食管胃结合部留置组织夹，进行胆管引流的病例

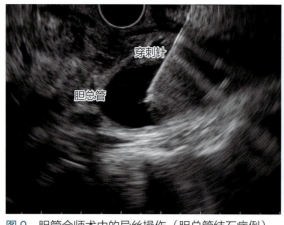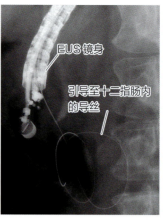

图 9　胆管会师术中的导丝操作（胆总管结石病例）

在胆管会师术中，由于经由十二指肠降部进行穿刺的路径靠近乳头，且穿刺针出针方向朝向乳头侧，因而便于操作及引导导丝

2　扩张穿刺部位时困难的解析与对策

● 无法插入扩张器械

在进行 EUS 引导下引流时，必须对穿刺部位进行扩张，以便后续留置支架。在扩张过程中容易出现出血、胆漏、气腹等并发症，必须加以注意。扩张器械不同，造成的并发症也不同，因此要非常清楚地了解各种扩张器械的特性。扩张器械有扩张器、扩张球囊及通电扩张器 3 种类型。扩张器及扩张球囊为非通电的钝性扩张器械。通电扩张器的特点是通过电流使热量在穿刺部位扩散，所形成的创面口径大于扩张器本身的直径，但有可能造成穿刺路径附近的血管出血，同时形成胆漏和气腹的风险也较高。为了降低并发症的发生率，笔者所在的医院原则上不使用通电扩张器。随着器械的不断更新，目前的扩张器与导丝之间的匹配性已非常良好，大部分病例仅进行钝性扩张就足够了。扩张器中的 ES 扩张器（Zeon Medical 公司）、扩张球囊中的 REN（Kaneka Medical 公司）具有尖端逐渐变窄的锥形结构，实用性较强。

如果遇到连这些扩张装置也无法插入的情况，**需要同时在超声和透视画面上检查内镜的位置是否已经偏离了原先穿刺时的位置**（图 10）。首先要反思的是自己的操作是否存在不足，而不是一味地抱怨器械有问题。

穿刺部位不同，插入扩张器械的难易程度也不一。穿刺肝内胆管时，若穿刺点距离肝内胆管较近（两者间的肝实质较少），则不利于后续器械的插入，且容易引起胆漏这类并发症（图 11）。经皮穿刺也类似，在穿刺胆管时也要预留足够厚度的肝实质。

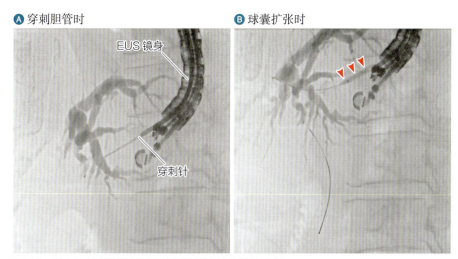

Ⓐ 穿刺胆管时　　　　　　　　　　**Ⓑ 球囊扩张时**

EUS 镜身

穿刺针

图 10　穿刺肝内胆管时及扩张穿刺部位时内镜的位置

通过透视画面调整内镜，使穿刺胆管及扩张时内镜的形态及位置保持一致

► ：球囊导管

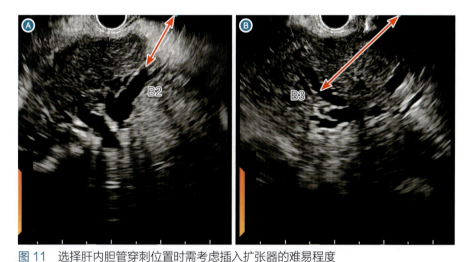

图 11　选择肝内胆管穿刺位置时需考虑插入扩张器的难易程度

穿刺 B2 时（Ⓐ），探头与穿刺对象之间距离较短，其间仅间隔菲薄的肝实质，故难以插入扩张器械，另外为了避免穿刺后发生胆漏，最终选择穿刺 B3（Ⓑ）

　　即使注意了这些要点仍无法插入扩张器械时，可考虑使用通电扩张器。此时需要同时在透视及超声画面上确认器械与穿刺路径的轴匹配后再通电。对于难以插入扩张器械的病例，在扩张后可将导丝更换为更有"筋道"的粗导丝，这样有利于后续支架置入。

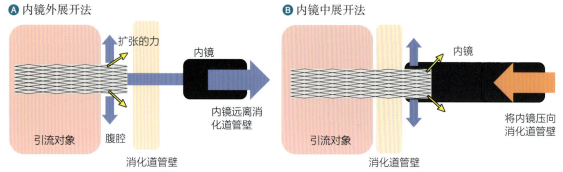

Ⓐ 内镜外展开法　　　　　　　　　　　　　　　　　　Ⓑ 内镜中展开法

扩张的力

内镜

内镜远离消
化道管壁

引流对象　　腹腔

消化道管壁

内镜

将内镜压向
消化道管壁

引流对象

消化道管壁

图 12　金属支架的展开方法

Ⓐ 在腹腔内存在间隙的状态下展开支架有可能会使其进入腹腔
Ⓑ 前推内镜，使腹腔内的间隙消失，使支架在内镜内完成释放。之后通过推出器械使支架的消化道侧展开

3　留置支架时困难的解析与对策

留置支架是 EUS 引导下引流术的最后一步。完成穿刺部位的扩张后，置入支架就相对比较容易。支架的腹腔内异位是 EUS 引导下引流术最严重的并发症，因而在留置支架时仍要非常谨慎。金属支架和塑料支架的展开方式完全不同，在使用时要多加注意。

1）留置塑料支架

对于留置塑料支架，如果是肝内外胆管、胆囊、胰腺包裹性坏死等具有一定管腔结构的对象，可使用双猪尾巴型塑料支架。在超声、透视画面实时监测下释放一半支架后，切换回内镜画面，一边回拉内镜一边缓缓展开支架的剩余部分。若支架远端无法在消化道内形成完整的猪尾巴结构，那么展开后的支架就有被"拉"入腹腔内的风险，因而要选择能够在消化道内留有足够长度的支架。如果考虑支架可能出现无法留置的情况，可使用具有回装功能的 Through-PassDP（Gadelius 公司）。如果对象是肝内胆管或胰管，可使用 EUS 引导下引流专用、插入性能优良的塑料支架 Type IT（Gadelius 公司）。

2）留置金属支架

在留置金属支架时，为了避免金属支架的异位，一种有效的方法就是内镜中展开支架（图 12）。开始展开支架的过程，需要超声及透视画面的实时监测，将内镜压在消化道管壁上释放支架。在超声画面引导下将支架展开到消化道管壁处，接着在内镜钳道内将剩余支架展开。这样操作可使支架的远端暂时保留在内镜钳道中，从而避免异位。接着，切换到内镜画面，推出支架输送系统，使支架在消化道内展开。此时，要在透视画面中确认支架近端不会因为输送系统的前推而往更深处移动，同时松开抬钳器，完成支架的释放。这种操作方式在理论上可以避免支架展开过程中发生腹腔内异位。

支架异位在留置支架后也可出现，因此要保证留置在消化道内的支架部分有足够的

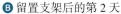

Ⓐ 留置支架时　　　Ⓑ 留置支架后的第2天

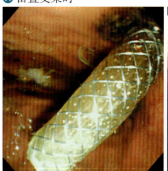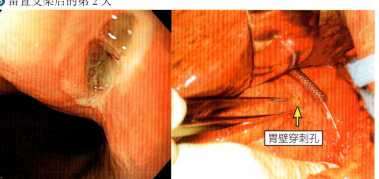

胃壁穿刺孔

图13　HGS 支架留置后异位到腹腔的病例

1根长8cm的金属支架被作为HGS支架置入。第2天在内镜复查时却发现支架异位进入腹腔，于是进行了急诊手术。由于当时支架留在消化道部分的长度仅为3cm，因此在这个病例之后，我们就选择总长度10cm以上、留置于消化道内的长度可达4~5cm的支架

长度（图13）。在进行EUS-HGS时要尤其注意，笔者所在医院通常用总长度10cm以上的支架。

4　小结

　　由于EUS引导下引流术多用于进展期癌症患者，且与之适配的专用器械较少，因此有时会在操作中遇到意料之外的难题。内镜医生要对可能发生的问题了然于心，并且熟练掌握应对难题的策略。用于EUS引导下引流术的器械大多与ERCP器械通用，应对难题的策略也往往可借鉴ERCP，因此精通ERCP相关操作对EUS操作而言至关重要。当遇到难题时，最重要的是沉着应对，为此在平时就要构建大量针对难题处理的知识库。我除了在日常工作中不断积累经验外，还养成了定期观看Endoscopy E-video及Video GIE等内镜杂志中视频的习惯。在获得大量内镜相关并发症及应对策略的信息后，自己所构建的知识库也就愈发丰富。同时我还尽可能地对自己遇到的难题及应对策略进行整理汇报。虽说做到"知己知彼，百战不殆"有些言过其实，但在治疗前做好充足准备这一观点怎样强调也不为过。

■参考文献

[1] Minaga K & Kitano M：Recent advances in endoscopic ultrasound-guided biliary drainage. Dig Endosc, 30：38-47, 2018.

[2] Minaga K, et al：Clinical efficacy and safety of endoscopic ultrasound-guided gallbladder drainage replacement of percutaneous drainage：A multicenter retrospective study. Dig Endosc, 31：180-187, 2019.

[3] Minaga K, et al：Hepaticogastrostomy guided by real-time contrast-enhanced harmonic endoscopic ultrasonography：a novel technique. Endoscopy, 48 Suppl 1：E228-E229, 2016.

[4] Minaga K, et al：Endoscopic ultrasound-guided choledochoduodenostomy with novel use of contrast-enhanced harmonic imaging. Endoscopy, 49：E281-E282, 2017.

[5] Minaga K, et al：A case of successful transluminal drainage of walled-off necrosis under contrast-enhanced harmonic endoscopic ultrasonography guidance. J Med Ultrason（2001）, 45：161-165, 2018.

[6] Minaga K, et al：Clinical utility of treatment method conversion during single-session endoscopic ultrasound-guided biliary drainage. World J Gastroenterol, 26：947-959, 2020.

[7] Minaga K, et al：Endoscopic ultrasound-guided rendezvous technique using an intrahepatic bile duct approach with a"push endoscopic position". Dig Liver Dis, 51：1484, 2019.

[8] Minaga K, et al：Stent migration into the abdominal cavity after EUS-guided hepaticogastrostomy. Gastrointest Endosc, 85：263-264, 2017.

旁注

有感染力的演讲技巧

竹中　完

■前言

"您是如何进行演讲准备的呢？"

"您是怎样制作演讲课件的呢？"

这是我经常被问到的问题。由于篇幅有限，无法将所有技巧一一传授，在此就从我经常思考的或者经常指导别人的技巧中选取一些核心内容进行解说。

■传达核心内容的技巧

如果能把以下几点铭记于心，并进行精心准备，您的演讲就可以让听众记忆深刻。

- 只选择一个想要传达的中心内容。
- 在选择符合听众口味的内容与改变表达方式上下功夫。
- 在如何做到清晰传达方面绞尽脑汁。

进行演讲的情况有很多种。比如院内会议中的病例报告、学术报告、讲座、向某团体申请研究经费时的演讲等。我觉得向患者和家属说明病情、取得知情同意的过程也可以包含在演讲的范畴内。如果在演讲结束后，有人问您"所以您最想传达的是什么"时，您能够马上回答出来吗？请注意，是"最想传达的"，只能回答一个。

首先，如果您被这么问到，说明您的演讲内容并没有有效传达给对方。如果您无法回答这个问题，说明您并没有进行充分的事先准备工作。

假设我们要讲的是胰腺癌的早期诊断，那么应该涉及以下内容。

① 胰腺癌是一种难治性疾病。

② 但是由于化疗的发展，本病的预后有一定改善。

③ 在内镜病理组织学诊断方面，除了 ERCP 刷检标本的细胞学诊断，还可以进行 EUS-FNA。

④ 实际上早期胰腺癌难以通过影像学检查明确。

⑤ 这类病例可表现为胰酶轻度升高、急性血糖异常，或在检查中发现胰管轻度扩张。

⑥ 但这类患者最先接触到的往往都是私立医院的医生。

⑦ 如果排除胰腺癌的可能，一般会在一年后安排复查。

⑧ 如何能够获取到这类患者的信息非常重要。

⑨ 因此加强区域医院之间的协作至关重要。

您最想传达的是哪一个内容？

其实，"您最想传达哪一个内容"并不重要。因为上述每一条内容都包含非常重要的信息。"您对其中的哪一条感兴趣"也不重要，因为对于听众来说或许没有任何价值。

重要的是，"听众是谁"。根据听众的不同，需要传达的内容也会有所变化。

如果是在地方医学会上进行演讲，听众是私立医院的医生，那么"⑥但这类患者最先接触到的往往都是私人医院的医生"这一条就是最需要传达的内容。听完演讲后，能不能让听众得到"原来早期胰腺癌病例会出现轻度的胰酶升高、急性血糖异常，或者在检查中发现胰管轻度扩张，而最先进行检查的正是我们这些私立医院的医生啊……"这类的启发是演讲中最需要花心思设计的。为了能引起听众的共鸣，我们可以用私立医院医生介绍过来的实际病例作为切入点开始演讲。比如通过私立医院转诊到公立医院进行胰腺肿瘤精查，结果却发现已是进展期胰腺癌的病例等。然后继续一步步往下构思演讲的内容。

如果是在影像关联研究会上演讲，听众是胆胰专业的医生的话，"④实际上早期胰腺癌难以通过影像学检查明确"就是最应该传达的内容。能否让听众在演讲结束后静下心来思考"虽然通过典型的胰腺肿瘤影像都能确立胰腺癌的诊断，但是有没有什么办法可以筛查出预后良好的早期胰腺癌呢？"就是演讲中最应该花心思设计的地方。

如果能够加上"轻微的胰实质萎缩有可能是早期胰腺癌的一种表现"，并结合实际病例进行说明，演讲效果就会更好。

然而，这方面内容对于私立医院的医生来说就没什么必要。并不是说私立医院的医生不需要听如此专业的内容，而是因为如果讲了这样的内容就会给他们留下深刻印象，反而忽略了"最先进行检查的是我们私立医院的医生啊……"这一核心思想。

如果演讲是在针对大众的公开讲座上，听众是普通市民的话，"⑤ 这类病例可表现为胰酶轻度升高、急性血糖异常，或在检查中发现胰管轻度扩张"就是演讲最需要传达的信息。通过演讲知晓这个信息的市民们很可能会自发去医院进行检查。但是在这里最重要的是，这个演讲内容中的医学专业术语必须转换成让普通市民都能听懂的通俗易懂的词汇。比如要向听众解释 AMY 是淀粉酶的简称，否则他们即使面对检查报告也将是一头雾水。因此，努力"迎合听众的口味"就显得很有必要。

再比如，"③ 在内镜病理组织学诊断方面，除了 ERCP 刷检标本的细胞学诊断，还可以进行 EUS-FNA"这句话，需要解释为"以前，不通过开腹判断是否患有胰腺癌的方法是采用一种能够直接进到十二指肠的特殊胃镜，从胰腺的开口处插管进入胰腺内部进行检查。但近年来也有采用在与胰腺毗邻的胃腔内通过超声确认胰腺内病灶，同时进行穿刺的方法进行诊断。"这种解释需要花费大量时间和精力。就算没有解释得这么细致，有时胆胰亚专科的医生在给内镜医生做演讲时也需要做一定程度的"翻译"。因为即便同为内镜医生，消化道亚专科的医生不懂胆胰亚专科术语、胆胰亚专科的医生不懂消化道亚专科术语的情况也非常普遍。

总之，一个富有感染力的演讲的关键在于尽可能减少听众产生困惑和不理解的情况。如上所述，为了达到这一点，需要花费大量时间和精力。这取决于您是否愿意下功夫做好准备、是否有强烈的意愿要传达特定内容，以及您是否希望听众能够对您的演讲内容表示认可并从您的演讲中受益。

■有感染力的课件制作技巧

在此对如何制作有感染力的课件进行一些解释说明。

①课件背景使用"白底"（雷打不动）

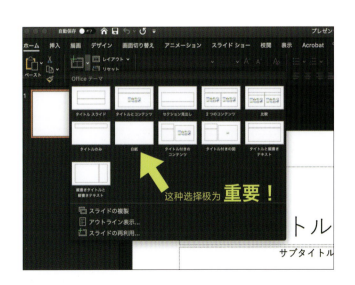

在制作演讲幻灯片时，有一个雷打不动的技巧是确保在数张幻灯片上出现的题目、重要内容等不发生任何微小调整。即使只有1mm也不能改变。需要注意的是，一些制作软件自带自动调整功能，可能会导致标题幻灯片页中的文本位置偏移，因此尽量避免使用这些功能。将"白底"视为能够让听众按照自己理解自由展开想象的白色画布。

另外一个细节值得注意：上面图中出现的"选择"和"重要"这两个词字体比较大。增大汉字词汇的字体可以加深听众对词汇的印象。在这里更应该强调"重要"，所以"重要"的字体比"选择"还要更大一些。同时，在选择字体颜色时也需要留意背景颜色。如果背景是黑色，则选用黄色字体；而如果背景是白色，则就不能使用黄色了。

②把最核心的内容放在开头，使用醒目的方式呈现，并且要让人产生疑问

举个例子。这是我在日本消化内镜学会总会的卫星会上进行胆管插管演讲时使用的课件的第一页（也正是因为在这次演讲后，有很多同仁对演讲内容很感兴趣，才让我萌生了撰写本书的想法）。

大多数困难插管病例其实是因为术者自己造成的

正如本书中所提及的那样，在这次演讲中我最想强调的是，很多被认为胆管困难插管的病例其实是由于术前准备和胆管插管相关专业知识不充分导致的，换成有经验的医生就能够插管成功的病例并不属于胆管困难插管病例，而只是术前准备不足的病例或因术者麻痹大意而失败的病例。因此，我首先展示了幻灯片的第一页。这里有两个要点。

第一个要点是，参加这次学会的听众是经常进行胆胰内镜操作的医生。为了能够在这些医生的脑海中留下一个大大的"？"，激发他们对演讲内容的兴趣，我就直接甩出了上图这句简单粗暴的话。如果中规中矩按部就班地制作幻灯片，可能呈现的效果就会如下图所示：

胆管困难插管病例

- 根据已有的 MRCP 及 CT 影像想象胆管及胰管的形态。
- 如果既往进行过 ERCP，则可根据既往的操作图像在术前明确乳头、胆管造影所见及其与胰管间的关系。
- 从文献出发，根据乳头形态推测胆管、胰管的汇合形式。
- 把握这些要点可以使插管成功率提高。

有经验的医生或者上级医生往往已充分掌握这些要点。

上述内容其实就是我想要传达的意思。但是，这样呈现的结果会导致听众的反应只是"哦，这样啊"。幻灯片播放时间为 1~2 分钟，随后便开始下一页讲解，因此几分钟后该页内容已不再停留在听众脑海中。然而，若使用刚才的幻灯片，则观众反应可能是困惑和好奇，并能够持续引起他们的思考，有时候甚至故意激起听众的不快也是相当重要的技巧。如果能够让听众产生"啊？什么意思啊？快说下去听听！"这样的念头，那演讲就达到了预期的效果。当然如果让人过度不快的话，肯定会招致听众的不满，所以请把握好分寸。

接着将理由清晰准确地一点点传达出去，随着讲解的推进，听众就会发出"啊，原来是这样啊！"的赞叹。在讲解不断推进的过程中，听众的脑海中也会逐渐形成一个朦胧的答案，最后在演讲结束之际他们会豁然开朗，先前脑海中的"？"也会变成"！"。

大多数困难插管病例其实是因为术者自己造成的！！

另一个要点是，这张幻灯片背景颜色用了紫色。我的背景颜色一般都是黑色。因为可以比较容易掩盖住 CT 或 MRCP 影像中的患者信息，而且也可以很清晰地显示内镜图像和视频影像。而在全黑的背景中，突然出现一张紫色幻灯片，也会让听众印象深刻。

最开始的时候给听众制造疑问，随着讲解的深入听众会因为想要知道答案而逐渐被演讲内容所吸引。然后在听众发出"原来是这么一回事！"的感叹时再甩出最初的这张幻灯片，就会给听众留下深刻印象。

有没有发现，句子的结尾处使用了两个"！"这其实是一种思维控制技术。听众从头到尾都是一边思考这个问题一边听演讲的。比起刚才那种只能在脑海中停留1～2分钟的布局，这种处理方式可以持续25分钟。演讲效果的差距一目了然。

■小结

在本篇中，我对自己认为的有感染力的演讲技巧进行了一些解说。

之前有提及过，向患者及家属解释病情、取得他们的知情同意其实也属于演讲的一种。在此过程中，要充分考虑到患者及家属的不安情绪，我想照着模板使用冰冷难懂的专业术语向患方解释病情并让他们签字的情况一定存在吧？其实这样根本不算真正意义上的知情告知。特别是对于癌症患者进行知情告知时，更要做好站在对方的立场进行谈话的准备。这和准备演讲内容的实质是一样的。

1862年，写完《悲惨世界》的作家雨果非常在意作品的销售情况，就给出版社写了一封信。信的内容只有一个"？"。而拿到这封信的出版社也立即回了一封信，内容是"！"

这段实际上意味着"畅销吗？""很畅销！"的对话，成为了世界上最短的信件，也被认定为吉尼斯世界纪录。我在准备演讲内容时，也经常会下意识思考"？"与"！"的关系。

在临床工作中，我希望以更好服务患者为目的而经常思考的"？"能够尽快变成"！"。